名老中医专家乔振纲工作室
名老中医经验传承系列专著之五

老中医临证经验辑要

主编　乔俭

副主编　郭海涛　耿高璞　卢璐　许宇飞　亢舟航

学苑出版社

图书在版编目（CIP）数据

老中医临证经验辑要 / 乔俭主编 . — 北京：学苑
出版社，2023.5

ISBN 978-7-5077-6613-4

Ⅰ. ①老… Ⅱ. ①乔… Ⅲ. ①中医临床－经验－中国
－现代 Ⅳ. ① R249.7

中国国家版本馆 CIP 数据核字（2023）第066743号

责任编辑：黄小龙

出版发行：学苑出版社

社　　址：北京市丰台区南方庄2号院1号楼

邮政编码：100079

网　　址：www.book001.com

电子信箱：xueyuanpress@163.com

联系电话：010-67601101（销售部）　010-67603091（总编室）

印 刷 厂：北京兰星球彩色印刷有限公司

开本尺寸：880mm×1230mm　1/32

印　　张：10.5

字　　数：236千字

版　　次：2023年5月第1版

印　　次：2023年5月第1次印刷

定　　价：88.00元

序 言

一晃六年多过去，距离《乔振纲医案医论精编》出版时日不远，介绍老师乔振纲先生临床经验的又一部专著又要付梓了。老师嘱托让我写点东西，接到吩咐，我有点诚惶诚恐，对老师说：您这是抬爱学生了。我自忖何德何能，岂敢写序附缀于老师的经验辑要之前？

说归说，责任终归是责任。作为乔老师的学生，从跟师到出师，可以说，我既是当局者（迷），又是旁观者（清）。作为第五批全国老中医药专家学术经验继承人之一，几年前，我在身为第五批全国老中医药专家学术经验继承工作指导老师乔振纲先生的悉心点拨下，利用三年时间，实实在在地跟师学到了许多宝贵经验。

在那三年内，我与老师近距离接触。观他诊断，看他处方，跟他查房，随他出诊，听他讲解，思他用药，想他辨证，也得他经验！他至于我，是醍醐灌顶的影响。中医传承，首在传授，次在继承。善授者，春风化雨，润物无声；善承者，切中肯綮，融会贯通。其中的关系，犹如医生与病人的关系。经云：上工治未病不治已病。窃以为，上工治病所用，乃自身正气与药物精气之融合，而目标对象，恰是病家的自身邪气与脏腑阴阳的失调。在那几年，乔老师正是用自己的医道正气，改变着我对中医的认知，修复了我临证当中的许多疑惑。至今回想起来，老师带我出诊广东的情景仍历历在目。闲暇之时，他给我讲辨证的根本要旨，讲临证的心得体会，讲中药的君臣搭配，讲成方的组合加减，讲"见癌不治癌"的逻辑法门。

如果说跟师的前几年，由于学而致用的机会相对不多，自己还有点"不识庐山真面目，只缘身在此山中"的话，那么，出师后的这些年内，由于把跟师所学独立应用于临床，亲身体验到了所学东西的临床效果，便又换了个人似的，俨然有了种"蓦然回首，那人却在，灯火阑珊处"的境界。

老师年已古稀，他给我最深的感受是：治学认真，用药缜密，辨证灵活，处方大胆。以他的年岁，病人再多，他从来都是不厌其烦，详细地记录下每个病人的检查资料、前后就诊的处方用药，每时每刻都在思考着如何让病人摆脱病痛的折磨。对于许多癌症病人的医案记录竟然可以长达数年。经验之验，虽是信手拈来；经验之得，绝非朝夕之间。大道至简，看似简单的辨证用药，足够我辈斟酌良久。有时我都想，或许正是这些翔实的临证记录，在督促着那些身患绝症的人延年益寿。天道酬勤，天理昭昭，能被这样认真的医生所诊疗，难道不正是那些病人的福气吗？

我的案头放着那本《乔振纲医案医论精编》，每每在临床中遇到复杂病例，自己的思路遭遇到辨证瓶颈的时候，我都会翻阅此书。它常常令我幡然顿悟，山重水复之际，得柳暗花明。相信这本《老中医临证经验辑要》出版之后，仍旧会是我临证当中答疑解惑的法宝。

　　有心人写有心的书，有心人读有心人写的书。勤奋的长者，老辣的医技，练达的为人，开放的精神——乔老师自言"活到老，学到老，为中医事业歌呼到老！"面对如此师长，吾辈后人还有何理由不勤奋，不踏实呢？如果有同仁问我对乔老师的切身感受，作为学生，我只能说，我们之间，有一种心灵的默契，不是有句古诗吗？"洛阳亲友如相问，一片冰心在玉壶！"如此而已。

　　郭海涛（乔振纲学术继承人、洛阳市中医院中医主任医师）

2022 年 9 月

前　言

　　实践的观点是辩证唯物论认识论之第一的和基本的观点。实践是认识，尤其是感性认识的基础。经验是感性认识的充分积累。理论是经验的系统总结和理性上的升华。理论来源于实践，反过来又能指导实践，但理论不等于实践。医学科学，尤其是中医学，作为实践性特强的科学，其理论尤其不等于实践。对于中医界而言，其理论学习、理论素养固然重要，但充分的临床实践，丰富的临床经验更重要。所以，"熟读王叔和，不如临证多"不仅是中医学界的共识，而且也是中医工作者的座右铭。

　　吾师乔振纲老中医（系经国家有关部委批准确认的第五批全国老中医药专家学术经验继承指导老师），出身中医世家，又经河南中医大学本科深造，勤求古训，熟读经典，秉承祖传，博采众方，从医五十载，积累了丰富的临床经验。以善治诸如心肌梗死、心衰、肝硬化、肝腹水、高血压、糖尿病、慢性肾病及肾衰等各种疑难杂病，尤其是以善治各种癌瘤闻名于中州大地、珠江三角洲及港澳地区。吾师被国家有关部委批准、确认为第五批全国老中医药专家学术经验继承指导老师以来，在从事繁忙的诊务、临床医疗工作的同时，对国家下达的带徒传承任务，视为己任，高度热忱，在带教中口传心授，诲人不倦，点点滴滴，毫无保留，受到众多弟子的衷心爱戴和热情点赞。为了让更多中医后学，都能学习到乔振纲老中医的高深学术思想和宝贵临床经验，我们在老师的直接指导下，经过广泛收集、重点整理、精心编纂，终于完成了《老中医临证经验辑要》一书的编写，并付梓印刷了。

　　本书所总结的每个疾病的临床经验，在突出体现其经验的独特性、实践的可靠性、疗效的确凿性的同时，均从中医理论角度加以深刻解读和阐发。

　　若本书能被中医后学喜爱，能为临床医师和科研工作者提供些许参考，幸甚至哉，斯愿足矣！

乔俭

2022年8月

乔振纲老中医传略

乔振纲出身于名闻豫西、声震中州的中医名门——乔氏中医世家。乔氏中医始创于清代中叶，迄今已160多年历史，历经六代传承，先祖三辈皆为大儒大医，整个家族中操业岐黄者先后多达15人。乔氏中医既是名副其实的中医世家，也是不多见的中医大家。

乔振纲作为乔氏中医的第五代传承掌门人，幼承祖训，尽得家传，又经河南中医大学本科深造。先后在洛阳市中医院、广东省中山市广济医院、洛阳市第一人民医院工作，曾任中医疑难病治疗中心主任、专家委员会副主任委员、院长顾问、仲景国医大学特聘教授等职。1991年经国家两部一局批准，被确认为全国首批500名名老中医专家乔保钧教授的学术继承人，跟师3年毕业，达到"博士研究生水平"，2001年晋升为中医内科主任医师。

乔振纲教授对业务刻苦钻研，对技术精益求精，理论功底深厚，临床经验丰富。擅治慢性乙肝及肝硬化、慢性胆囊炎及胆结石、冠心病、心肌炎及顽固性失眠，慢性肾炎、慢性肾衰及肾结石、慢性前列腺炎及男子性功能障碍、男子不育症，慢性胃炎及消化系溃疡等疑难杂症。近十年来潜心研究各种癌瘤的治疗，倾注心血，刻意攻关，已取得显著进展和丰硕成果。因疗效卓著，医德高尚，在中原大地及珠江三角洲地区享有声望，经常应邀到全国各地会诊。曾荣获河南省卫生系统先进工作者称号；被洛阳市人民政府聘为年度科技进步奖评审委员会委员；被《亚太传统医药》杂志聘为特约专家；被世界医药卫生理事会中国健康医疗网推荐为优秀专家；被中华名医协会特聘为咨询专家。2012年经国家人事部、卫健委、国家中医药管理局、国务院学位管理委员会共同批准，确认为第五批全国老中医药专家学术经验继承指导老师。

乔振纲教授勤奋好学、深研经典、涉猎百家学说，且文理、哲理兼通。勤于写作，著述颇丰。先后在省级以上刊物发表学术论文70余篇，其中国际获奖3篇，国内获奖5篇，参编著作多部，主编专著4部。

专著之一《乔保钧医案》（北京科技出版社1998年8月出版），是书汇集了著名中医乔保钧老先生临床验案202例，大多数为疑难病案，案案真实，个个典型，每案最后皆加以精练的按语，从理论与实践相结合的高度，予以精辟的解析和点评。是书乃理论与实践相结合的典范佳作，被中医界视为老中医医案之珍品，极具实践参考和收藏价值。

专著之二《实用痰病证治》（人民卫生出版社2001年6月出版），是书内容涉及痰的概念、古今医家论痰治痰经验痰病的现代研究、痰邪致病及体征特点、痰病治则治法、治痰常用方药、常见中医痰病辨证论治、西医常见疑难病从痰论治以及疑难病辨痰论治验案选粹等。该书体例新颖，内容丰富，既博采众家之长，理论联系实际，又展示作者临证经验体会，结合现代研究成果，专业性强，信息量大，是一部颇具理论、临床价值和科研、文献价值的不可多得的痰病专著。

专著之三《乔振纲医案医论精编》（学苑出版社2016年8月出版），该书是乔振纲教授临床实践经验与学术思想、理论观点的系统总结及集中展示。是书医案资料真实可靠，诊疗记录翔实规范，医案内容丰富精当，涉及门类驳杂众多，内外妇儿均有兼顾，其中所涉各种疑难重症和癌瘤的医案更为典型、精彩。

是书是中医理论与临床实践相结合的典范之作，堪称中医医案系列中的精品佳作。患者读之，可了解中医，拨开迷雾见晴天，认识中医"真面目"，也可查书知病，"按图索骥"，更好把握己之病情，以便决定和选择中医的正确治疗方法，增强治疗的信心；中医后生读之，可直接感受和领教名老中医的学术思想及临床绝技，借此捷径，缩短从理论通向临床实践的路程；临床工作者读之，可开阔眼界，启迪思路，采众之方，为己所用，提高业务水平。

乔振纲学术思想，除秉承"天人合一""以人为本""整体调控""平衡阴阳"等基本理念外，以下方面是他学术思想的显著特点：立足整体调理，务求阴平阳秘；精于辨证施治，谨守中医病机；区分急、慢、重、危，应对策略各异，尤其是强调和重视"标本辨证"的运用。对源于《黄帝内经》的"标本"观，乔振纲从概念、哲学内涵及临床应用的广泛性等方面进行了深入探讨和阐发，系统并有深度地分析了"标本辨证法"对临床实践的重要指导意义及运用要点，这一理论成果既是继承和发展中医学术思想的具体体现，也是乔振纲教授学术思想的一大亮点。

乔振纲行医五十年，医术上刻苦钻研，精益求精；医德上真情待患，全心全意；学术上硕果累累，建树颇多，所撰写的论文、论著中的许多观点、案例、经验、警句，不断被其他杂志引用、转载。部分乔氏方剂被许多医籍奉为经典名方而加以收录。

目　录

上篇 学术思想

乔振纲跟师（著名中医乔保钧主任医师）三年的感悟

（此文曾受到国医大师李振华教授的推荐）

乔振纲

1991年4月，我被确定为家父（著名中医乔保钧主任医师）的学术继承人，自此，侍诊左右。耳闻目睹其精于辨证，屡起沉疴之绝技，我钦佩不已。特别是通过与师前后诊治同一病例疗效却迥然不同的鲜明对比，更使我实实在在地看到与师之间存在的差距：

一、囿于西医诊断不能谨守病机

师经验丰富，疗效卓著，三言两语，难于尽述。但归结于一点在于"坚持中医体系"，"谨守中医病机"。而我自己，虽然从事中医临床多年，但由于学术思想上常受西医干扰，临证时往往囿于西医诊断，甚至在西医诊断指导下"对号入座"，机械用药。如一经西医诊断为炎症，就盲目清热消炎，一遇癌瘤就抗癌解毒，一见冠心病就活血化瘀……这种简单化、公式化的治疗方式，完全背离中医辨证施治的原则，大大影响了治疗效果。如一患者，患冠心病10余年，近10天因暴餐牛肉而诱发心绞痛，就诊时心前区阵发性刺痛，甚则绞痛难忍，伴气短、胸闷、纳呆、腹胀，便秘，舌质暗红，苔黄厚，脉弦滑；心电图多次检查均示心肌缺血。余根据其冠心病10余年的病史，结合心前区刺痛的症状，认为是"心气虚弱，瘀血痹阻"，拟益气健心、活血化瘀之方：太子参13g，麦冬10g，五味子9g，丹参15g，川芎9g，赤芍10g，红花9g，郁金9g，三七3g（研面冲服），薤白9g，全瓜蒌9g，炙甘草9g。上药连服数剂心区疼痛不减且腹胀益甚，大便数日不解。因疗效欠佳，特荐于师。师详察问疾，脉证合参，曰："此乃食积伤脾，腑气不通，子实侮母，心气被困，当遵'实则泻其子'之训，宜通腑导下为治，使脾气运化、胃气得降、子气得平、母则自安。"方以承气汤化裁：大黄10g（另包后下），枳实9g，陈皮9g，厚朴9g，沉香3g（研末冲服），鸡内金15g，焦山楂13g，川芎9g，芒硝5g，甘草5g。患者服药三剂，大便畅泻，腹胀顿消，心区疼痛随之明显减轻，复以生脉饮合香砂六君子汤化裁调理旬日，病获痊愈。本案前后不同治疗而有不同效果的实际对比，使我深切体会到：中医治病必须恪守中医理论体系，不管西医诊断如何，遣方用药必须谨守中医病机，坚持中医辨证，"有是证便用是药"才能保证疗效。

二、诊察粗糙欠详忽视末节细微

治疗效果取决于对疾病的正确认识，对疾病的正确认识取决于仔细、认真地检查，全面详细地问诊。在这方面，老中医以其坚实的理论功底和娴熟的诊断技巧，较晚辈中医更有明显的优势。

就以我师来说，他不仅有丰富的舌诊和脉诊的经验，而且善于问诊；问诊时，围绕主症，有目的、有顺序地逐项询问，特别注意病情变化的细枝末节和治疗过程中的用药情况。如头痛，一问头痛的部位，二问头痛的性质，三问头痛发作时间，四问诱发加重的因素，五问伴随的兼证，六问治疗经过和用药情况，剥茧抽丝，层层深入，重点而又全面。而年轻医师问诊时，往往"东一榔头、西一斧子"，既不系统，又抓不住重点，尤其对治疗过程中的用药情况注意不够，以至于处方重蹈覆辙，徒劳且耽误时机。如曾治一盗汗患者，自述盗汗 10 余年，加重月余，伴腰酸、腿软，余以为既为盗汗即属阴虚，据腰酸、腿软兼证，自认属肾阴亏虚无疑，遂投以六味地黄汤，服药二十余剂无明显效果，即转诊于师。师详询治疗经过，得知在我治疗前，常年服药多为六味地黄丸而从未获效，又问盗汗的具体细节，虽属盗汗，但并非周身汗出，仅见于心窝，出汗后心慌、后背冷，师曰："盗汗之证不独阴虚，此案责之阳虚，因心阳不足（夜半阴盛制阳，心阳更衰），阳不敛阴，心液外泄，故夜半当心而汗。治当益心养营、温阳敛阴。疏方如此：桂枝 5g，白芍 30g，制附子 5g，炒酸枣仁 30g，茯苓 30g，当归 15g，生熟地各 8g，五味子 9g，五倍子 7g，龙眼肉 7g，炙甘草 10g，浮小麦 9g，生姜 3 片，大枣 5 枚。服七剂盗汗即止。师特别注重胸腹部触诊，而我则往往忽视。如曾治一胁痛患者，胁痛时轻时重已7年之久，乙肝五项检查多次均三项阳性，屡按乙肝治疗无显效，近3个月因生气病情加重，就诊时右胁下持续疼痛，甚则刺痛难忍，伴纳呆、腹胀、恶心、便溏。察其面色黧黑，晦暗无光，舌暗红，苔黄腻，脉沉滞。余辨为"肝郁脾虚，气滞血瘀"，治以疏肝健脾、理气活瘀。服药七剂，不但不效，且疼痛日益增剧，遂请教于师，师详问病情，细察舌脉，认为辨证无误。然何以不效？师抱着怀疑态度在右上腹仔细触诊，边触边问："你触诊肝区了吗"我答："没。""你现在来触一触。"我按照师暗示的范围进行触摸，入手就发现肝右肋缘下有一肿块，质硬碍手，高低不平，后经生化、病理检查确诊为肝癌。事后，师严厉地批评了我，他说："检查病情一定不能粗枝大叶，应详而又详，一丝不苟，该问的一定要问，该看的一定要看，该摸的一定要摸，该嗅的哪怕是大小便，一定要嗅，这不仅是技术问题，更是一个态度问题，责任心问题。"这一案例给我以深刻的教训，终生难忘。

三、选方朝寒暮热不善守法守方

对慢性病的治疗，师强调"守法守方""久服缓图"。侍诊中，余亲见许多慢性病患者就是在"守法守方"思想指导下逐渐被治愈的。如一化脓性脑炎患者，1989年7月发病，至1991年3月求诊时止，病程近2年，先后发作17次，每次皆高烧（体温39.5℃—40.5℃），自觉头痛、呕吐，伴四肢抽搐。曾辗转洛阳、郑州、北京等地，耗资逾万，而病情如故，且发作日益频繁。脉证合参，师辨证为"阴虚热郁，痰毒内伏，阳化风动"，治从育阴入手，始终以育阴潜阳、清热解毒为主，兼以化痰熄风，方宗三甲复脉汤化裁：玄参9g，麦冬9g，生地9g，龟板、鳖甲、生牡蛎各30g（均单包后下），天麻15g，钩藤15g（后下），栀子9g，金银花15g，板蓝根9g，胆南星9g，天竺黄9g，生甘草5g。守方续服五十余剂，病告痊愈，追访10个月从未复发。又如师《医案汇编》中收载一肝硬化腹水案，病程长达数载，治疗始终以补虚、顾护正气为前提，清利活瘀寓于补法之中，以潞党参15g，麦冬9g，焦白术15g，山药20g，茯苓30g，猪苓30g，郁金9g，赤小豆20g，柴胡9g，薏苡仁15g，鳖甲20g（先煎），三七5g（冲服），海南沉香1g（冲服），为基本方，续服10个月，水肿渐退，精神转佳，继以软坚散结，除症消积，活血逐瘀之剂炼蜜为丸，续服年余肝功复常，病告痊愈，跟踪观察30年体健无恙。

守法守方看似简单，但对临床经验尚未达到炉火纯青地步的中青年医师来说，做到实非易事。当患者诉说药已奏效，病情好转时，守法守方自是轻而易举，倘若药后不效，甚至出现某些"不良反应"时，医者便心中无谱，乱了方寸，于是更法易方，以至于朝寒暮热、忽补忽泄，不但影响疗效，而且贻误病机。如一胆囊炎患者，患病3年有余，就诊时右胁隐痛、腹胀、纳呆、口苦、恶心、大便秘结，舌红，苔黄厚，脉沉弦数，辨证为"肝郁气滞．胆胃郁热，升降失常"，治以"疏肝理气，清热利胆，和胃降逆"，方用小柴胡汤合温胆汤化裁：柴胡9g，黄芩10g，半夏9g，枳实9g，竹茹7g，陈皮9g，藿香9g，郁金10g，川楝子10g，元胡15g，大黄10g（后下），白芍15g，败酱草30g，服药一剂，患者腹泻日七八次，且下腹坠胀疼痛，乏力神疲，难以支持，余药不敢再服即来复诊，余即调方易药：生黄芪30g，太子参15g，白术15g，茯苓30g，薏苡仁15g，山药15g，柴胡9g，槟榔9g，诃子肉9g，赤石脂15g，炙甘草9g。服药二剂，腹泻虽止，但胁痛加重，且胃脘膜胀、纳呆、口苦、大便不通。至此，患者对余之治疗疑虑重重，要求转诊于师。师详询病情，查阅病历，认为首方辨证用药无误，"问题在于不善守法守方"，遂宗原方去川楝子，以防苦寒伤胃，减枳实为5g，以免伐气太过，嘱大黄不必后下，加厚朴泻胀除满，服三剂疼痛大减，便通胀消，稍事出入，又十余剂诸症皆除。

四、遇到疑难病症茫然不知所措

临床上的疾病错综复杂，千变万端。那种单纯属热、属寒或属实、属虚的病证并不多见，往往是表里同病，寒热交错，虚实夹杂，气血逆乱，宿疾兼新病，内伤兼外感。对于正气旺盛，症状单纯的病证，余尚能熟练处理，疗效亦较满意。但若遇病因不明、病机难辨、症状复杂的疑难病症，则往往茫然不知所措。在这方面吾师以深厚的临床功底，显得老练、果敢而富有成效。

师治疗疑难病常用以下四种方法：（一）扶正固本法。就是通过调养脾肾，扶助正气，使抗力增强，病邪渐退，终而痊愈的一种方法，适用于病程迁延，正气偏虚，制邪无力而治疗又急切难图者。（二）轻剂试探法。就是在一时病因不明，病机难辨的情况下，慎选一种疗法，暂用较小剂量"火力侦察"，以探虚实，摸索前进，相当于西医的所谓"试验治疗诊断法"。（三）平调阴阳法。适用于症状复杂而又虚实互见、寒热交错、诸邪胶结的情况。此时，泻则伤正，补则助邪，寒则损阳，热则伤阴，只有"寒热并用""补泻兼施"，旨在平调阴阳，往往可收意外之功。（四）杂药并投法。在病情特别复杂，诸法使尽，久治无效，再治束手无策时使用，有时可达"柳暗花明又一村"的境地。本法广集寒热温凉、气血攻补之药于一炉，以"随机用药"，"杂药并投"为特点，古代名方鳖甲煎丸、清瘟败毒散、安宫牛黄丸等药味众多，似与本法相同。师曾治一慢性肾炎合并支气管哮喘患者，在百般治疗不效的情况下，施以杂药并投法，使"八仙过海，各显神通"，处方如下：附子7g，麻黄7g，陈皮13g，半夏9g，鸡内金15g，地龙10g，生石膏15g，厚朴9g，杏仁9g，菟丝子10g，当归10g，白芍20g，甘草5g，蛤蚧1对，鳖甲10g，川贝10g，山茱萸10g。服五剂喘平气畅，又十余剂尿蛋白减少，浮肿减轻，后谨守病机，以"宣肺补肾、益气健脾"法调治半年，诸证明显好转。

近年来，余运用贤师治疗疑难病的经验获效颇多。如曾治一乳癌术后患者，因长期化疗，体质虚弱，不耐风寒，动辄感冒、乏力、神疲、头晕、气短、纳呆、腹胀，大便稀溏，白细胞仅2200mL，治遵"扶正固本""守方缓图"之法，方以玉屏风散合补中益气汤为宗，续服半年，体质增强，精神转佳，白细胞升至4000mL，恢复正常工作。

总之，跟师时间不长，却大有长进。师一生的丰富经验，绝技特长，通过"临证示范""口传心授"，逐步传授于我，我的临床能力大为提高。我深深体会到，为名中医配备学术继承人，确系挖掘祖国医学宝贵遗产，抢救和发展中医学术，培养和造就新一代名医的得力措施。

乔振纲老中医学术思想探析

乔 俭

家父乔振纲，出身于祖传六代的中医世家，秉承祖传绝技，又经本科深造；熟读、深研经典，涉猎百家之著；医理功底深厚，文理、哲理兼通。以善治各种疑难杂症而闻名于中州地域及大江南北。学术思想方面，秉承"天人合一""以人为本"的基本理念，临床疗疾立足整体调理，务求阴平阳秘；精于辨证施治，贵在以证为凭；重视标本辨证，旨在治病求本；区分急、慢、重、危，应对策略各异。现从理论与临床相结合的角度，对以上学术思想加以深入探析：

一、立足整体调理，务求阴平阳秘

整体观念是中医学最本质、最核心的学术思想，是中医学有别于其他医学体系最具特色的学术理念。

整体观念认为，人体是由脏、腑、体、窍共同构成的有机整体，以精、气、血、津液为物质基础进行正常的生理活动。在生理活动过程中，每一脏、腑、体、窍，都发挥其独特的功能，同时，脏、腑、体、窍之间，即各系统内部互相联系、互相影响，系统和系统之间又互相配合、互相制约，并以心为主宰，心是"五脏六腑之大主"，主宰整个生命活动。这种整体调节下的分工合作，体现了人体局部与整体的统一。另外，人生活在自然界和人文社会中，自然界和人文社会的外部环境随时对人体产生影响，显然，人与自然界和人文社会之间，也是一个不可分割的整体。

整体观念要求诊治疾病时，不仅要考虑人体，还要联系人体所处的外在自然、社会环境，不仅要重视局部病变，更要注重局部与整体的关系，这种思维方法较"头痛医头，脚痛医脚"，只顾局部、忽视整体的机械医疗观具有无可比拟的优越性。

吾师不仅从理论上对整体观念有较深刻地理解，而且善于指导临床实践：分析疾病时首先着眼于整体，着眼于局部病理变化所引起的整体病理反映，既重视局部病变和与之相关的脏腑经络，更重视病变之脏腑经络对其他脏腑经络产生的影响。从五脏一体观出发，各系统内部可以互相影响，以肾为例，肾虚可以影响膀胱，出现遗尿、小便失禁；可以影响耳，出现听力减退、耳鸣耳聋；影响骨，小儿可见骨软无力、变形，老人出现骨软易折。系统和系统之间也可以互相影响，如肝火可传入心，心肝火旺，急躁易怒，而见心烦失眠；传入肺，肝火犯肺，可见胁痛咯血；也可传入胃，肝火犯胃，而见脘痛泛酸，甚至呕血。据此，可举一反三，不再赘述。

在诊治疑难病时，善于从脏腑之间的生克乘侮关系中去分析病机，既注重脏、腑、形、窍之间的联系，也注重五脏系统之间的相互影响，强调并着眼于整体调理。以病人的各种症状和体征为依据，运用脏腑、卫气营血学说、八纲及标本等辨证理论，通过整体的有机的缜密分析，准确地把握病机，针对病机，确定治疗原则，或上病治下、下病治上，或气病治血、血病治气，或肺病治脾、肝病治肾、胃病治肝、心病治胃……对整体观运用之妙，存乎一心，其辨证施治之功更是精细入微，至巧至妙。

一如，吾师对癌症的治疗，除注重扶正固本外，尤其强调整体调理

癌瘤虽为局部病变，但视其生长部位不同，都与一定的脏腑密切相关。而脏腑经络相连，气血相通，故局部病变可累及他脏，导致整体的气血阴阳失调。因此，治疗中不能局限于局部癌灶，"一叶障目，不见泰山"，忘记或忽视整体观念。不能拘泥一方，更不能不顾体质虚实，一味堆砌解毒抗癌药物，而应立足全局，进行整体调理。以肺癌治疗而言，由于肺主一身之气，故肺癌患者常有气虚、气郁、气滞，气滞日久则渐成血瘀，从而出现气短、乏力、胸闷、胸痛等症，气郁化热，热伤络脉可见咯血；肺主布津，肺津不布，气郁化热，热邪内蕴，炼津为痰，可见痰多、痰邪阻肺，宣肃失常可引起咳嗽；肺与大肠相表里，肺癌日久，肃降失常，影响大肠腑气的通降，可致大便秘结或排便不畅；由于腑气不降，浊气不排，清气不升，加之脾土与肺气的母子相生关系，肺金患病日久必累及其母（子盗母气），导致脾虚，出现腹胀

纳呆等症状；肺与肾水又为母子相生关系，肺病日久，母病及子，进一步导致肾虚，出现一系列肾虚症状……因此，对肺癌的治疗绝不能把思路仅仅局限于肺，更不能两眼只盯着癌灶，而应着眼整体，把握全局，在补气固本，化痰除湿，宣利肺气，软坚散结的同时，还应根据具体情况，或清热解毒，或养阴润燥，或凉血止血，益气摄血，或健脾和胃，培土生金，或补肾填精，固本复元。要区分癌瘤不同部位和病程的不同阶段，结合全身脏腑、气、血、阴阳状况，辨证用药，整体调理，才能获得可靠疗效。

　　验案1　古某某，男，68岁，重庆市江津区油溪镇居民，2012年8月2日初诊。患者2个月前出现咳嗽并胸痛，经当地卫生院抗菌消炎治疗效果欠佳，遂至深圳求医，经深圳某医院CT检查，发现："右肺巨大团状高密度影，大小约10.5cm×9.6cm。右肺其余部分显高密度影，内可见支气管充气影，外周可见液体密度影；右侧膈面明显抬高；右主支气管明显截断，气管、纵隔明显向右侧移位，纵隔内可见多发肿大淋巴结"，"肝右叶可见小片状低密度影"。影像提示：1.右肺癌伴纵隔淋巴结转移，右肺萎陷不张。2.右侧胸腔积液。3.肝右叶小片状低浓度影，建议进一步检查，排除肝转移可能。诊断：巨大型、晚期肺癌并纵隔淋巴转移。根据检查结果及最后诊断，该院认为"病情重笃，生命预期难于超过6个月，手术治疗已无可能，化疗亦无多大意义"，建议中医调理。乔师应其家属邀请，前往广州会诊。刻诊：咳嗽阵作，咯吐黏痰，色黄白相间，时夹带血丝。伴乏力神疲，胸部闷痛，纳呆腹胀，大便秘结。检查：精神萎靡，面色萎黄；舌质紫暗，有瘀斑，舌苔黄厚略腻；脉沉无力。处方：炙黄芪25g，西洋参12g，陈皮、焦三仙、浙贝母各13g，胆南星、蜂房、姜半夏、砂仁、杏仁、桔梗、葶苈子各9g，茯苓、猪苓、车前子各30g，白术、炒薏苡仁、百合、炙款冬花、生牡蛎（先煎）各15g，羚羊角粉、三七粉各3g（冲服），半枝莲10g，鱼腥草、白花蛇舌草、白茅根各20g，大枣7枚。每日一剂水煎服。

2012年10月16日诊：上方为宗，加减出入连服50余剂，其女儿来电代诉：精神转佳，咳嗽、咯血均明显好转，饮食大增，大便转调，患者已由广东返回重庆老家，饮食尚可，能自主活动，现主诉为持续性胸部闷痛，每咳嗽时刺痛难忍。乔师根据病情调方如下：

一、内服方药：炙黄芪、猪苓、鳖甲、车前子各200g，西洋参、玄参、百合、白术、炒薏苡仁各100g，陈皮、清半夏、桔梗、胆南星、蜂房、葶苈子各80g，元胡、炙款冬花、杏仁、苏子各120g，羚羊角、田三七、蒲黄、五灵脂各50g，砂仁、半枝莲、焦三仙各70g，浙贝母、生牡蛎、白芍、白花蛇舌草、鱼腥草各150g。以上诸药经超微粉碎加工成极细末，每日以药粉15g，加入200mL凉水，充分搅匀，煮沸7—10分钟，每日分两次（上、下午各一次）饮服，3个月为一疗程；二、外用方药（乔氏外用止痛酊）：生南星、阿魏、辽细辛、生川乌、生半夏各15g，白芷、乳香、没药、元胡各25g，蟾酥、血竭各10g，冰片0.5g，以上共为细末，加入300mL的高度白酒中，密封浸泡一周，每次用药棉蘸取药液适量，涂抹于疼痛部位的表皮之上，只可外用，严禁内服。

用上方、上法（其间若病情临时出现特别变化，如感冒发烧、严重腹泻、咳血加重等情况，则随时拟定内服药方，及时对症处理）连续治疗6个多疗程，至2015年12月，患者仍健在，生活自理。

　　按：本案初诊时，经深圳某医院确诊为"巨大型、晚期肺癌并纵隔淋巴转移"。认为"病情重笃，生命预期难于超过6个月，手术治疗已无可能，化疗亦无多大意义"，建议中医调理。乔师接诊时，根据患者当时的临床症状及舌脉体征，分析其中医病机为本虚标实。其虚，责之正气不足，脾肺两虚。其实，责之痰湿、热毒诸邪内蕴，与瘀血胶结，阻于肺部；饮邪潴留，蓄于胸而碍于肺，致肺失宣肃，血络受损，胸气痹阻，气机宣降失常，则诸证作矣。治宜补元气、健脾气、益肺气、扶正以固本；化痰活瘀、清肺宣肺、升清降浊、调和胃气、凉血止血、利湿逐饮、软坚散结、抗癌消瘤、针对诸多标证。处方中以炙黄芪、西洋参补元气；以白术、炒薏仁、云苓、百合等健脾气、益肺气；以砂仁、焦三仙等和胃气。前列诸药，共奏调理、强化脏腑之功，旨在扶正固本，提高机体的整体免疫力、抵抗力和生命力。以陈皮、半夏、胆南星等化痰以宣肺；以桔梗、羚羊角、鱼腥草等清肺热以肃肺；以猪苓、车前子、葶苈子等利水逐饮以泄胸水；以浙贝母、生牡蛎软坚以散结；以杏仁、苏子、炙冬花等降肺气以止嗽；以蜂房、半枝莲、白花蛇舌草等清热解毒以抗癌；其三七粉与羚羊角、白茅根相配协力，有凉血、止血之能，又无留瘀之虞。后列诸药，共负祛邪治标之责。如是，标本兼治、整体调理、方切病机、用药中的，服药50余剂，不但各种症状有所减轻，而且精神状态明显好转，为而后的治疗奠定了良好的基础。

在之后的病程中，患者的主要痛苦是癌瘤导致的胸、背部疼痛，针对此症状，除在内服方药中，适时加入元胡、蒲黄、五灵脂、炒白芍等止痛药外，一个重要举措是配制"乔氏外用止痛酊"，当疼痛发作较为剧烈之时，即用药棉蘸取此酊剂擦涂痛灶的表皮之处，从其外而治其内，既有较好的止痛效果，又不干扰内环境，既快捷，又方便，是内病外治的良好举措！

本案治疗过程中，当服汤剂近2个月，取得初步胜利时，及时地将汤剂改为超微粉碎加工的细微粉剂，每日仅三小勺，一次性煎煮10分钟，每次饮服60—80mL（仅几口而已），量少效佳，省时简便，降低费用，患者乐于接受，利于长期坚持，此举值得提倡和推广。

二如，乔师治疗脾胃病时，强调"连及五行，疏肝肃肺"

认为脾胃病的发生，除本身原因外，与其他脏腑肝、肺、肾的关系尤为密切。

从肝而言，肝属木，主情志，疏泄气机。若情志不遂，肝失疏泄，气失调达，"木郁乘土"，影响脾胃的气机升降，则可出现腹胀、纳呆、呃逆等症；或气逆犯胃，化热化腐，则泛酸、嘈杂；或气滞日久，影响脾胃本身的血液循环，形成胃腑的局部瘀血，使脉络不通，不通则胃脘疼痛。

从肺而言，肺属金，"为气之枢"，"主宣发"，性"肃降"。肺与消化道的末端——大肠，互为表里。只有肺气宣达，正常肃降，消化道的气机，从上到下，才能正常排空，纳、泻通畅。若肺气不宣，肃降失常，必然影响肠道的排空和通畅，进而影响整个消化功能，出现大便秘结、排便不畅，纳呆、腹胀，呃逆、呕恶等症。

从肾而言，肾藏真阳，名曰"命火"，若真阳亏虚，命火不足，不能温煦脾土，可致脾阳虚馁，运化不及，从而出现纳呆、腹胀，畏寒肢冷，大便稀溏等症。一般来讲，脾胃病之属虚寒者，其体内原因，大都与肾阳虚有关。

由上所述，脾胃病的治疗，不能仅局限于脾胃本身，而要统观全局，连及他脏，进行整体辨证分析。凡与情志、情绪有关者（如生气、抑郁、压力、紧张等），定要同时疏肝理气，调畅气机；若伴有胸闷痰多，或轻咳，大便不畅或大便秘结者，要注意宣肺化痰，肃降肺气；若确属脾胃虚寒者，在温补中阳的同时，还要适当选用附子、肉桂、淫羊藿、鹿茸等温补肾阳。

验案2 尤某某，男，69岁，新安县磁涧乡农民，2012年2月17日诊。患者1年来常胃脘疼痛，胃镜检查提示：慢性浅表性胃炎。屡经中西医诊治，未能根治。近因情绪波动和抽烟过多而加重，特求诊于余，刻诊：胃脘持续性胀痛，阵发性加剧，伴腹胀、胸闷、呃逆、泛酸、口苦、纳呆、大便黏而不爽。舌质暗红、有瘀点，舌苔薄黄，脉沉弦紧。方由小柴胡汤合丹参饮、枳术汤、失笑散化裁：太子参13g，丹参10g，柴胡9g，黄芩9g，姜半夏9g，白术10g，枳实5g，桔梗9g，吴茱萸5g，丁香5g，蒲黄7g

（单包），五灵脂7g，枇杷叶9g，旋覆花9g（单包），白芷9g，海螵蛸10g，鸡内金10g，炙甘草9g。每日一剂水煎服，嘱患者避免情绪波动，并坚决戒烟。

2012年3月2日诊：连服上方十余剂，胃痛渐止，胸闷、泛酸、呃逆均消失。现食不知味，大便仍觉不畅。舌苔稍黄厚腻。继以芳香化湿，健脾开胃，通降腑气为治。处方：太子参13g，北沙参9g，苍术10g，厚朴9g，陈皮10g，法半夏9g，藿香9g，杏仁9g，白蔻仁9g，薏苡仁10g，鸡内金10g，焦三仙各13g，枳实3g，砂仁9g（单包），佛手9g，炙甘草9g。每日一剂，水煎服。

2012年3月16日诊：续服上方12剂，诸症皆无，饮食大增，自觉神清气爽。遂予香砂养胃丸巩固收尾。

　　按：本案脉证合参，其中医病机为肝郁气滞，肺气不宣，脾胃不和，气机升降失常所致。治宜疏肝理气，健脾和胃，理气活瘀，宣肺通腑，调畅气机。乔师巧妙化裁小柴胡汤，以之合丹参饮、枳术汤、左金丸、失笑散、延年半夏汤等，各用其长，而又相互协力，使肝气得疏，胃气得和，热邪得清，肺气得肃，腑气得畅，脘腹气机升降复常，则诸证除，病乃愈。终以香砂养胃丸调和善后收尾。

三如，慢性乙型肝炎的整体调理

　　慢性乙型肝炎，就其病因而言，中医认为是"疫毒"所致。其"疫毒"所以能侵犯人体，先决条件是"正气虚损"。这个

"虚"可以从以下几个方面加以理解：一是，之所以发病，必有正气虚之时，或外感风寒，涉水冒雨，损伤卫气；或脾虚不运，营养不足，致气虚血亏；或房劳，手淫过度，耗竭阴精，肾气亏虚；或久坐嗜卧，思虑过度，心脾不足。此时，接触"疠气""疫毒"，就会乘虚而入，侵犯机体，即所谓"邪之所凑"，其气必虚之谓也。二是"疫毒邪气"侵犯人体，直入肝脏，使肝失条达，肝郁气逆，横克脾土，脾胃失调，出现纳呆、腹胀等一系列消化功能的障碍，久之，导致脾气亏虚而出现乏力、神疲等"化源不足"的气虚症状。三是由于肝脏直接受损，引起肝脏的"气虚""血虚"和"阴虚"，而肝与肾同源，肝虚日久，必累及于肾，进而导致肾虚。由此可见，"正气虚损"始终贯穿于乙肝发生、发展的全过程。因此，治疗乙肝，绝不能只见"邪毒"，而忽视机体，不能只强调"解毒"，更不能一味解毒，只能在扶正固本的前提下适当、酌情解毒，也就是说，"扶正固本，兼以解毒"是治疗乙肝的基本大法。据大量临床观察，肝病初期，主要以气虚、脾虚为主，肝病中期主要以阴虚、肝虚为主，肝病后期主要以阳虚、肾虚为主。同时，肝病过程中，不同阶段尚有一系列其他"标"证，或为血瘀，或为水潴留，故还应针对不同标证，采取疏肝解郁，理气化瘀，渗湿利水，和胃降气等一系列方法。这都说明，"解毒"只能兼而行之，不能作为主攻方向，否则只见"病毒"，而忘记机体，一味解毒，而忽视整体辨证，丢弃"整体观"之法宝，而何谈疗效焉？

　　验案3　谭某，男，42岁，洛阳市瀍河区市民，2004年3月12日初诊。患者慢性乙肝病史10多年，2年前经拉米夫定治疗1年余，HBV-DNA 一度转阴，乙肝五项指标由大三阳转为小三阳，半年前因情绪波动，复加劳累，致旧疾复发加重，又经西药治疗至今无明显效果，特转求中医诊治。刻诊：乏力，神疲，腰酸肢软；右胁满闷，时而隐痛；纳呆，口苦，厌油，多食或餐食油腻之品则腹胀，大便溏；小便频黄；面色萎黄。舌质薄黄略腻，脉沉弦细。一周前化验检查结果：HBV-DNA：4.66×10^8，ALT：506，AST：447；TBH：28；r-GT：208；乙肝五项指标为大三阳。以本虚表实概括其基本病机：本虚，责之气血脾肾俱虚；标实，体现在毒邪内伏，湿热胶结，清气不布，胃气失和。治宜益气扶正，健脾补肾，和胃调中治其本；疏肝理气，清热解毒，利湿升清治其标。拟方如下：生黄芪25g，太子参、白术、炒薏苡仁各13g，茯苓20g，砂仁9g（后下），焦三仙各10g，柴胡、蜂房、贯众、郁金各9g，蒲公英、鳖甲（先煎）各15g，当归、枸杞子、山萸肉各10g，赤小豆15g，白花蛇舌草、白茅根各30g。每日一剂水煎服。

2004年7月13日诊：上方为宗加减，续服百余剂，乏力、神疲、腰酸肢软均明显好转，食欲增强，食量显增，口苦、厌油消失，腹胀减轻，大便较前成形；舌质暗红，略紫，舌苔薄黄，脉沉弦略数；7月9日化验指标：HBV-DNA：2.37×10^6，ALT：98，AST：42，乙肝五项指标仍为大三阳。再治仍遵首诊原则，于首诊方中去山芋肉，加佛手、青皮、陈皮、鸡内金各9g，生姜3片，大枣5枚，每日一剂水煎服。

2005年元月19日诊：上方为宗加减，又连续饮服百余剂，精神继续好转，纳化复常，右胁隐痛及腹胀基本消失，唯时有口苦；舌质暗淡，略紫，舌苔薄黄稍厚腻，脉沉弦滑数；本月18日化验指标：HBV-DNA（3.23×10^4）；ALT（52），AST（38）；乙肝五项指标仍为大三阳。再治仍遵首诊原则，调方如下：生黄芪25g，太子参、丹参、白术、炒苡薏仁各13g，茯苓、猪苓、车前子各30g，砂仁9g（后下），焦三仙各10g，茵陈、柴胡、蜂房、贯众、郁金各9g，蒲公英、鳖甲（先煎）各15g，当归、枸杞子各10g，赤小豆15g，白花蛇舌草、白茅根各30g。每日一剂水煎服。

2005年8月3日诊：上方加减间断续服160余剂，诸症悉除，精神振作，眠食俱佳。7月30日检验指标：HBV-DNA：1.18×10^2；ALT：36，AST：28；乙肝五项指标转为小二阳。病告痊愈，遂予健脾、补肾之剂，调理善后。

追访至2018年，未复发。

按：乔师治疗慢性乙肝，强调益气扶正，立足整体调理。常用"乔氏乙肝饮"（生黄芪15g，太子参13g，当归身10g，白术10g，赤、白芍各15g，郁金10g，鳖甲15g，生麦芽15g，山药15g，虎杖15g，丹皮9g，石斛15g，枸杞子13g，柴胡9g，白花蛇舌草30g，赤小豆15g，白茅根30g）治之，通过扶正固本，改善全身状况，增强机体免疫力。在整体调理中，把"疏肝健脾"视为关键环节，贯穿治疗始终。在恪守以上原则的前提下，酌情清热解毒，兼以疏肝、软肝，如此守方缓图，坚持足够疗程，多能获得可靠疗效。反之，若囿于"病毒"，忽视机体本身，一味筛选、罗列所谓的"抗病毒"中药，其结果只能是损伤脾胃，克伐正气，再治难矣。

二、精于辨证施治，贵在以证为凭

如果说整体观念是中医学术的基本理念，"辨证施治"则是中医学术的灵魂。是中医临床得以战胜病魔的法宝。

辨证施治，包括辨证和施治两个过程。所谓证，是机体在疾病发展过程中某一阶段的病理概括。由于它包括了病变的部位、原因、性质，以及邪正关系，反映出疾病发展过程中某一阶段的病理变化的本质，因而它比症状更全面、更深刻、更正确地揭示了疾病的本质。"辨证"就是把四诊（望诊、闻诊、问诊、切诊）所收集的资料、症状和体征，通过分析、综合，辨清疾病的病因、性质、部位，以及邪正之间的关系，概括、判断为某种性质的证；论治，又称为"施治"，即根据辨证的结果，确定相应的治疗方法。辨证是决定治疗的前提和依据，论治是治疗疾病的手段和方法。辨证论治的过程，就是认识疾病和治疗疾病的过程。辨证和论治，是诊治疾病过程中相互联系不可分割的两个方面，是理论和实践相结合的体现，是理法方药在临床上的具体运用，是指导中医临床的基本原则。

乔师不仅对辨证施治的理论体系（八纲辨证、三焦辨证、卫气营血辨证、脏腑辨证、标本辨证）有全面、系统地掌握和深刻、透彻的研究，而且能在临床实践中切实加以运用。

乔师认识和治疗疾病，既辨病又辨证，但主要不是着眼于"病"的异同，而是将重点放在"证"的区别上，通过辨证而进一步认识疾病。例如，感冒是一种疾病，临床可见恶寒、发热、头身疼痛等症状，但由于引发疾病的原因和机体反应性有所不同，又表现为风寒感冒、风热感冒、暑湿感冒等不同的证型。只有辨清了感冒属于何种证型，才能正确选择不同的治疗原则，分别采用辛温解表、辛凉解表或清暑祛湿解表等治疗方法给予适当的治疗。辨证与那种对于头痛给予止痛药、对于发热给予退烧药、仅针对某一症状采取具体对策的对症治疗完全不同，也根本不同于用同样的方药治疗所有患同一疾病的患者的单纯辨病治疗。

乔师认为，同一疾病在不同的发展阶段，可以出现不同的证型；而不同的疾病在其发展过程中又可能出现同样的证型。因此在治疗疾病时就可以分别采取"同病异治"或"异病同治"的原则。"同病异治"即对同一疾病不同阶段出现的不同证型，采用不同的治法。例如，麻疹初期，疹未出透时，应当用发表透疹的治疗方法；麻疹中期通常肺热明显，治疗则须清解肺热；而至麻疹后期，多有余热未尽，伤及肺阴、胃阴，此时治疗则应以养阴清热为主。"异病同治"是指不同的疾病在发展过程中出现性质相同的证型，因而可以采用同样的治疗方法。比如，心律失常与闭经是两种完全不同的疾病，但均可出现血瘀的证型，治疗都可用血府逐瘀汤进行活血化瘀。这种针对疾病发展过程中，不同质的矛盾用不同的方法去解决的原则，正是辨证论治实质的体现。

辨证施治过程中，"证"是辨证的依据，即以"证"为凭。只有坚持"以证为凭"，摒弃主观、臆断，才能为"辨证施治"提供客观的可靠前提，只有坚持"有斯证便用斯药"才能保证辨证施治的正确方向。

能否正确地辨证施治，首要的关键环节，决定于对"证"的了解是否全面、周详，是否客观真实，欲达此目的，必须四诊合参，而四诊之中尤以问诊最为重要。（那种一味强调脉理，宣称"病家不开口，把脉知八九"，拿"脉术"故弄玄虚的所谓医家，即便不是卖当者，也是其对中医学术的无知和浅薄。）通过仔细详尽的问诊，了解发病的原因，发病时的症状及其复发、加重的各种诱因，求诊的经过（包括曾经做过哪些检查，做过何种诊断，用过哪些药物等），了解就诊时的各种自觉症状及体征，然后结合舌诊、脉诊、望诊及必要的触诊，经过去伪存真的认真分析和思索，达到正确地认证、识证。在此基础上，运用辨证施治的有关理论进行有机、系统的，整体联动的缜密分析，进而判定病的寒热、虚实及阴阳属性。判定病位在表、在里？在脏、在腑？在上焦、中焦还是下焦？探究病情过程中涉及何脏、何腑？这些有关联的脏腑之间，又是如何从病理上互相影响的？分析其症状中哪个是主证（主要矛盾），哪些是辅证（次要矛盾），哪些为"标"，哪些为"本"……如此，以"证"为凭，胸有成竹，剥茧抽丝，环环相扣，既有高深的中医理论作指导，又有丰富的临床经验作支撑，辨证施治的水平自然高人一筹，其临床效果必卓然不凡。

验案4 李某某，男，82岁，洛阳市宜阳县盐镇乡农民，2009年2月19日初诊。患者素患高血压及慢性支气管炎数10年，2个月前感冒合并右下肺感染，经西药输液治疗，烧退咳止。但继之，全身浮肿，伴心悸、胸闷、气短，喘促又经西医治疗月余，未获显效，特转求中医诊治。刻诊：自觉乏力，心慌，稍动即剧，胸闷、气短，不能平卧，卧则喘促不息，呼吸困难，纳差，便溏，畏寒肢冷。查见脸面及下肢高度浮肿，按之凹陷不起。舌体胖大，质紫暗，舌苔白厚腻；脉沉细濡弱。X线胸片提示：全心扩大；心电图提示：心肌缺血；BP：160/105mmHg。证属心气衰弱，脾气不健，肺气不宣，阳不化气，水湿潴留。治宜益气强心，补脾健运，宣达肺气，温阳化气，利水消肿。处方：红参8g，西洋参8g，制附子9g，麦冬13g，五味子9g，陈皮9g，茯苓30g，桂枝9g，白术15g，白芍25g，炙麻黄7g，杏仁9g，苏子10g，干姜7g，车前子30g（单包），葶苈子9g，猪苓30g，炙甘草15g。七剂，另蛤蚧3对分作七份，加入主方中，每日一剂水煎服。

2009年3月2日诊：经上治疗，浮肿完全消退，饮食大增，心悸、胸闷、气短明显好转，喘促渐平，已能平卧休眠，大便转调。治以益气强心为主，兼以温肺化饮，利水祛湿：红参9g，北沙参10g，麦冬13g，五味子9g，茯苓30g，桂枝9g，猪苓30g，葶苈子9g，车前子15g（单包），陈皮30g，苏子9g，炙甘草15g。七剂，另蛤蚧3对分作七份，加入主方中，每日一剂水煎服。

上方尽剂，诸证皆除，能以自主活动。

按：本案根据就诊时的临床表现及各种体征，结合影像检查，参考既往史，诊为全心衰竭无疑。脉症合参，辨证分析，其中医病机为"心气衰弱，脾气不健，肺气不宣，阳不化气，水湿潴留"。针对病机分析，确立"益气强心，补脾健运，宣达肺气，温阳化气，利水消肿"的治疗原则。在此原则指导下，缜密组方，精心择药，方用参附养心汤与真武汤、小青龙汤、二陈汤、五苓散等融合化裁。通过用药，使心气得补，搏动强劲，脾气健运，肺气宣达，阳气旺盛，气化有力，水湿得排，则诸证皆除，病速获愈。本案之治再次证明，面对急危重症，作为一个老中医，首先要临危不惊，知难而上，更要站稳中医立场，坚定中医治疗的信心，立足中医辨证，准确分析和把握病机，只要辨证准确，识透证，组好方，用对药，即使危急重症，也会挽危逆于顷刻。

三、重视标本辨证，旨在治病求本

"标、本"是中医学中一对具有相对性的重要概念，内涵丰富，运用广泛而又灵活。就邪正关系而言，正气是本，邪气是标。以疾病而论，则人体为本，疾病为标；病因为本，症状为标；病机为本，症候为标。视病变部位不同，病在内者为本，病在外者为标，在脏者为本，在腑者为标。从病之先后，症之新旧来分，则旧病为本，新病为标，原发病证为本，续发病证为标；就医患关系而言，则患者为本，医者为标……任何疾病，在其发生、发展过程中的每一阶段，都有一定的标本关系。故《素问·至真要大论》曰："夫标本之道，要而博，小而大，可言一而知百病之害。"张介宾进一步解释说："要而博，小而大者，谓天气之运气，人身之疾病无不有标本也。"

吾师非常重视和强调标本辨证，视其为辨证论治的首要环节和必要过程，通过辨析"标本"，辨明其发病的原因、发病本体的虚实状况及内在机理，进而针对根本进行治疗，此为获效的关键，即所谓"治病必求其本"者是也。

1. 治病必求其本

（1）求体质之本。人身是疾病的本体。人作为动物之最高等者，对各种病邪都有一定的抵御能力，对病态下的内环境有强大的再调节和一定的自我修复能力，这是人的本能所决定的。中医在面对疾病时，首先想到的是患病者的"机体"，正视和珍惜人体的自我调节和自我修复功能，用药的目的首先在于调动、激活、增强人体本身的自我调节和自我修复功能，而不是"一叶障目，不见泰山"，头痛医头，脚痛医脚，唯病症而治，更不是只盯着炎症、癌灶，惟抗菌、灭毒、杀癌细胞用药。治疗疾病必须首先重视对人体的保护（或养护），起码做到在治疗过程中所用的手段或药物不对人体造成伤害，所谓"上工治人，不治病"即此意。"扶正固本"是指导中医临床的重要理念，也是中医治疗学的鲜明特点。扶正固本，主要体现在保元气、护阳气、调胃气、固肾气等几个方面。

（2）求元气之本。元气，又名"原气""真气"，是指秉受于先天"基因"的本原之气，发自于父母，依赖于肾中精气所化生。其主要功能是推动人体的生长、发育、温煦和激发各个脏腑、组织器官的生理活动，是人体生命活动的原动力。它的盛衰决定人与生俱来的体质强健与否，关乎着生命力的长久与强弱。禀赋虚弱者，元气必然不足，体质较差，抗力低下，易受外邪侵袭，常年病恹恹；或因病程日久，慢性耗损，伤及元气，导致病情更加冗长难愈，成为长期慢性病患者；或顷刻罹患急危重病，来势凶猛，摧枯拉朽，直接重创元气，危及生命。

对于屡治难愈的长期慢性病患者，扶正固本是长远之计，稳妥之策。治疗中若不分标本，操之过急，只图一时之快，峻药猛投，往往徒伤正气，欲速则不达，而只能久病缓图，养元固本，随着脏腑功能的逐步改善，随着抵抗力、生命力的逐步增强，最终驱逐病邪，获得痊愈。

对于急性发作的危重病患者，当命悬一线之际，此时用药的首要任务和目的，是养护元气，在某种意义上讲，养得一分元气便保得一分生机，留得一分元气，便留得一分生命。

（3）**求阳气之本**。中医的"阳气"，有多种含义。一指各脏器、组织的功能；二指人体生理活动过程中所需要或产生、散发的能量；又指生殖发育的原动力。阳气不但有卫外、温煦、气化的功能，更是抵抗力、生命力和强壮的标志。

长期慢性病患者，气阴两虚日久，必损及阳，导致阳气不足或虚衰，出现精神萎靡，腰酸、纳呆、溲频、便溏，畏寒肢冷，痰涎壅盛等症状，其诸多症状皆为"标"，阳气虚弱乃为其"本"。治疗，当以补阳、温阳为治本之策。肾阳虚为主者，可以制附片为君，肉桂、生姜为臣；表阳不足者，可以桂枝为君，制附片、炙麻黄、辽细辛等酌选为臣；中阳虚馁者，可用干姜为君，制附片、桂枝、吴茱萸等酌选为臣。由于肾为阳气之根，补阳除酌情选用上述补阳药物外，还当注重补肾。

对于急、危重病患者，大厦将倾，危在旦夕之时，在补元固本的同时，必须注意养护阳气，只有阳气充盛，才能增强气化功能，维持各脏腑及新陈代谢的正常运转，才能激活细胞活力，强化生命力，从而达到挽救生命，延长生存之目的。此时最好的方药莫过于"参附汤"，称其为急用救命汤不为过也。

（4）**求胃气之本**。胃者，"仓廪之官"，"水谷之海"，主水饮食物的受纳腐熟。这里所谓"胃气"，实则也包括了"脾气"，包括了对水谷精微的吸收、运化、输布等整个消化功能。脾胃乃"气血生化之源"，关系到人体对营养需求的供应，故称其为"后天之本"。若胃气虚弱，纳化失常，气血化源不足，人体营养亏乏，要么出现乏力气短、神疲肢软、头昏健忘等一派虚劳症状；要么抵抗力低下，经常感冒；要么经常腹胀、便溏等。凡此病症，其治疗毫无疑问皆应"健脾养（和）胃"，乃求本之治也。

对于长期卧床的慢性病患，或患慢性消耗性疾病的患者，大多有脾虚胃弱的病机存在，治疗时，不管有多少症状或兼证，都要抓住"健脾养胃"这个根本，只有脾胃强健，化源充沛，气血才能充盈，其他各脏腑营养充足，才能发挥正常功能，免疫力、抵抗力才能增强，疾病才能加速痊愈。这方面，前贤"补土派"为我们留下了宝贵的经验。

（5）**求肾气之本**。肾藏精，寓元阴、元阳。其"精气"（元阴），是机体生命活动之本，对机体各脏腑及各组织、器官起着滋养、濡润的作用；其肾阳，对机体各脏腑、器官起着推动、温煦的作用。肾阴和肾阳，二者之间，相互依存，相互制约，相互为用，决定和维护着全身各脏腑阴阳的相对平衡。一旦这个平衡被打破，即可出现肾阴虚或肾阳虚的诸多症候。另外，由于肾主生殖发育，主水、主纳气，司前后阴，肾为"胃关"等多种功能，所以许多疾病都与肾有着直接或间接的关系。所以许多疾病，尤其是虚劳性疾病，在治疗中必须立足于肾，以求从本论治。

由于肾阴、肾阳是生命之源，强壮之基，所以二者是否充盈充盛，是否平衡协调，不仅关系到体质的强弱，而且关系到患病后能否有足够的免疫力、耐受力和生命力，关系到患病后能否尽快康复，有良好的预后，因此，任何疾病，特别是某些急危重症，在治疗中，或以"肾"为本进行论治，或时刻顾及肾，根据病情，有的需贯穿始终，有的需间断或适时进行。

2. 运用标本辨证应遵循的重要原则

（1）**急则治其表**。标本辨证用之于临床，一般情况下，毋庸置疑必须是"治病必求其本"，治本是"战略"目标，是终极目的。但从"战术"层面讲，由于标与本的相对性，加之病情的复杂多变性，一定情况下，当"标"的病势十分突出，成为主要痛苦，对机体构成严重威胁，甚至危及生命的情势下，此时的标证应视为主要矛盾，暂置本于不顾，集中药力治标，此即谓"急则治其标"。如鼓胀病，当严重腹水，难以平卧，水湿困脾，影响气机升降，水气凌心，大厦将倾之际，若正气尚支，应不失时机地强力利水祛湿，逐饮攻邪，待水消邪缓，再予健脾养肝，图本论治；又如癌瘤病合并冠心病心肌梗死者，当心脏病病情严重（或频发心区绞痛，或频发早搏，或心率过快，伴窒息样胸闷，呼吸困难，甚则不能平卧）顷刻危及生命之时，当以治心为急，待心病缓解，再议治癌。

（2）**缓则治其本**。许多慢性病在迁延过程中或急性病的恢复期，临床症状并不突出，构不成重大痛苦，此时治疗应针对其"本"，针对体质，调其内在的气、血、阴、阳、脏腑功能等，从本治之，通过调理，标症自消，病可渐愈。如慢性腹泻，腹泻为标，脾肾两虚为本，在腹泻不甚严重（次数较少，大便仅稀溏而已），其治当以健脾补肾为主，脾气得健，肾关得固，则腹泻渐愈，此即"本而标之"之谓也。

（3）**标本兼（同）治**。在标本双方不相上下，"势均力敌"态势下，可在治标同时兼以治本，如素患心悸10年的患者，又患消渴1年，其病机应以心悸为本，消渴为标，就诊时口渴喜饮，饮不解渴，伴心悸、胸闷，逢劳加重，其治在针对消渴同时，也应兼治心悸，此即为标本兼治；在标本俱急情势下，须标本同治。如周身浮肿兼咳喘、胸满、腰痛、小便不利、恶寒等症，则肾虚水泛为本，风寒束肺为标，其治在温肾助阳，利小便，针对其本的同时，也应发汗、宣肺、解表以针对其标，此乃标本同治。

标本辨证，站在辩证思维认识论的制高点，高屋建瓴，对疾病的认识和治疗起着统揽全局，贯穿全程，立足根本，直切肯綮的关键作用。临床实践充分证明，明辨标本关系，精心标本辨证，关系到能否准确地把握病情，能否正确地制定治疗原则和正确运用治法、方药，关系到疗效是否确凿。正如《素问·标本病传论》所云："知标本者，万举万当；不知标本，是谓妄行。"

验案5 张某某，女，57岁，洛阳偃师市大口乡居民，2015年7月17日初诊。患者半年前经常后头胀痛，甚则剧痛难忍，曾求诊于河南省人民医院，经核磁共振检查，诊断为"后颅窝脑膜瘤"。当年3月2日于该院做了切除术，术后后脑疼痛消失，继之出现纳呆、恶心，经当地医院西药治疗月余无效，5月1日再次入住省人民医院。胃镜检查提示：慢性红斑性全胃炎伴胆汁反流。

复经西药治疗48天，先后花费近10万元始终未获显效，形体日渐消瘦（体重由入院前的60多公斤，降至40多公斤），每日靠输生理盐水、葡萄糖及其他营养液维持，生命奄奄一息，遂出院返回老家欲安排后事。患者在一筹莫展之时，经他人举荐求诊于乔师，时四肢萎软，不能行走，由家属推轮椅送来就诊。刻诊：神情萎靡，消瘦异常，面色萎黄，黯淡无光；语言难出。家属代诉：不能进食，粒米难进，滴水难饮，每进食或饮水则呕哕不止，伴呃逆频作、口苦、腹胀、两胁撑痛、大便不解10余日，至今毫无便意；舌质暗淡，舌苔薄黄；脉沉微；脘腹触诊柔软，无压痛反跳痛。脉证合参，其中医病机为：元气虚馁，肝胆郁热，气逆犯胃，腑气不通，脾胃不和，胃气不降。治宜益元扶正，疏肝清胆，健脾调中，和胃降逆，通降腑气。生晒参13g，丹参、北沙参、柴胡、黄芩、姜半夏、桔梗、旋覆花、砂仁（后下）、佛手各9g，白术10g，枳实3g，吴茱萸5g，陈皮、焦三仙、厚朴各13g，茯苓30g，藿香7g，炙甘草9g，生姜3片，大枣7枚。每日一剂水煎服。嘱其每次少量（10—15mL）饮服，每日分6—10次频服。

2015年8月15日诊：上方服10余剂呕哕渐止，呃逆亦失，又服10余剂，能进少量饮食，精神好转，语言得出，现乏力、神疲、口干、口苦，食不知味，时泛酸，大便秘结不畅；舌质暗红，舌苔薄黄；脉沉无力。治宜益气扶正，疏肝清胆，健脾和胃，通降腑气。处方：生晒参12g，北沙参10g，柴胡9g，黄芩9g，姜半夏9g，白术10g，枳实5g，厚朴13g，陈皮10g，海螵蛸10g，浙贝母13g，竹茹9g，砂仁9g（后下），焦三仙各13g，石斛15g，茯苓30g，炒莱菔子9g，炙甘草9g，生姜3片，大枣7枚。每日一剂水煎，每次少量，每日分多次饮服。

2015年8月29日诊：连服上方14剂，口干、口苦及泛酸均消失，精神继续好转，语声较前洪亮，便秘好转。现仍食欲欠佳，恶心欲呕，大便不畅。治以健脾和胃，降逆止呕为主，兼以通降腑气。处方：生黄芪25g，太子参15g，白术10g，茯苓30g，陈皮13g，藿香、砂仁（前两味均后下）、姜半夏、厚朴、佛手、焦三仙、炒莱菔子各9g，石斛20g，鳖甲粉5g（冲服），枳实7g，沉香颗粒3g（冲服），炙甘草9g，生姜3片，大枣5枚。每日一剂水煎，每日分多次饮服。

2015年9月11日诊：连服上方14剂，胃口大开，饮食大增，面色较前红润，话语增多，与人交谈时神气十足。近口腔溃疡此起彼伏，偶尔稍稍恶心。治仍以健脾和胃为主，兼以清泻胃热，通降腑气。处方：太子参15g，玄参10g，白术12g，茯苓30g，陈皮9g，清半夏9g，藿香、砂仁（前两味均后下）、陈皮、清半夏、竹茹、佛手、厚朴、鸡内金各9g，枳实、升麻各7g，石斛、蒲公英各15g，焦三仙各13g，生甘草5g，生姜3片，大枣7枚，每日一剂水煎服。

2015年9月23日诊：连服上方10剂，口疮愈，呕恶止，饮食大增，精神转佳，已能行走自如，在家人陪伴下自行来诊。刻诊：痰多，难以咯出，大便不爽，余无异常。舌质暗红，舌苔薄黄略腻；脉沉无力。治仍以益气扶正，健脾和胃为主，兼以化痰利咽，通降腑气：生黄芪25g，太子参、陈皮、焦三仙各13g，炒白术、鸡内金各10g，茯苓30g，砂仁（后下）、辽沙参、桔梗、竹茹、佛手、清半夏各9g，枳实5g，炒莱菔子、厚朴各15g，炙甘草9g。

每日一剂水煎服。

半个月后，患者打来电话深表感谢，称连服上方10余剂，诸证皆除，病告痊愈，不但生活恢复自理，而且能从事一般家务劳动。

追访该患者至2016年元月，无恙。

按：该患者水米难进1月有余，生命靠输液维持，可谓病情重笃，奄奄一息。根据脉证及西医检查结果，分析其基本病机为"本虚标实"。本虚，责之元气虚衰（故精神萎靡，无力言语），胃气将绝（故粒米难进，滴水难饮）。标实，体现在胃不受纳，胃气上逆而呕哕、呃逆；脾不健运、腑气不通而腹胀；胆气犯胃而口苦、两胁撑胀。纵观整个病情，以虚为主，以实为次。治疗首当补元气，健脾气，养胃气。在扶正固本、防止虚脱的前提下，疏肝清胆，和胃降逆，通降腑气，方用小柴胡汤、香砂六君子汤、枳术汤、丹参饮等融合化裁，加减续服10余剂，呕哕渐止，呃逆渐停，且能少量饮食，可谓初战告捷，大获奇效！

及至三诊，当胆经郁热得清，肝气犯胃得以解除（口苦、两胁撑胀消失）之后，专以健脾调中，和胃养胃。如是主次分明，步骤有序，逐步转危为安，并终获痊愈。

整个治疗过程中，始终把扶正固本放在首位，立足于稳，轻剂缓图，用药十分谨慎。如当需要通腑气时，仅用枳实、厚朴、炒莱菔子等，弃用大黄，恐其苦寒伤胃；且枳实用量仅3—5g，使其不至于伐气伤正，此细微之处，足见医者组方用药之匠心。

四、区分急、慢、重、危，应对策略各异

所谓急性病，大多具有发作突然，来势凶猛，痛苦较大等特点，比如，急性胃肠炎引起的突发性呕吐、腹泻；急性胆囊炎引起的胁肋绞痛，甚至伴以黄疸、恶心；泌尿系结石引起的腰腹部绞痛，甚至伴以血尿；突发的风火牙痛、三叉神经痛、心绞痛等。急性病，其病机多属"实证"，"急则治其标"，在明确分析其病机的前提下，针对患者主要症状，用药宜准宜狠，药量宜大，药效要猛，截断扭转，以解除其主要痛苦为急。

慢性病，由于病程日久，病机属虚者为多。"虚则治其本"，其治以扶正固本为要。急性病之"标"证，其治可立竿见影，当日见效或数日而除，而慢性病由于耗损日久，体质及脏腑功能受损，绝非朝夕可效，唯从长计议，在针对病机的前提下，用药宜稳宜轻，"细雨润无声"，潜移默化般地慢慢调理，日久见功，此"久病缓图"者是也。不可急功近利，重剂猛投，更不可杂药乱投，朝夕令改。

至于危、重症，当命悬一线，生命垂危之时，一般而言，其治以扶正固本为首要：要养真元（养得一分元气便留得一分生命），振阳气（振得一分阳气便抢得一分生命），补心气（补得一分心气便延得一分生命），固肾气（固得一分肾气便强化一分生命），护胃气（护得一分胃气便养得一分生命），凡此诸方面，或以一个方面为主，兼顾其他，或统管全局，同时并进，具体到临床实际，要"观其脉证，知犯何逆，随证治之"。

验案6　张某某，女，87岁，洛阳老城居民。该病人患慢性

支气管炎30多年，常年咳嗽、咯痰。2019年前因呼吸困难住我院呼吸科，经西医确诊为支气管扩张合并肺纤维化，呼吸衰竭。经用西药及呼吸机等措施，生命危险暂得缓解，但呼吸困难无显著改善，根据患者要求，特邀乔师会诊。首诊所见：患者骨瘦如柴，胸闷气短，因呼吸困难靠呼吸机维持；纳呆、腹胀、大便不畅；脉沉微。脉证合参，病机为：元气虚弱，肺气将竭，脾肺两虚，腑气不通。治宜养元气，健脾气，益肺气，宽胸气，和胃气，通腑气。予百合固金汤、苏子降气汤、三子养亲汤等融合化裁：生黄芪30g，西洋参10g，百合15g，白术10g，茯苓30g，桔梗9g，黄精10g，瓜蒌9g，杏仁9g，苏子10g，丹参13g，赤芍25g，炙麻黄7g，川厚朴13g，炙甘草7g，生姜3片，大枣5枚。每日一剂水煎服。

2019年5月31号二诊，服上药3剂，渐觉获效，饮食增加，胸闷、气短稍有好转；服至5剂，呼吸机撤掉1—3小时自主呼吸无碍，精神状态明显好转，惟大便稍溏。脉沉弱，较前有力。再治仍以养元固本、健脾益肺为宗。处方：生黄芪25g，西洋参10g，百合15g，焦白术15g，茯苓30g，桔梗9g，黄精10g，杏仁9g，苏子9g，炒莱菔子9g，车前子15g，山药10g，赤芍25g，炙款冬花13g，炙麻黄7g，炙甘草7g。

2019年6月7号三诊。继服上药七剂，胸闷、气短明显好转，可维持自主呼吸1日以上，饮食恢复正常，腹胀完全消失，续服上方七剂，诸症皆除，痊愈出院。

按：该患者年近九旬，毋庸置疑，本元之气已严重衰减。加之慢性支气管炎、肺纤维化病史30余年，肺脏功能衰退情况可想而知，由此导致呼吸衰竭。肺主一身之气，为气之枢，肺气虚馁日久，必殃及元气，使本已衰减的元气虚上加虚。而元气乃维持各脏腑功能活动的原动力，由于元气衰竭，反过来又使肺功能更加衰竭；同时肺病日久，必累及于脾（子盗母气），致使不能正常纳化，气血化源不足，使各脏腑的营养不及，如此恶性循环，病情日益加重。要打破这个恶性循环，必须首先补元气，益肺气，健脾气、养胃气，在扶正固本的同时，化痰气、宽胸气、宣肺气、通腹气，如此本而标之，虽危急重证，亦应收而效。

乔振纲老中医论
"明辨标本关系治病必求其本"

乔 俭

【摘要】标本作为一个相对性的概念，内涵丰富，运用广泛而又灵活。就邪正关系而言，正气是本，邪气是标。以疾病而论，则人体为本，疾病为标；病因为本，症状为标；病机为本，症候群为标。视病变部位不同，病在内者为本，病在外者为标，在脏者为本，在腑者为标。从病之先后，症之新旧来分，则旧病为本，新病为标，原发病证为本，续发病证为标；就医患关系而言，则患者为本，医者为标……不一而足。任何疾病，在其发生、发展过程中的每一阶段，都有一定的标本关系。标本辨证的终极目的旨在求本论治：求病因之本；求病机之本；求体质之本。标本辨证，站在辨证思维认识论的制高点，高屋建瓴，对疾病的认识和治疗起着统揽全局，贯穿全程，立足根本，直切肯綮的关键作用。临床实践充分证明，明辨标本关系，精心标本辨证，不仅关系到能否准确地把握病情，能否正确地制定治疗原则和正确运用治法、方药，关系到疗效是否确凿，而且是衡量医者理论水平和临床经验高低的重要标尺。

家父乔振纲，系全国第五批名老中医药专家学术经验继承工作指导老师，从医近50载，理功底深厚，文理、哲理兼通，继承祖传绝技，临床经验丰富。学术思想秉承"以人为本""整体调控""平衡阴阳"等基本理念；临证善于辨证施治，尤其强调明辨标本关系，精于标本辨证。现以"标本"为题，对吾师的这一学术思想，详尽阐释和深入探讨如下：

一、标本的概念及标本关系中的哲学蕴涵

深究"标""本"的原意，标者，原指树木的末节，衍指事物的枝节或表面；本者，原指树木的本根，衍指"根本的""中心的""本质"的东西。标本概念引入中医学领域，其"标"指疾病的外在表现，包括各种症状、体征，其"本"首先是指患病者本身之机体，又指发病的各种原因及内在的病理机制。早在两千年前的《内经》，就有对"标本"概念的精辟论述、并强调明辨标本关系、进行标本辨证的重要性。如《素问·至真要大论》曰："知标与本，用之不殆，明知逆顺，正行无问。此之谓也。不知是者，不足以言诊，足以乱经。"

标本作为一个相对性的概念，内涵丰富，运用广泛而又灵活。就邪正关系而言，正气是本，邪气是标。以疾病而论，则人体为

本，疾病为标；病因为本，症状为标；病机为本，症候群为标。视病变部位不同，病在内者为本，病在外者为标，在脏者为本，在腑者为标。从病之先后，症之新旧来分，则旧病为本，新病为标，原发病证为本，续发病证为标；就医患关系而言，则患者为本，医者为标……不一而足。任何疾病，在其发生、发展过程中的每一阶段，都有一定的标本关系，故《素问·至真要大论》曰："夫标本之道，要而博，小而大，可言一而知百病之害。"张介宾进一步解释说："要而博，小而大者，谓天气之运气，人身之疾病无不有标本也。"

中医学中的"标本"论，其理深奥玄妙，从唯物辩证法角度加以分析和梳理，无非包含和体现了以下几种关系：（1）因果关系；（2）主次矛盾和矛盾转化关系；（3）本质与现象的关系；（4）内外因关系。

唯物辩证法认为，客观世界发生的一切现象和过程都有它发生的原因，而一切运动过程必然产生相应的结果。从医学领域来讲，任何疾病的发生都有一定的致病因素，或外邪入侵，或内脏失调，或七情所伤……而不同的病因必然引起不同的临床症状和体征。中医把引起疾病的各种原因视为"本"，将各种临床症状及体征作为"标"，二者之间有决定和被决定的必然关系。但后者在一定条件下可发生转化，就是说，A 情况下的"标"症，可能是 B 情况下的疾病之"本"。如外感风寒引起的咳嗽，显而易见，外感风寒为该病之因，视为致病之"本"，咳嗽、痰多是主要症状，视为该病之"标"。明乎于此，治疗组方时，必须用相当分量的解表散寒药物，外散风寒除其因，治其本，同时温宣肺气、化痰止嗽，以消其标，解除病痛。随着病情的进一步发展，如果咳嗽不止，且程度剧烈，牵引胸胁疼痛，则咳嗽和胸胁疼痛相对而言，前者为"本"，后者为"标"，治疗仍宜宣肺止嗽，咳嗽止，则胸胁疼痛自愈。这种建立在"因果关系"辩证思维基础上的"标本"观，就是中医"辨证求因"重要学术思想的哲学根基。

万事万物在发生、发展中都存在和充满着矛盾，疾病的过程也是矛盾贯穿的过程。疾病和人体本身就是一对矛盾。在这一矛盾中，患病的人体是疾病得以康复的"内因"，是矛盾的主要方面，而内因和矛盾的主要面在事物发展、演变中起着主导和决定作用，所以治疗疾病，必须以人体为"本"。

临床上的疾病错综复杂，变化多端。既有某一脏腑、某一局部的病变，又有它脏、它腑或其他部位乃至全身的病变，而且随着疾病发展阶段的不同，临床症状及体征亦不断变化。在纷杂的变化和诸多矛盾中，必有一种病变，一个主证，起着决定性的主导作用，此即哲学中的所谓"主要矛盾"，在标本辨证中视之为"本"；而其他病变，或兼证，均由主要病变或主证的基础上演变并发而来，居于从属、次要的地位，即哲学中的"次要矛盾"，在标本辨证中，视之为"标"。临床上的所谓"治病求本"，一个重要蕴涵，就是抓住疾病的主要矛盾，针对主要病变、主要病症，采取"决定性"的治疗措施。主要矛盾解决了，一切或其他多种问题即可迎刃而解，病痛可以解除，疾病即可痊愈。

二、标本辨证的终极目的旨在求本论治

吾师非常重视和强调标本辨证，视其为辨证论治的首要环节和必要过程，通过辨析"标本"，辨明其发病的原因，发病本体的虚实状况及内在机制，进而针对根本进行治疗，此为获效的关键，即所谓"治病必求其本"者是也。

1. **求病因之本**。既要"求本论治"，首先要仔细分析致病的病因，针对其因，尽快地消除致病因素。比如，寒邪感冒，引起头身疼痛，闭塞、流涕、咳嗽、恶寒等病状，此时治疗，针对病因，就要辛温解表，散其表寒，表寒得散，肺气得宣，则诸症除矣。再如风热感冒，证见发热、汗出、口干欲饮、咽干咽痛、咳吐黄痰等，此时应辛凉解表，清透郁热，表热得解，郁热得清，则诸症皆除。

求因论治，不仅用于外感性疾病，也常用于某些内伤类疾病。如生气之后引起的胁肋胀痛、纳呆、口苦、腹胀、胸满等。此病因"气"而致，乃气机郁结，肝失条达，胃失和降所致。其治当然应立足调气，宜疏肝气，和胃气，宽胸气。方用柴胡疏肝散和小柴胡汤、枳术汤，可获效矣。又如，吾师曾治一阳痿病患者，27岁，结婚仅两周，以"阳痿不举10日"为主诉来诊。细询其因，结婚当天，夫妻外出旅游（所谓旅行结婚），历经八天时间游遍大江南北，"马不停蹄"，奔波劳顿，劳则耗气，而气为各项生理活动的原动力，今元气大伤，中气下陷，肾气耗损，阳具焉能勃焉！遂从补气入手，治之予益元气、补中气、滋肾气，方用人参汤和补中益气汤、金匮肾气汤合而化裁，七剂而愈。

2．求病机之本：对于病情复杂的疑难顽疾和病程冗长的慢性痼疾，难于究其病因，只能用脏腑辨证或六经辨证、八纲辨证、卫气营血辨证等思维模式，通过对错综复杂病情的辨证分析，探究并总结其发病的病理机制，明了病机，就抓住了治疗的根本，此谓"求病机之本"。

病机，即发病的内在机理，内在脏腑、气血、阴阳对发病的作用，及病态状况下的相互关系及相互影响，其内在机制决定着疾病的发生发展、演变趋势及最后结局，故为疾病过程中至关紧要和最本质的东西。正如张景岳所说："机者，要也，变也，病变所由也。"因此，乔老在审察疾病时特别强调："首辨病机，务求明晰""谨守病机，始终不渝"。他认为，只有真真切切地辨明了病机，理、法、方、药的运用才能环环相扣，药切病机肯綮，疗效自然显著，诚如唐王冰所说："得其机要，则动小而功大，用浅而功深。"

"谨守中医病机"，必须老老实实以病人就诊时表现的各种自觉症状和体征为基本依据，准确、完整地运用中医理论确定疾病部位、辨析疾病性质、把握邪正盛衰、区分标本缓急、预测疾病转归。在完全明了中医病机的基础上，确立治疗法则，然后依法统方、依方择药，依据病机该用什么药就用什么药。简言之，只有坚持"以证为凭"，摒弃主观臆断，才能为"谨守病机"提供客观的可靠前提，只有坚持"有斯证便用斯药"才能保证辨证施治的正确方向。

3．求体质之本。人身是疾病的本体。人作为动物之最高等者，对各种病邪都有一定的抵御能力，对病态下的内环境有强大的再调节和一定的自我修复能力，这是人的本能所决定的。中医在面对疾病时，首先想到的是患病者的"肌体"，正视和珍惜人体的自我调节和自我修复功能，用药的目的首先在于调动、激活、增强人体本身的自我调节和自我修复功能，而不是"一叶障目，不见泰山"，头痛医头，脚疼医脚，惟病症而治，更不是只盯着炎症、癌灶，惟抗菌、灭毒、杀癌细胞用药。治疗疾病必须首先重视对人体的保护（或养护），起码做到在治疗过程中所用的手段或药物不对人体造成伤害，所谓"上工治人，不治病"即此意也。"扶正固本"既是指导中医临床的重要理念，也是中医治疗学的显明特点。扶正固本，主要体现在保元气、护阳气、调胃气、固肾气等几个方面：

（1）**求元气之本**。元气，又名"原气""真气"，是指秉受于先天"基因"的本原之气，发自于父母，依赖于肾中精气所化生。其主要功能是推动人体的生长、发育，温煦和激发各个脏腑、组织器官的生理活动，是人体生命活动的原动力。它的盛衰决定人与生俱来的体质强健与否，关乎着生命力的长久与强弱。禀赋虚弱者，元气必然不足，体质较差，抵抗力低下，易受外邪侵袭，常年病恹恹；或因病程日久，慢性耗损，伤及元气者，导致病情更加冗长难愈，成为长期慢性病患者；或顷刻罹患急危重病，来势凶猛，摧枯拉朽，直接重创元气，危及生命。

对于屡治难愈的长期慢性病患者，扶正固本是长远之计，稳妥之策。治疗中若不分标本，操之过急，只图一时之快，峻药猛投，往往徒伤正气，欲速则不达，而只能久病缓图，养元固本，随着脏腑功能的逐步改善，随着抵抗力、生命力的逐步增强，最终驱逐病邪，获得痊愈。

对于急性发作的危重病患者，当命悬一线之际，此时用药的首要任务和目的，是养护元气，在某种意义上讲，养得一分元气便保得一分生机，留得一分元气，便留得一分生命。

（2）**求阳气之本**。中医的"阳气"，有多种含义。一指各脏器、组织的功能；二指人体生理活动过程中所需要或产生、散发的能量；又指生殖发育的原动力。阳气不但有卫外、温煦、气化的功能，更是抵抗力、生命力和强壮的标志。

长期慢性病患者，气阴两虚日久，必损及阳，导致阳气不足或虚衰，出现精神萎靡、腰酸、纳呆、溲频、便溏、畏寒肢冷、痰涎壅盛等症状，其诸多症状皆为"标"，阳气虚弱乃为其"本"。治疗，当以补阳、温阳为治本之策。肾阳虚为主者，可以制附片为君，肉桂、生姜为佐；表阳不足者，可以桂枝为君，制附片、制麻黄、辽细辛等酌选为佐；中阳虚馁者，可用干姜为君，制附片、桂枝、吴茱萸等酌选为佐。由于肾为阳气之根，补阳除酌情选用上述补阳药物外，还当注重补肾。

对于急、危重病患者，大厦将倾，危在旦夕之时，在补元固本的同时，必须注意养护阳气，只有阳气充盛，才能增强气化功能，维持各脏腑及新陈代谢的正常运转，才能激活细胞活力，强化生命力，从而达到挽救生命，延长生存之目的。此时最好的方药莫过于"参附汤"，称其为急用救命汤不为过也。

（3）**求胃气之本**。胃者，"仓廪之官"、"水谷之海"，主饮食物的受纳腐熟。这里所谓"胃气"，实则也包括了"脾气"，包括了对水谷精微的吸收、运化、输布等整个消化功能。脾胃乃"气血生化之源"，关系到人体对营养需求的供应，故称其为"后天之本"。若胃气虚弱，纳化失常，气血化源不足，人体营养亏乏，要么出现乏力、气短、神疲、肢软、头昏、健忘等一排虚劳症状；要么抗病力低下，经常感冒；要么经常腹胀、便溏等。凡此病症，其治疗，毫无疑问皆应"健脾养（和）胃"，乃求本之治也。

对于长期卧床的慢性病患，或患慢性消耗性疾病的患者，大多都有脾虚胃弱的病机存在，治疗时，不管有多少症状或兼证，都要抓住"健脾养胃"这个根本，只有脾胃强健，化源充沛，气血才能充盈，其他各脏腑营养充足，才能发挥正常功能，免疫力、抵抗力才能增强，疾病才能加速痊愈。这方面，前贤"补土派"为我们留下了宝贵的经验。

（4）求肾气之本。肾藏精，寓元阴、元阳。其"精气"（元阴），是机体生命活动之本，对机体各脏腑及各组织、器官起着滋养、濡润的作用；其肾阳，对机体各脏腑、器官起着推动、温煦的作用。肾阴和肾阳，二者之间，相互依存，相互制约，相互为用，决定和维护着全身各脏腑阴阳的相对平衡。一旦这个平衡被打破，即可出现肾阴虚或肾阳虚的诸多症候。另外，由于肾主生殖发育，主水、主纳气，司前后阴，肾为"胃关"等多种功能，所以许多疾病都与肾有着直接或间接地关系。所以许多疾病，尤其是虚劳性疾病，在治疗中必须立足于肾，以求本论治。

由于肾阴、肾阳是生命之源，强壮之基，所以二者是否充盈、充盛，是否平衡协调，不仅关系到体质的强弱，而且关系到患病后能否有足够的免疫力、耐受力和生命力，关系到患病后能否尽快康复和预后，因此，任何疾病，特别是某些急危重症，在治疗中，或以"肾"为本进行论治，或时刻顾及肾，根据病情，有的需贯穿始终，有的需间断或适时进行。

三、运用标本辨证应遵循的重要原则

1. **急则治其表**：标本辨证用之于临床，一般情况下，毋庸置疑必须是"治病必求其本"，治本是"战略"目标，是终极目的。但从"战术"层面讲，由于标与本的相对性，加之病情的复杂多变性，一定情况下，当"标"的病势十分突出，成为主要痛苦，对肌体构成严重威胁，甚至危及生命的情势下，此时的标证应视为主要矛盾，暂置本于不顾，集中药力治标，此即谓"急则治其标"。如鼓胀病，当严重腹水，难以平卧，水湿困脾，影响气机升降，水气凌心，大厦将倾之际，若正气尚支，应不失时机地强力利水祛湿，逐饮攻邪，待水消邪缓，再予健脾养肝，图本论治；又如癥瘕病合并冠心病心肌梗死者，当心脏病病情严重（或频发心区绞痛，或频发早搏，或心率过快，伴窒息样胸闷，呼吸困难，甚则不能平卧）顷刻危及生命之时，此刻，当以治心为急，待心病缓解，再议治癌。

2. **缓则治其本**：许多慢性病在迁延过程中或急性病的恢复期，临床症状并不突出，构不成重大痛苦，此时治疗应针对其"本"，针对体质，调其内在的气血阴阳、脏腑功能等，从本治之，通过调理，标证自消，病可渐愈。如慢性腹泻，腹泻为标，脾肾两虚为本，在腹泻不甚严重（次数较少，大便仅稀溏而已），其治当以健脾补肾为主，脾气得健，肾关得固，则腹泻渐愈，此即"本而标之"之谓也。

3.**标本兼（同）治**：在标本双方不相上下，"势均力敌"态势下，可在治标同时兼以治本，如素患心悸10年的患者，又患消渴1年，其病机应以心悸为本，消渴为标，就诊时口渴喜饮，饮不解渴，伴心悸、胸闷，逢劳加重，其治在针对消渴同时，也应兼治心悸，此即为标本兼治；在标本俱急情势下，须标本同治。如周身浮肿兼咳喘、胸满、腰痛、小便不利、恶寒等症，其病机肾虚水泛为本，风寒束肺为标，其治在温肾助阳、利小便，针对其本的同时，也应发汗、宣肺、解表以针对其标，此乃标本同治。

4.**结束语**：标本辨证，站在辩证思维认识论的制高点，高屋建瓴，对疾病的认识和治疗起着统揽全局，贯穿全程，立足根本，直切肯綮的关键作用。临床实践充分证明，明辨标本关系，精心标本辨证，关系到能否准确地把握病情，能否正确地制定治疗原则和正确运用治法、方药，关系到疗效是否确凿。正如《素问·标本病传论》所云："知标本者，万举万当；不知标本，是谓妄行。"

乔振纲论"急性病以治标为主，慢性病以治本为主"

乔 俭

乔师常言，急性病重在治标，针对患者主要症状，以解除其主要痛苦为急；慢性病，重在治本，针对体质状况，以扶正固本为要。何谓病标，病家当下痛苦之甚是也；何谓病本，病家体质者是也。病标可3日、7日，不日而除，而病本积淀日久，绝非朝夕可效，唯有从长计议，"病去如抽丝"，潜移默化般地给予解决。古人设置金匮肾气丸、六味地黄丸、乌鸡白凤丸等，偏偏没有设置金匮肾气汤、六味地黄汤、乌鸡白凤汤。从用药剂型之中便可以看出来，慢性病意在长久料理，稳扎稳打，日久建功。而张仲景《伤寒论》《金匮要略》中的各种方子，对用药疗程的言外训教，尽可以去体会领悟。试想，太阳伤寒病，是麻黄汤起效快还是麻黄丸起效快？其中真味，自不待言。

乔振纲论疗程的重要性

量变引起质变，是哲学中的重要法则。任何事物，要想发生质的变化，必须有一个量变的过程，只有足够的量变，才可导致质变。将此法则推演到医学领域的临床治疗，如果把疾病的治愈视为"质变"，那么，要想取得疾病的最终治愈，也必须经过充分的量变积累，即必须要有足够的疗程才能实现。再好的医生，再好的治疗方案，若疗程不够，也不可能治愈疾病。

临床实践证明，要想治愈疾病，必须有足够的疗程。例如：曾治一肝内胆管结石患者（谭某某，男，20岁，四川籍民工），求诊时，肝区隐隐作痛，脉沉弦，舌质暗红，边有瘀点，舌苔薄黄略腻。根据脉证，分析其病机为：肝气郁滞，湿、热、瘀互结，日久成石，内阻肝胆，致疏泄失常，气机郁滞。予疏肝利胆，清热化湿，理气活瘀，溶石排石之剂。连服3个月，B超复查，结石大小如故。此所以不效，非药不对症也，乃疗程不足矣。于是，重新向患者讲明足够疗程对疗效的至关重要性，鼓励患者树立信心，继续治疗。患者对我仍充满信任，表示一定好好配合，坚持下去。再治仍守以前所拟治疗原则，宗首方酌情加减，续服5个月，B超复查证实结石已完全消失。继之，又先后治愈本病多例，其疗程均在半年以上。一冠心病心绞痛患者陈某某，男，78岁，河南科技大学教授，心绞痛频繁发作3年余，经北京某医院施心脏搭桥术及冠脉支架术，花费15万元未获显效，每日疼痛仍40余次，经余中药辨证治疗6个月余，疼痛消失；一肺癌患者邢某某，男，81岁，洛阳铁路分局离休干部，发现肺癌半年余，吾根据体质情况及临床症状，予益气扶正、补肾固本、宣肺化痰、调和脾胃、软坚散结之剂，间或加入清热解毒、祛湿利水之品，坚持治疗10年，患者在中药的保驾护航下，竟寿达91岁！

足够的疗程不仅是疗效的保证，而且能创造奇迹！如银屑病和慢性乙型肝炎，可谓医界公认的难治之疾，但临床经验证明，在精心辨证，正确用药的前提下，只要坚持足够疗程，即使如此顽疾，也是完全可以治愈的。一患者何某某，女，32岁，患银屑病3年余，到处求医，屡治不效。根据体质，结合脉证，治之予凉血润燥，养血活血，清营解毒，活瘀通络之剂，连续服药1年余，竟获痊愈！又一患者谭某某，患慢性乙肝10多年，初诊时其"两对半"检测为大三阳，HBV-DNA值高达3.14×10^8，经余中药治疗4年余，不但各种症状消失，而且 e 抗原转阴，肝功能各项指标及 HBV-DNA 值均恢复正常。余多年来，先后治愈慢性乙肝多达数十例，就疗程言，仅个别少于半年，大多数均在1年以上。

可见，足够的疗程对治愈疾病是多么重要。那么从医者的角度讲，应采取怎样措施，才能调动患者积极性，使其树立信心，坚持足够疗程呢？以下几点经验，供借鉴参考：

一、医者对接诊的患者，在详尽、耐心、仔细"四诊"的基础上，对病情要有正确的分析和总体的把握，同时，对疗程要有一个基本估计。一般来讲，四时外感病，病来也急，病去亦速，疗程以日计，数剂或十数剂可愈。脏腑受损或功能失调，及气血、阴阳失调引起的内伤杂病，若患病不久，而又治疗及时者，疗程以周计，数周乃至十数周即可显效或治愈；若患病日久，加之拖延时日或乱治、误治者，疗程以旬计、以月计，可能要数旬（月）

或十数旬（月）以上方可显效或痊愈。医界公认的顽症痼疾，如慢性肝病、肝硬化、慢性肾病、红斑狼疮、硬皮病、高血压、帕金森病、糖尿病、脑卒中后遗症、银屑病、慢性类风湿性关节炎等顽疾，疗程以季、以年计，需坚持治疗多个季度，甚至终年服药，能获得显著疗效已属不易，其少数病例也可治愈。至于像癌瘤、白血病等这类来势凶险，死亡率极高的恶性病，首先要让患者情绪放松，乐观应对，同时必须树立"持久战"的思想准备，坚持治疗，连续用药，至于疗程，那就要看病人的意志，只要病人能坚持，愿吃药，能吃多久是多久，吃得越久，说明活得越久，超过数年乃至10数年，则其福莫大焉！

对疗程的基本估计，不仅要医者心里清楚，而且要向患者讲明，以取得患者的理解和配合。在向患者讲疗程的时候，与其说短些，不如说长些，留有余地，较为主动。那种不切实际的吹嘘和卖当式的许愿（如包你三天或一周内，百分之百治愈），有害而无益，应坚决避免。

二、对疗程较长，病情较稳定的慢性病，总体战略上要树立"从长计议，慢病缓图，立足于稳"的思想，不可急于求成，"欲速则不达"。在经过缜密思考，正确辨证，精心立法组方之后，一般要守法守方，稳中求效，不可朝寒暮热，频繁更改，大起大落。不然则越调越乱，弊端丛生，加重患者疑虑，甚至失去信心而中断治疗。

三、对暂无特效疗法的恶性病，疗程中要始终坚持以"人"为本，以体质为本，时时注意扶正气，保元气，护胃气，固肾气。在此前提下，根据体质情况，决定驱邪"治病"的强度和力度，也就是说，必须把扶正固本放在第一位，把驱邪"治病"放在第二位。通过长时间的扶正固本，使体质强壮起来，慢慢增强人体本身的抵抗力和免疫力，以调动和激活人体内在的抗病力和修复力为主，再借助适当的驱邪药物辅佐，逐步战胜癌魔，经较长时间的"持久战"，即使不能创造彻底治愈的奇迹，至少可以争取带瘤生存的良好结局。万不可不顾体质强弱，一味以毒攻毒，强施"战争手段"，滥用攻伐的结果，无异于放、化疗，一旦摧毁了体质之根本，则命难保矣！

四、治疗用药上，用药如用兵，兵不在多，而在乎于"精"。一是择药，宜精不宜杂，要据证择药，紧切病机，反对盲无目的的、无章无序的杂药乱投；二是药量，宜轻不宜重，只要符合病情，适中即可，尤其是大苦大寒、大辛大热、峻泻大毒之品，其用量更要仔细斟酌，中病即止，反对"野郎中"式的重剂猛投，滥施攻伐。如此这般，不仅不利于病情恢复，而且只能徒伤正气，加重病情，医者应慎之又慎！

坚持足够疗程的过程，需医患的密切配合。这一过程中，矛盾的主要方面在医生。坚持足够疗程的本身，既是疗效的保证和体现，也是医生临床经验和医疗水平的检验。

乔振纲论中医现代化

——1996年在北京中医发展战略研讨会上的演讲

乔振纲

所谓中医现代化，是指在继承和保持中医完整理论体系，固有规律及基本特点（整体观念、辨证施治）的前提下，运用现代科技的优秀成果、研究手段，对中医理论、临床、药物等进行深入研究，以逐步探测其科学本质，阐释其科学内涵；在此基础上，积极引进先进医疗检测设备，尽快实现中医诊断技术的客观化、指标化，深入总结各类疾病的辨证施治规律，实现临床治疗的规范化；同时，运用现代科学加工技术，研究、开发疗效可靠的中药新剂型，使之更加多样化，给药途径现代化，更能满足临床治疗，特别是急诊抢救的需要。总之，中医现代化是临床实践发展的需要，是时代的挑战和要求，是中医发展的必然趋势。

中医现代化，既是发展趋势，又是长期目标，并不是一朝一夕的事，必须经过一个相当长的艰苦努力的过程，才能逐步实现。在当前形势下，我们应紧紧围绕以下几个方面卓有成效地、扎扎实实地开展工作。

第一，运用现代科学技术和手段，加强中医理论的研究，为中医现代化奠定坚实的基础。中医学有自己独特和完整的理论体系。其理论的正确性，不仅为千百年来的临床实践所证明，而且正在被日益发展的现代科技的优秀成果所证明。比如，在过去相当长的时间内，中医的一个脏器具有多种功能的论点不能被人们普遍接受，甚至被认为是错误的。但是，近代科学成果表明，一个器官仅有一种功能的论点是错误的，具有多种功能却是正确的。就肺而言，过去西医认为，肺仅仅是一个主管气体交换的呼吸器官，而中医认为肺除了"主气、司呼吸"以外，还有"宣发、肃降、通调水道"的功能，甚至认为"肺为水之上源"。现代生理、生化及内分泌的研究发现，肺不单纯是一个呼吸器官，而且是一个重要的内分泌器官，参与人体重要生理功能的许多活性物质，如前列腺素、5-羟色胺缓激肽、血管紧张素、儿茶酚胺等的生成和灭活，都离不开这个以往被认为"专司呼吸"的器官。其前列腺素（主要为 PGE 和 PGA）有的直接由肺分泌，有的经肺脏灭活，前列腺素对肾血流、排钠和利尿起着控制作用，进而影响水液化谢，这就从分子生物学的角度揭示了"肺为水之上源"，"游溢精气，上归于肺，通调水道，下输膀胱"的奥秘。又如祖国医学认为"肝"的生理功能之一是"肝开窍于目"。近代研究发现，维生素 A 与视觉有着密切联系（维生素 A 是构成视觉细胞内感光物质的主要成分，还有维持上皮组织结构的作用），而维生素 A 的生成、贮藏和代谢主要是在肝脏中进行的，这就从一个侧面说明了"肝开窍于目"的道理。再如，中医认为"肾主骨生髓"，而现代生化的研究发现肾与骨髓造血和钙磷代谢密切相关。骨髓造血功能是否正常有赖于肾组织产生的一种红细胞生成酶起重要作用，钙磷代谢的正常进行，有赖于维生素 D，而肾脏参与维生素 D 的活化，经活化了的维生素 D 能促进小肠对钙磷的吸收，提高血钙、血磷的浓度，有利于钙磷沉着，促进骨组织钙化。可见，"肾主骨生髓"这一命题，不仅是实践经验的总结，而且具有实实在在的科学内涵。其他如对"气"及"八纲"本质的研究，肾阴肾阳与17羟、17酮的研究等，都已取得丰硕成果，说明过去几十年的中医理论的现代化研究及探索已取得了显著进展。随着近代各种边缘学科的不断兴起，我们发现中医学理论还包含着许多现代科学近年才逐步认识或发展起来的科学内容。因此，这方面的研究必须继续加强和深入。中医药若能积极地大量地吸收一切人类科学文明史上最优秀的成果为自己服务，不仅可以最大限度地提高中医对本身理论体系的自信心，而且可以提高和促进中医药科研水平、学术水平及医疗水平。

理论产生于实践，而理论的飞跃又可大大地促进实践的发展。几十年来中医理论在继承的基础上虽有一定进步，但未有大的突破，更无飞跃性地发展，很多方面只是在"继承"层面徘徊。理论方面的状态在一定程度上限制和束缚着临床实践的发展，使其不可能出现更大的飞跃。当前形势下，中医理论研究受现代化的严峻挑战，应借现代化的浩荡东风，促使其有一个大的发展：一是现代科学的优秀成果（如控制论、信息论、系统论等）和电子计算机的普遍应用，为中医理论研究的深入提供了新思维和新手段；二是各边缘科学（如现代生物学、现代分子生物学、免疫学等）的相互交叉和渗透，又可能为中医理论研究注入更多的科学内涵，使中医的生理、病理，乃至药理的科学本质得到更深刻的揭示和阐释，从而使中医理论更严密、更实在、更系统，对临床实践更有指导意义。

第二，运用现代科学手段，加强临床研究，进一步探索总结每个病（特别是疑难病）的辨证施治规律，在提高疗效上狠下功夫，尽快实现中医治疗的规范化。

临床疗效是医学的生命，千百年来的临床实践充分证明，中医的辨证施治的确是战胜疾病的法宝，是中医疗效的可靠保证，然而辨证施治并不是临床医师的随意处置，也并非药物的杂乱堆砌，而是以深刻的中医生理、病理理论为指导，整体观念及理、法、方、药的有机结合，融为一体的辨证思维过程，有严密的逻辑性和科学的规律性。无论是按中医病名（诸如眩晕、呕吐、胁痛、黄疸、胸痹等）进行辨证施治，还是按现代医学病种（如高血压、冠心病、慢性肾炎、慢性乙型肝炎、肝硬化等等）进行辨证施治，其辨证思维过程是一样的，都要根据疾病发展过程中的不同阶段和不同表现，分为不同的证型，确定相应的治则，拟定有效方药。问题在于怎样分型才更合乎临床实际，应不断总结，进而探索每一个病（或证）的辨证思维规律，制订易于遵循、操作，易于推广和提高疗效的辨证施治规范。

近几十年来，中医的临床研究无论在深度和广度方面都有较大发展，取得了显著成绩，但也存在以下几个问题：

如何更严格、更客观地对研究成果进行评价？

如何避免低层次的重复研究？

如何加强科研的整体规划和部署，搞好科研的协调及重点项目的协作攻关？

如何在临床中推广和应用科研成果，实现科研成果的转化？

这就需要一个起决策、参谋、咨询、协调作用的权威机构来担负起以上工作，这个机构就是国家中医药学会及其领导下的各专业委员会。所以，要大力加强中医药学会及其各专业委员会的顶层设计、统筹规划、协调指导的作用。

临床治疗的第一步是诊断。正确的诊断是正确治疗的前提，因此，欲实现临床治疗的规范化，首先，必须实现临床诊断的客观化、指标化和现代化。

中医诊断疾病，基于"有诸内者，必形诸外"的认识，应用"由表及里""从外测内"的"黑箱"思维方式，其主要手段是望、闻、问、切。这种主要依靠医务人员的直观观察和患者主观自诉的传统诊断方法，由于缺少量化指标，同一疾病，让不同大夫来诊断，其结论往往存在较大差异，难于取得一致，这不能不说是其存在的不足之处。因此，要加强中医诊断技术的现代化研究。如通过舌诊仪探求各种舌象形成的机制，通过多种类型的脉诊仪探讨正常人的脉象及各种疾病的形成机制，建立脉象图与病症的相关性联系；在望诊方面利用色光仪对面部及皮肤色泽进行定量、定性观察；在触诊方面，利用红外成像仪、热辐射仪、皮温针、深部测温计等进行肢端、腧穴测温以探求脏腑病变等。在加强对传统四诊实行现代化研究的同时，逐步加紧用现代化诊断设备武装中医。现代诊断仪器，是现代科学技术在医学领域的应用，对疾病可进行较精确的定位、定性，并作为治疗的依据。中医同样可借助这些先进设备"为我所用"，利用其检查手段，对疾病进行更深入，更具体的了解，以作为辨证施治的参考。也要积极利用生化免疫、电生理、微循环、阻抗血流图、血液流变、细胞分光、微量元素、病理形态、影像学、色度学、热能辐射等技术手段，加强对"证治"的现代化研究，从而建立"微观辨证"学说。微观辨证对疾病的认识已深入到了细胞、亚细胞，分子、亚分子的精细水平，可大大弥补"宏观辨证"的不足。但从"系统论"整体分析论治的角度分析，单纯"微观论"也存在不可避免的弊端，微观分割得愈具体，研究得愈细微，反而愈不容易看清机体的全貌，对生命运动的认识愈加渺茫和模糊。因此，中医辨证应始终坚持以整体恒动、综合分析、宏观调控的思维方式为主导，既重视和借助"微观辨证"，又不要陷入微观辨证的极端。

第三，加快剂型改革是中医走向现代化的当务之急。中医药是中国人民疗疾健身的法宝，数千年的悠久历史使其深深根植于广大人民群众之中，深受人民群众的欢迎。但是，近些年来，请中医看病的病员数量却明显下降，许多中医院出现了不应有的萧条，有的甚至难以维持。其原因除了药价上涨，公疗部门限制等因素，问题的症结主要在药：一是中药制剂至今仍以煎剂为主，这种"一锅煮"的传统习惯，用起来很不方便，特别是随着生活方式的逐步现代化（如使用液化气，食品大量成品化，人们生活节奏加快等），人们对大砂锅熬药越来越感到厌烦；二是中药制剂中能用于急诊抢救的品种寥寥无几，仅有的少量品种应用也不普遍；三是中药制剂中缺少高效、特效、速效、长效的品种；四是药政管理混乱，伪药、假药充斥市场。中药方面存在的诸多问题，使中医疗效难以保证，在一定程度上动摇了人民群众对中医的信任，严重影响着中医事业的发展。因此，中医事业要振兴，要发展，剂型改革和剂型的现代化就成为当务之急。为此，笔者提出如下建议：

一、改革中药材直接一锅煮的旧传统，旧习惯。要求各种中药材经遵法炮制后，必须一律（或大部分）加工成粉（或颗粒），以散剂（或颗粒剂）出售。此项改革有以下好处：

1. 将中药材变成散剂（或颗粒剂），有效成分易于煎出，较小剂量即可保证同等治疗效果（据估计：改为散煎后的用量只需以前习惯用量的20%—30%），既节约了药源又可大大降低费用，减轻病人负担。

2. 由于用药剂量较小，病人从医院带走的不再是鼓鼓囊囊的几大包，而代之以几小袋或几小杯，且散剂易于煎煮，易于过滤，颗粒剂甚至无须煎煮，直接即可用水冲服，这就大大地方便了病人，克服了病人对中药"一大包""一锅煮"的厌烦心理。

3. 中药材就地收购，就地或定点集中加工成粉，可有效防止霉烂变质，加以科学包装（如采用无毒、无味的塑料筒或塑料袋，根据需要分为不同重量、不同规格的包装），像"集装箱"一样便于运输，便于销售，不仅运输费用大大降低，而且可减少流通周转环节中的浪费，是保护和充分利用中药资源的得力措施。

4. 由于防止了霉烂变质，药物质量有了保证，可大大提高疗效。

5. 有利于扩大中药出口，增加外汇收入。

总之，中药材由饮片变为散剂的改革将带来巨大的社会效益和经济效益，在中药发展史上是一项革命性的变革，呼吁国家主管部门将这一改革作为一项系统工程，认真抓好收购、加工、销售及质量监督各环节，建立必要的法令、法规，以保证此项工作的顺利实施。

二、用现代化生产手段和加工工艺发展丸、散、膏、丹等传统制剂，既要增加品种，又要注重质量，特别要注意发掘特效、高效的"绝招"产品。

在散剂生产中，要大力推广应用超微粉碎技术，以实现其低温粉碎，高纯操作的优势，既可提高药物的生物利用度和疗效，又可降低成本。

发展丸、散、膏、丹制剂，要特别注意挖掘名老中医的临床绝招，不断研制、开发"特效""速效"药物，凡以名老中医（经临床反复验证确有特效的）验方、秘方名义申报的新药，在审批论证时，要以中医理论体系为准绳，要以高效为依据，简化手续，快速办理，使其尽快投放市场，一时不能达到商品化标准者，应允许在一定范围试用。建议县以上中医院都要有一定规模的制剂生产能力，生产丸、散、膏、丹自制自用。

三、积极开发、研制急诊抢救的中药制剂

急诊抢救能力，是衡量医院整体医疗水平的重要指标，关系到医院的声誉和生命。但就目前多数中医院的实际现状看，急诊抢救水平一般都比较落后，其原因，除了人才缺乏以外，主要原因是由于能够用于急诊救的中药制剂太少。因此，要加强急诊抢救制剂的研究，有计划地、有重点地确定病种（如心律失常、心绞痛、高血压、脑卒中、休克、肾衰、尿毒症、糖尿病酮症中毒、呼吸衰竭、心衰、肝昏迷等）及研究课题。指定（或招标）研究单位，统一部署，协调攻关，尽快拿出中医抢救的"高效""速效"药剂。对可供静脉注射用的针剂，应作为重点，优先开发，中药制剂也要尽快占领静脉渠道。同时，根据临床及病情需要，也可研制多种含化剂、雾化剂、灌肠剂、颗粒冲剂等。总之以应用方便、快速、高效为原则。

中医现代化的目的是运用现代化技术成果和科技手段促进中医的发展，而不是改造中医。因此，在中医现代化进程中，要始终注意把握好一个原则：即中医坚持"自然疗法"的特色和"整体恒动""宏观调控"的学术特征及"辨证思维"的规律不能变，防止用西医理论和方法来替代或任意解释中医。要正确处理传统继承和实现现代化的关系。传统继承是实现中医现代化的前提和基础，而现代化是中医在现代发展的必然趋势。二者是辩证统一关系，是一个问题的两个方面，决不能以现代化为由，轻视或削弱传统继承，恰恰相反，就目前中医学术状况来看，传统继承不但丝毫不能削弱，而且应当大力加强。继承工作做得越好，中医现代化的基础就越牢固，现代化了的中医就越能体现中医的本质和特色，中医现代化的方向就不会误入歧途。所以，越是提中医的现代化就越是要强调和重视传统继承工作。

中医现代化是一个庞大、复杂的社会工程，实现这一宏伟蓝图，需经一代人甚至几代人长期、艰苦的努力。从现在起，建议国家主管部门立即着手制定严密规划，制订包括基础理论、临床治疗和药剂改革诸方面，逐步实现"现代化"的切实可行的实施纲要。要增加投入，加强领导，有些方面，甚至在全国范围动员较大力量，组织协同攻关，要一个课题，一个课题地研究，一个堡垒，一个堡垒地攻破，只要我们沿着正确的方向坚定不移地走下去，踏踏实实地干下去，中医的现代化一定能实现！

下篇　临证经验

百合安神汤为主治疗不寐证经验浅谈

——附126例疗效观察

乔振纲

多年来，我科以百合安神汤（乔保钧老中医自拟经验方）为主，结合分型，辨证用药，治疗不寐证126例，获效满意，现将点滴经验总结于后，供参考。

一、一般资料

本组126例，男53例，女73例；最大年龄78岁，最小年龄14岁，其中14—30岁者21例，31—45岁者34例；46—60岁者48例；61—78岁者23例；最长病程27年，最短病程1个月；最大疗程57天，最短疗程7天。

二、病因病机

1.情志所伤：郁怒忧虑，肝失调达，气郁化火或五志过极化火，火热内扰心神；或心虚胆怯之人，情绪慌恐，终日惕惕，神无所依；或卒受惊恐气乱扰神，加之精宫受劫，心神失滋而不寐；或思虑太过，劳伤心脾，心伤则神失其所主，脾伤则神失其所养，故不寐。

2.实邪内扰：或暴饮暴食，运化不及宿食停滞，中焦气壅，枢机不利，浊气沿胃络上蒸于心，神明被扰而不寐；或过嗜辛辣，恣食油腻，以酒为浆，内酿痰湿，蕴久化热，痰热互恋，心窍不宣，神明被蒙，亦可导致不寐。

3.脏腑功能失调

（1）心脏本虚：不寐属心的病变（"心者君主之官，神明出焉"）。心脏虚弱之人或心气不足，神失所主，或心血不足，神失所养，皆可引起不寐。

（2）心肾失调：心肾相调，水火相济为维持人体阴阳平衡的重要生理"轴"。若手淫失制，房劳过度，耗伤真阴，或年迈肾衰，肾精匮乏，不能上济于心而使心阳独亢，神妄不守，可致不寐。

（3）心脾失调：心主血而藏神，脾主化为气血生化之源。若脾虚胃弱，精血化源不足，不能供奉心血，神失所养，可致不寐。正如《景岳全书·不寐》所说："无邪而不寐者，必营血之不足也，营主血，血虚则无以养心，心虚则神不守舍。"

（4）心肝失调：肝体阴而用阳。肝阴不足之人，肝阳亢旺，一可扰心乱神，二可冲上犯脑，均可导致不寐。

三、治疗方法

1.主方——百合安神汤

方药组成：生百合30—50g，炒枣仁30g，当归10g，夜交藤30g。

2.分型施治

（1）调节情志，祛除外邪：

肝郁化火：主方合丹栀逍遥丸或龙胆泻肝汤；

思虑过度：主方加茯神、龙眼肉、白术、木香、石斛、陈皮、柏子仁等；

卒受惊恐：主方加辽五味、远志、山茱萸、琥珀、生龙牡等；

饮食停滞：主方加砂仁、麦芽、山楂、鸡内金、槟榔等；若脘腹胀满，或大便干结者合调胃承气汤或枳实导滞丸；

痰热内蒙：主方合温胆汤，酌加胆南星、石菖蒲、郁金、山栀子、淡豆豉等。

（2）调理脏腑，平衡阴阳：

心肾失调：主方并六味地黄丸、交泰丸为基本方。偏阴虚火旺者，合黄连阿胶汤或天王补心丹；偏肾阳虚者，合右归丸或金匮肾气丸；遗精明显者酌加桑螵蛸、金樱子、芡实、莲须；盗汗明显者酌加知母、黄柏、五倍子、煅龙牡等。

心脾失调：主方合归脾汤。纳呆明显者酌加陈皮、焦三仙；腹胀明显者酌加川厚朴、槟榔；大便稀溏者，去当归，酌加山药、炒薏苡仁、白扁豆。

心肝失调：肝血虚者，合四物汤；肝阴虚者，合一贯煎；肝阳上亢者合羚羊钩藤汤或镇肝熄风汤；月经不调者，酌加香附、益母草。

四、治疗结果

1. 疗效判定标准

痊愈：睡眠基本复常（每晚熟睡至少4小时），主要兼证（如头痛、头晕、心烦、多梦等）全部消失，追访3个月未出现反复者。

显效：睡眠情况明显改善（每晚熟睡时间至少增加2小时），主要兼证亦明显减轻者。

有效：睡眠情况有所改善，但深度睡眠时间增加不足2小时，主要兼证有所减轻，但疗效欠稳，仍不时出现反复者。

无效：睡眠情况及主要兼证无任何改善者。

2.治疗结果：见附表。

百合安神汤治疗不寐证有效率统计表

证型		例数	痊愈	显效	有效	无效	有效率
情志所伤	气郁化火	13	4	3	6	0	94%
	思虑过度	15	4	6	3	2	
	卒受惊恐	5	3	2	0	0	
实邪内扰	痰热内蒙	14	2	5	5	2	91.30%
	饮食停滞	9	2	3	4	0	
脏腑失调	心脏本虚	10	1	4	4	1	85.70%
	心脾不调	15	3	5	6	1	
	心肾不调	22	4	5	8	5	
	心肝不调	23	5	6	9	3	
合计		126	28	39	45	14	88.90%

五、验案例举

验案1 张某，男，46岁，汝阳县干部，1989年11月23日初诊。1年来常心烦急躁，甚则坐卧不安，以致影响正常工作，县医院诊为更年期综合征，经用谷维素及中药治疗多时不效，近月来彻夜不寐，伴周身烘热汗出，心烦心悸，头晕、头痛、口和，二便调。证属心肝失调，阴虚热扰，阳邪上亢。治宜滋阴清热、平肝潜阳，养心安神。方用百合安神汤合一贯煎化裁：生百合50g，山栀子9g，淡豆豉10g，胆南星9g，五味子9g，茯苓30g，生龟板30g（先煎），合欢皮15g，夜交藤30g，生龙牡各15g（先煎），7剂水煎服。

1个月后患者荐陪他人来诊时询知：上药1剂即有睡意，当晚熟睡3小时，3剂后睡意明显增加，至第5日晚，酣然入睡达7小时之多，7剂服完，睡眠复常（每晚均在6小时以上），心烦急躁诸症亦随之渐失。追访3个月未复发。

验案2 姚某某，男，35岁，六冶安装公司干部，1995年2月21日初诊，门诊号127489。

10年来常年失眠，屡治不效，近4天彻夜不眠，只好借酒刺激，以醉代眠，伴头昏、头晕，记忆力严重下降，口渴喜饮、腰酸、梦遗，二便调和。检查：舌质淡红，苔薄黄，脉沉无力。证属心肾不调，阴虚火旺。方用百合安神汤合黄连阿胶汤化裁：生百合45g，炒酸枣仁30g，当归10g，丹参10g，麦门冬13g，五味子9g，生地10g，茯苓30g，柏子仁10g，阿胶10g，黄连7g，肉桂1g，琥珀5g（研粉冲服），夜交藤45g，生龙齿15g。药进2剂疲倦欲睡，至第3日晚呼呼大睡4小时之多，续服10余剂，每晚可眠6—8小时，继之，睡眠复常，追访半年未复发。

六、讨论

不寐证的主要病机是心神不安，正如《景岳全书》所云："盖寐本乎阴，神其主也，神安则寐，神不安则不寐。"百合安神汤即据此立意。其百合味甘、性寒，清补兼用，入心经善"敛气养心，安神定魄"，据笔者多年经验，重用百合有明显镇静安眠作用，故用以为君；炒枣仁甘收酸补，向为安神要药，用以为臣；当归善补阴血，佐百合以养心阴；夜交藤味甘性平，佐枣仁以养心血。药虽四味，但君臣相合，互佐协力，功专安神。不寐病因虽多，证型亦杂，但均以心神不宁为共同病机，其治疗均当以安神为要务，故不论何型，皆可以百合安神为主进行治疗。实际应用时，百合用量宜重，方能获效卓然。因其药性平和（微寒而不泻，偏滋而不腻）即使用至50g，亦无任何副作用，尽管放胆用之。

神之所以不安，其宏观因素不外三方面：一因情志所伤，二因实邪内扰，三因脏腑功能失调。前二者，一般属实，病程大都短暂，其治当细究其因，或疏肝柔肝，调气清心，或健脾助运，养血宁心，或消食化痰，宣心畅神，病因既除，不寐自愈。病因脏腑功能失调者，一般属虚，病程大都缠绵，其治应紧紧围绕"心君"这个中心，详辨"心—脾""心—肾""心—肝"哪条生理"轴线"失调，或以哪条轴线失调为主。一般说来，心脾失调多见于脑力劳动者，宜健脾升清，补血安神；心肾失调多见于老年人，宜滋肾清心，交泰安神；心肝失调多见于更年期和高血压病人，宜滋阴平肝，潜阳安神。病由外因所致者，重在"祛邪"，病由内因所致者，重在调理。祛邪较易，调理较难，故前者疗程一般较短，后者疗程一般较长。

本病既属心的病变，而心主神志，故应强调精神调养。另外，嘱患者每晚睡觉前热水泡脚，加速气血流畅，每日听听轻音乐，以使情绪放松，每日慢步或参加适当体力劳动，以促产生睡意。以上皆系经验之谈，不可忽视。

乔振纲老中医治疗心病重症经验浅析

乔　俭　郭海涛

1.**重益气，首推人参莫比**：气是体内各脏腑得以正常工作的动力，尤其是心脏。心，所以能从胚胎形成之时起就开始最初的跳动，靠的是元气的激发。继之，在气的温煦和气"能"作用下，搏动不息，夜以继日，推动血液运行，维持血液循环，向人体各组织器官输送必要营养，成为耗能最大、工作最累、保障人体基本生命的最重要的"君主之官"。可见心脏能否正常工作，取决于"气"的激发、温煦和推动。若劳累过度，体力严重透支，心脏长期超负荷运转；或操心过度，作息无常，长期睡眠不足，心脏得不到休息；或大量饮酒，或热毒侵及，暗耗心之气、阴；或喜怒无常，气机郁滞，或痰湿内蕴，胸阳不展，致心脉瘀阻，使心脏本体得不到正常营养；或因它脏患病日久，祸及近邻，直接影响及心，如此等等，均可损伤心气，使其功能失常，出现心悸、怔忡、胸闷、气短、心区疼痛等症状，严重者致心力衰竭而危及生命。因此，对心脏病，尤其是对心之重症的治疗，必须强调和重视补益心气。补气药物中，惟人参具有"大补元气"，生津助阴，养心、强心，力宏效速的特殊功能，应毫不迟疑地、非他莫属地作为首选，拥以为君，为加强疗效，同时重用炙甘草辅佐。用之及时往往能力挽危逆，获起死回生之效。若伴高血压者，可用西洋参代替，或减少人参用量，另加适量西洋参并用。

心悸（冠心病心律失常）案

王某，女，80岁，灵宝市妇产科医生，2012年3月6日初诊。素患冠心病20余年，加重2年，经安支架及西药治疗，心区疼痛基本得到控制，但心悸更加严重，特转中医诊治。现心悸频发，稍动即作，伴胸闷、气短、乏力、神疲、纳呆、眠差。心电图提示：1. 心肌缺血；2. 频发室性早搏。舌质暗红，舌苔薄黄；脉沉结代。证属心气、阴两虚，供血不足，脾虚胃弱，心神失养。治宜益心气，滋心阴，调脾胃，旺化源，宽胸气，养心神。处方：西洋参10g，丹参13g，黄精9g，麦冬15g，五味子9g，茯苓30g，炒酸枣仁30g，龙眼肉7g，生地15g，麻仁15g，全瓜蒌9g，降香5g，砂仁9g，鸡内金10g，焦三仙各13g，佛手7g，远志9g，柏子仁9g，炙甘草25g。

3月13日诊：服上药两剂，心悸即减轻，服完七剂，早搏完全消失，胸闷、气短、心悸诸症基本消失，纳食显增，睡眠转佳。以前患者只能待在家里，不敢过量活动，现因精神明显好转，已决定随子女到云南旅游。遂拟下方，予颗粒冲剂，随身携带，遵嘱冲服，以防过劳复发：西洋参、丹参、玄参、麦冬、五味子、麻仁、柏子仁、生地、全瓜蒌、降香、鸡内金、焦三仙、佛手、郁金、远志、百合、红花各1袋，茯苓、炒酸枣仁、炙甘草各3袋。10剂，每天一剂。

4月10日诊：经上治疗诸症基本消失，虽经旅游劳累，病情亦无明显反复，自觉神清气爽，要求继续颗粒冲剂巩固：西洋参、丹参、三七各2袋，麦冬、生地、麻仁、沉香各1袋，炙甘草3袋。20剂，每天一剂，早晚各冲服一次。

2. 宽胸气，瓜蒌、郁金最宜：心位居胸中，如果说心为"君主"，那么，胸即为心"君"定居的外围城郭，是人体的"紫禁城"。人体"紫禁城"的环境如何，直接关系到心"君"能否安宁，能否正常工作，而人体"紫禁城"的环境与"辅相"肺有直接关系。"肺为气之枢"，肺气清肃，胸气才能清肃，肺气宣达，胸气才能舒展。因此，治疗心脏病必须联系到肺，注意并重视清肺、宣肺。这就不能不用瓜蒌。瓜蒌甘寒而润，主归肺经，善于清肺润燥，使肺能清肃；善化热痰，使肺气能宣，气道通畅；又具宽胸利气之能，所以用之最宜。基于中医整体观的理念，肝主疏泄，调畅气机，因此欲使肺气肃降、宣达，欲使胸气宽畅、舒展，也要联系及肝。临床实践证明，心脏病的发作多有情志不遂，肝气郁结的因素。所以也要注意和重视疏肝解郁，使肝能疏泄，气机调畅。这就不能不用郁金。郁金，辛、苦、寒，主归心、肝经，本品善疏肝行气以解郁，并能活血祛瘀以止痛，与瓜蒌同用，堪称最佳搭配，作为"对子药"，在心脏病的治疗中宣肺宽胸，疏利气机，能有效改善心脏的周围环境，缓解症状，屡用屡效，百试不殆。当然，也要视病情具体情况，适时择选薤白、陈皮、细辛、降香、佛手等理气药合理搭配，此不待言，不必赘述。

心悸（病态窦房结综合征）案

陈某，女，26岁，个体户，1999年8月26日初诊。患者2年来常心悸、胸闷，稍劳即作，曾先后就诊于省、市级医院，诊为"病态窦房结综合征"，经用抗心律失常药物，心率一度恢复到48次/分，诸症亦有所缓解，1个月前因感冒病情加重，再服西药无明显效果，遂转求中医治疗。刻诊：乏力、神疲，心悸、头晕，胸闷如塞，大便稀溏；舌质淡红，苔白滑润；脉沉结代。心电图查示：1.心动过缓，心率36次/分钟；2.Ⅱ°窦房结传导阻滞；3.房室交接性逸搏心律。

证属心气虚馁，胸阳不振。治宜益气养心，温振胸阳。处方：红参13g，麦冬10g，生地9g，麻仁9g，川芎9g，全瓜蒌9g，阿胶9g，茯苓30g，桂枝9g，炙甘草15g。每日一剂，水煎服。9月12日诊：连服上方15剂，心悸好转，早搏次数稍减，但心率未明显提升，每分钟波动在45次上下，且胸闷如旧。细究其因，乃阴邪弥漫，阻遏心阳所致。再治应重加温阳，俟阴霾之邪廓散，胸阳得以伸展，心阳重获活力，心率自可复常。遂宗上方，去生地，加麻黄、附子各9g、细辛3g，水煎续服。10月12日诊：上方服至28剂，心悸、胸闷基本消失，精神转佳。心电图查示：1.息率63次/分；2.偶发室性早搏（每分钟2—3个）。既获显效，仍以上方为宗，间或加当归、龙眼肉、五味子等养血敛阴之品，续服月余，早搏完全消失，心率升至65—74次/分钟。追访半年无恙。

3. 通血脉，定选桃仁、红花、三七：中医认为，心主血脉，心与血脉相连属。此言看似简单，却向我们昭示着医学科学上的一个颠扑不破的真理，即：心与其相连属的"脉"，构成了人体的血液循环系统，在这个系统中，心居主导作用，但心的功能能否正常发挥，与脉管的状况关系十分密切。二者在生理上互相配合，在病理上相互影响。若心气虚弱，甚或心力衰竭，鼓动无力，血脉难于充盈，影响全身供血，出现头晕、乏力、肢体麻木等症状；反之，若气机郁滞，血不畅行，或痰湿内蓄，沉积脉管，脉道不利，久而血脉瘀阻，直接影响心之供血，出现心悸、胸闷、气短、心区疼痛等症状。临床实践告诉我们，心脏病，尤其是重症心脏病，大都伴随有血脉瘀阻的病理因素。因此，对重症心脏病的治疗，要特别注意和重视疏通脉管。而最能担当活血通脉重任的莫过于桃仁、红花、三七。先贤王清任遗留的血症名方"血府逐瘀汤"中就有桃仁、红花，至于参三七，向被视为活血散瘀之圣药，大量临床实践证明，本品能显著增加冠状动脉血流量，且有一定强心作用，与桃仁、红花相伍配合，能活血宣痹，通脉止疼，常用于冠心病心绞痛的治疗，辄用辄效，经得起临床实践的检验。

胸痹（冠心病心绞痛）案

陈某，男，76岁，河南科技大学教授，2006年4月29日初诊。素患高血压、冠心病近30年，常心前区疼痛。1998年曾于北京阜外医院安放支架，2004年又经洛阳市中心医院行搭桥术，两次花费10多万元，病情未根本缓解。现心区闷疼，每日疼痛40余次，稍劳累或稍活动疼痛即作，甚则绞疼难忍，以至于不敢活动，上下二楼也要歇几歇；伴乏力、胸闷、气短。EKG查示：1. 陈旧性心肌梗死；2. 心肌左侧壁缺血。舌质紫暗，舌苔薄白；脉沉结代。证属心气虚弱，胸阳不展，心血痹阻。治宜益气养心，温阳宽胸，活血宣痹，通络止疼。处方：红参13g，丹参9g，麦冬10g，五味子9g，川芎9g，赤芍15g，郁金9g，全瓜蒌9g，薤白9g，三七粉7g，细辛4g，元胡15g，降香5g，檀香5g，山楂13g，炙甘草15g。七剂水煎服。

5月6日诊：显效，心绞痛次数明显减少，减少到每天二十余次，疼痛程度亦有所减轻。现仍乏力、胸闷、气短。治仍宗上方化裁：西洋参13g，丹参10g，麦冬13g，五味子9g，茯苓30g，炒酸枣仁30g，三七粉7g，全瓜蒌9g，降香5g，檀香5g，细辛4g，桃仁7g，红花9g，巴戟天15g，山茱萸9g，炙甘草15g。

6月3日诊：宗上方，稍加出入，续服20余剂，心绞痛次数及程度均继续减轻，精神明显好转，已能轻松上下二楼，可自行洗浴。近因受凉致咳嗽，多白痰。治在益气养心，温阳宽胸，活络止疼的基础上，兼以温宣肺气，化痰止嗽：红参10g，丹参9g，沙参9g，麦冬13g，五味子9g，陈皮13g，半夏9g，茯苓30g，炙款冬花13g，苏子9g，炙麻黄7g，杏仁9g，川贝7g，全瓜蒌9g，薤白9g，细辛4g，降香6g，元胡15g，炙甘草5g。五剂水煎服。

6月9日诊：咳嗽已止，心绞痛续减，治仍宗首方化裁：西洋参9g，红参7g，麦冬13g，五味子9g，川芎9g，郁金9g，全瓜蒌9g，薤白9g，元胡15g，三七粉7g，细辛4g，降香5g，桃仁7g，红花10g，砂仁9g，焦三仙各13g，炙甘草15g。

7月13日诊：上方为宗，随证加减续服30余剂，心痛次数已减少至每日3—5次，且程度轻微，瞬间即逝，胸闷、气短均明显减轻。继投上方十剂。

7月25日诊：上药尽剂，心疼完全消失，精神复常，已能独自步行十余里，到郊区观光、垂钓。病既大为好转，为巩固疗效，遂以首方七倍用量，共为细末，装胶囊，每服七粒，每日两次，饭前冲服，续服2个月。嘱其勿过劳，莫生气，饭菜宜清淡，食量勿过饱；并特别叮嘱：心脏病怕寒冷，冬天易发作，秋后转凉时一定提前来诊，复用中药调理，以防患于未然。

2007年3月6日诊：患者来诊时首先道歉，曰："去年7月以后，一直很好，自以为病已完全治愈，所以没听你的话，秋后未来复诊，果不其然，近因天气特别寒冷，病又复发"。刻诊：心区频繁疼痛，每天疼20余次，多为闷疼，时呈绞疼，伴乏力、气短、心悸，食量较少，睡眠欠佳，二便尚可。再治仍以益气养心，温阳宽胸，活血宣痹为主，兼以健脾和胃，宁心安神：西洋参13g，丹参13g，麦冬10g，五味子9g，茯苓30g，炒酸枣仁30g，全瓜蒌10g，薤白13g，桃仁7g，红花10g，三七粉6g，白术10g，枳实3g，砂仁9g，远志9g，焦三仙各13g，合欢皮30g，夜交藤30g，炙甘草15g。

上方为宗，随证加减，又服40余剂诸症皆失，再次治愈。追访2年一直无恙。2010年11月因感冒合并肺炎，住进某大医院，高烧多日不退，继发心衰，经抢救治疗无效而亡。

4. 若心衰，必须温阳利水：心脏病，若已发展到心衰阶段，心气、心阳均已极其衰微，由此而血行不畅，气化无力，水湿潴留，出现全身浮肿，口唇青紫，胸闷、喘促、心悸、气短、端坐呼吸等症状。由于水湿潴留，滞塞脉络，使血液运行更加不畅，加重血脉瘀阻，不但直接影响心脏本身的供血，而且加重心脏搏动射血的压力，陷入"水气凌心"的危险境地。其病机，显系本虚标实之证。固本方面，除重用人参益心气外，当急用附子温真阳。因心属火，心气只有在阳气充盛，在阳气的激发、温煦和推动下才能搏动有力，完成泵血的功能。在治标方面，当以利水除湿为急。而要利水除湿，也必须首先温阳。因水湿属阴邪，阳能化气，阳气充盛，气化有力，水湿才能蒸化，加之于同用白术、茯苓健脾运湿，猪苓、车前子利水排湿，则水湿潴留可除，解除了水湿之邪对心脏的威胁，有利于心功能的恢复。常用参附汤合真武汤化裁。

心悸、喘促（急性心力衰竭）案

朱某某，男，72岁，深圳市居民，2012年4月17日诊。患者素有慢性支气管炎合并支气管哮喘15年余，经常咳喘，近半月来心悸频发，伴喘促、呼吸困难，曾求诊于深圳某医院，服药10余日，病情不减，反逐日加重，恰逢余飞赴广州出诊之际，患者外甥担心舅舅病情重笃，恐危及生命，特备坐骑邀余前往诊治。刻诊：自觉胸闷、心悸，喘促，端坐呼吸，不能平卧，不时咳嗽，痰黏稠，难以咯出，小便较少，大便不畅。检查：下肢高度浮肿，按之凹陷不起；舌质暗红，舌苔滑腻；脉沉细数，频显间歇。证属心气虚弱，血行受阻，痰饮蓄肺，宣肃失常，气化不利，水湿潴留。治宜益气强心，化痰宣肺，利湿逐饮，宽胸理气。处方：生晒参10g，沙参13g，丹参12g，陈皮10g，姜半夏9g，制附子9g，茯苓30g，白术15g，猪苓30g，车前子30g，泽泻30g，炙冬花15g，炙麻黄6g，杏仁9g，苏子9g，全瓜蒌9g，降香5g，佛手9g，炙甘草15g。3剂，每天一剂，上、下午各煎两次，每次水煎至160mL，每服80mL，上、下午各服两次。鉴于病情较重，嘱家属提高警惕，密切观察，限制饮水，预防感冒，并嘱三天后定汇报病情。

4月20日电话告知，经服上药，尿量大增，下肢浮肿消退，随之，咳喘及心悸、胸闷、呼吸困难均明显减轻，已能平卧睡眠。疗效既佳，嘱其原方继服4剂。

4月25日患者孩子发来信息告知："我父亲现在好多了，基本恢复病前的状况，只是偶尔还气喘"，要求继续中药治疗。遂调方如下：红参10g，丹参10g，麦冬13g，五味子9g，茯苓30g，全瓜蒌9g，杏仁9g，苏子9g，郁金9g，降香5g（后下），白术12g，猪苓30g，车前子30g（纱布单包），三七粉6g（冲服），桃仁7g，红花10g，薤白9g，炙款冬花15g，炙甘草15g。10剂水煎服。

辨证治疗慢性乙肝103例
疗效观察及有关问题的反思与讨论

乔振纲　乔　俭

近10年来，乔振纲对慢性乙肝的治疗，借鉴现代免疫学及分子生物学对乙肝研究的新认识和新进展，依据患者的免疫状态，强调扶正固本，分型分期施治，取得较好疗效。现总结报告如下：

一、临床资料

1. 基本情况

治疗组103例，其中男72例，女31例；最大年龄63岁，最小年龄10岁，其中50岁以上者8例，40—49岁者19例，30—39岁者19例，20—29岁者40例，10—19岁者17例。平均年龄29.3岁，40岁以下者占73.7%；最长病程23年，最短病程2个月；最长疗程24个月，最短疗程3个月。

对照组50例，其中男30例，女20例；最大年龄45岁，最小年龄12岁，其中30—40岁者9例，20—29岁者25例，12—19岁者16例；最短病程1个月，最长病程18年；最长疗程15个月，最短疗程3个月。

以上共153例，经血清免疫学测定，均属大三阳患者。

2. 治疗前患者状况调查

（1）临床症状调查

治疗组有症状者81例，占78.6%；对照组有症状者38例，占76%。

表1　主要临床症状调查表

临床症状	治疗组：（81例）		对照组：（38例）	
	例数	比率	例数	比率
乏力	72	88.8%	30	78.9%
纳呆	64	79%	28	73.6%
胁痛	57	70.3%	25	65.7%
腹胀	29	35.8%	16	42%
便溏	45	55.5%	13	36.9%
厌油	28	34.5%	9	23.6%
恶心	24	29.6%	8	21%
脾肿大	19	23.4%	7	18.4%
蜘蛛痣	8	9.8%	4	10.5%
黄疸	7	8.6%	4	10.5%

（2）治疗前肝功情况调查：

治疗组肝功异常者67例，对照组肝功异常者28例。

表2　治疗前肝功情况调查表

	转氨酶高于正常值				黄疸指数异常	蛋白倒置
	2倍以下	2—4倍	4倍以上	合计		
治疗组	38	17	12	67	7	3
对照组	12	5	9	28	4	2

二、治疗方法

1. 治疗组：依据免疫状态，结合临床症状，进行分期分型施治。

（1）免疫静止期

肝功完全正常，或转氨酶略有升高，但不足正常值之1倍，临床症状不明显或略乏力、纳呆等。

治则：益气补肾、扶正固本，兼以解毒。

方药：生黄芪、太子参、白术、蜂房、枸杞子、贯众、淫羊藿、虎杖、赤小豆、白茅根、灵芝、冬虫夏草、白花蛇舌草。

（2）免疫活动期

ALT高于正常值2倍以上，临床症状较为明显，以乏力、纳呆、胁痛、腹胀等肝郁脾虚症状最为多见和突出。

治则：益气养肝、健脾固本为主，兼以解毒。

方药：太子参、白术、柴胡、沙参、薏苡仁、麦芽、虎杖、土茯苓、半枝莲、山药、三七、当归、白芍、白花蛇舌草。

（3）免疫激化期：

ALT高于正常值5倍以上，临床症状以乏力、胁痛、低烧、腹胀、黄疸等为主。

治则：益气养阴、保肝健脾、兼以凉血解毒。

方药：太子参、沙参、鳖甲、赤芍、生地、丹皮、青蒿、石斛、土茯苓、溪黄草，黄疸明显者加栀子、茵陈、赤小豆、白茅根。

（4）肝硬化期：

转氨酶升高或正常，症以胁痛乏力为主，兼见纳呆、腹胀、面色晦暗，有蜘蛛痣或肝掌，B超提示门V增宽、脾肿大。

治则：益气健脾、补肾固本、疏肝软肝、理气活瘀。

方药：生黄芪、太子参、柴胡、丹参、三七、穿山甲、鳖甲、郁金、白术、山药、枸杞子、川佛手、麦芽、溪黄草。

2.**对照组**：口服贺普丁，每日服1次，1次1片，3个月为一疗程。

三、治疗结果

1.症状改善率比较

表3 症状改善率比较表

临床症状	治疗组				对照组			
	例数	消失	好转	有效率	例数	消失	好转	有效率
乏力	72	28	37	90.3%	30	5	7	40%
纳呆	64	32	28	93.7%	28	3	4	25%
胁痛	57	19	23	73.6%	25	6	9	60%
腹胀	29	5	16	72.4%	16	2	3	31.2%
便溏	45	8	25	73.3%	13	1	3	30.8%
厌油	28	8	16	85.7%	9	1	2	30%
恶心	24	6	15	87.5%	8	1	2	37.5%
脾肿大	19	2	8	52.5%	7	0	2	28.6%
蜘蛛痣	8	1	3	50%	4	0	0	0%
黄疸	7	5	2	100%	4	1	1	50%
合计	353	114	173	81.3%	144	20	33	36.8%

经卡方检验，$P<0.001$，说明治疗组对症状改善率明显优于对照组。

2. 肝功复常率（疗程结束后统计）

表4　肝功复常率表

肝功项目	治疗组			对照组		
	异常例数	复常例数	比率	异常例数	复常例数	比率
转氨酶	67	58	86.5%	28	15	53.6%
黄疸指数	7	5	71.4%	4	1	50%
蛋白倒置	3	1	33.3%	2	0	0%
合计	77	64	81%	34	16	47%

经卡方检验，$P<0.005$，说明治疗组肝功复常率明显优于对照组。

3. e抗原、DNA阴转率比较

表5　e抗原、DNA阴转率比较表

	e抗原		DNA	
	转阴例数	比率	转阴例数	比率
治疗组（103）	39	37.9%	40	38.8%
对照组（50）	10	20%	8	16%

经卡方检验，上表中前者（e抗原）的P值<0.025，后者（DNA）的P值<0.005，说明治疗组效果优于对照组。

4. e抗原转阴率与转氨酶（ALT）关系

表6　e抗原转阴率与转氨酶（ALT）关系表

ALT 值		治疗组（37）		对照组（10）	
		阴转例数	比率	阴转例数	比率
治疗前	ALT 正常者	6	16.2%	1	10%
	>正常值2倍以下者	4	10.8%	2	20%
	>正常值2—4倍者	10	27%	2	20%
	>正常值5倍者	9	24.3%	3	30%
治疗中	ALT 迅速上升而后复常者	8	21.6%	2	20%

四、病案列举

1. 案例一

郑某，男，26岁，东莞市某合资厂技术员，2年前体检时发现大三阳，曾经干扰素、贺普丁治疗无明显效果，2000年5月到我科求治，就诊时血清免疫测定仍为大三阳，HBV-DNA阳性，肝功各项指标均在正常范围，自我感觉除劳累时稍有乏力外，其他无特殊症状，遂按免疫静止期，予益气补肾，扶正固本之法为主，兼以解毒祛邪。处方：生黄芪、淫羊藿、虎杖、薏苡仁各15g，太子参、当归、枸杞子各13g，白术、柴胡各10g，蜂房、灵芝草各5g，白花蛇舌草30g。此方为宗，出入续服40余剂，患者出现纳呆、低烧、恶心、胁痛诸症，且 ALT 急剧升高达226，患者误认为病情加重，笔者向其作了耐心解释：此乃免疫功能得到激发之缘故。劝其树立信心，继续用药。遂按免疫激化期，予益气养阴，保肝健脾，清热解毒之法。拟方：太子参、生地各13g，赤芍药、沙参、丹参、蒲公英、山药、丹皮各10g，石斛、土茯苓、鳖甲、溪黄草各15g，青蒿6g。此方为宗，加减续服40余剂，低烧渐平，乏力消失，食欲增进，肝功复查 ALT 恢复正常，继以上方为宗，间或加三七、麦芽、柴胡、虎杖、半枝莲等，又服月余 e 抗原及 DNA 皆转阴。

2. 案例二

王某，女，64岁，广州市退休工人。患有慢性乙肝10多年，屡经中西药治疗，无明显效果。就诊时仍为大三阳，而且肝功能严重受损，ALT、AST 分别高达706、429，自觉乏力、神疲、纳呆、胁痛、腹胀、黄疸、大便频溏；舌红，苔白腻，脉弦数无力。遂按免疫激化期，予益气扶正，保肝健脾，祛湿解毒之法。拟方：太子参13g，沙参、丹参、丹皮、白术、山药、茵陈各10g，虎杖、鸡骨草、土茯苓、溪黄草各15g，白花蛇舌草30g，此方为宗，加减续服90余剂，症状明显减轻，肝功各项恢复正常，又服百余剂，症状基本消失，e 抗原及 HBV–DNA 均转阴。

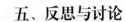

五、反思与讨论

1. 走出单纯对付乙肝病毒的误区

现代医学早已证实，引起乙肝的元凶是 HBV 病毒。既然 HBV 病毒是引起乙肝的病因，人们对乙肝的治疗，一开始就把注意力放在如何抑制和杀灭 HBV 病毒上，于是就有西药的干扰素，单磷酸阿糖腺苷，阿昔洛韦以至于最新应用的贺普丁等一系列抗 HBV 病毒药问世。受"病毒致病说"的影响和指导，中医治疗慢性乙肝也曾在抗病毒上狠下功夫，花费大量人力物力，搜寻抗乙肝病毒的药物，先后发现了一批具有抗 HBV 病毒作用的（如板蓝根，山豆根，虎杖，大黄，野菊花，半枝莲，白花蛇舌草等）单味中草药，但经大量临床实践验证，单纯应用抗病毒药，或在中医治疗中一味强调"清热解毒"，忽视人的整个机体状态，疗效并不十分理想，就拿西医公认的目前最受推崇的贺普丁来讲，连续服用 1 年，e 抗原的转阴率也仅有 17% 左右。单纯抗病毒治疗乙肝，疗效欠佳的原因何在？现代医学的研究发现，HBV 病毒不同于一般细菌和其他微生物，它侵犯人体后，可直入肝细胞内，其基因甚至可整合到正常肝细胞核蛋白的基因中，它们的生长和代谢方式与人体细胞完全相同或息息相关，病毒或病毒基因与人体正常细胞的"合而为一"，使得我们难以像研制抗菌药物那样，研制出一种能够只杀灭 HBV 病毒，而对其赖以寄生，包绕其外的正常肝细胞无损害的抗病毒药物。况且，HBV 病毒，还存在着不同型和亚型问题，存在着"病毒变异"问题，不同型或者发生变异的病毒会对以前有效的抗病毒药物产生抵抗，从而使药效降低甚至无效，这就更增加了抗病毒药物治疗乙肝的难度。面对这一严酷现实，人们对乙肝的治疗，不得不进行反思，不得不重新考虑新的思路和选择新的途径。

现在，随着现代免疫学和分子生物学研究的新进展，人们发现，乙肝病毒侵犯人体后，其病毒本身，并不能直接造成机体（主要是肝）的损害，其损害，主要是由于免疫反应引起的，HBV感染后，侵入肝内，激发机体对自身的肝细胞产生免疫反应，从而引起肝的损伤，影响和破坏肝的正常功能，随之出现一系列病状。免疫功能正常者，机体对感染HBV病毒的肝发生一过性的免疫反应，随着病毒被清除，疾病遂愈；免疫功能低下者，由于机体免疫功能对侵入的HBV病毒"麻木不仁"，不能对病毒抗原发生反应，听之任之，免疫功能与外来的HBV病毒和平共处。此时虽有病毒侵入，甚至复制，肝功能却无明显异常，亦无明显临床症状，此即所谓的"健康"带毒者；当免疫功能启动，肝细胞持续受到损害，肝功异常，症状出现时，这就是所谓的"慢性肝炎"了。当免疫反应过激，引起肝细胞大量死亡，肝功能严重受损，症状十分明显时，就发展为重型肝炎了。可见机体的免疫状态是决定乙肝病情和预防的重要因素。在乙肝的治疗中，免疫调节具有"扭转乾坤"的重要作用，也就是说，依据患者免疫状态，对患者进行免疫调节，不失为治疗乙肝的新方法和新途径。而这种立足整体调理的新方法，正是中医治病的特点，因此可以肯定地讲，中医药治疗乙肝具有西药不可替代的优势。

2.扶正固本兼以解毒，是治疗乙肝的基本大法

乙肝，就其"邪之所着，有天受，有传染"和"无问老幼，触者即病""长幼之病每相似者"的流行特点，中医认为是"疫毒"所致。其"疫毒"所以能侵犯人体，先决条件是"正气虚馁"。这个"虚"可以从以下几个方面加以理解：一是患者之所以发病，必有正气虚之时，或外感风寒，涉水冒雨，损伤卫气；或脾虚不运，营养不足，致气虚血亏；或房劳，手淫过度，耗竭阴精，肾气亏虚；或久坐嗜卧，思虑过度，心脾不足。此时，接触"疠气""疫毒"，就会乘虚而入，侵犯机体，即所谓"邪之所凑，其气必虚"之谓也。二是"疫毒邪气"侵犯人体，直入肝脏，使肝失条达，肝郁气逆，横克脾土，脾胃失调，出现纳呆、腹胀等一系列消化功能的障碍。久之，导致和出现乏力、神疲等"化源不足"的气虚症状。三是由于肝脏直接受损，可引起肝脏的"气虚""血虚"和"阴虚"，而肝与肾同源，肝虚日久，必累及于肾，进而导致肾虚，由此可见，"正气虚损"始终贯穿于乙肝病发生、发展的全过程。因此，治疗乙肝，决不能只见"邪毒"，而忽视机体，不能只强调"解毒"，更不能一味解毒，只能在扶正固本的前提下适当、酌情解毒，也就是说，扶正固本，兼以解毒是治疗乙肝的基本大法。据大量临床观察，肝病初期，主要以气虚，脾虚为主，肝病中期主要以阴虚肝虚为主，肝病后期，主要以阳虚、肾虚为主，同时，肝病过程中，不同阶段尚有一系列其他"标"症，或为血瘀，或为水潴留，故还应针对不同标症，采取疏肝解郁，理气活瘀，渗湿利水，和胃降气等一系列方法。这都说明，"解毒"只能兼而行之，不能

作为主攻方向，否则只见"病毒"，而忘记机体，一味解毒，而忽视整体辨证，丢弃中医治病的法宝焉能效耶？

3. 正确看待转氨酶升高问题

如前所述，乙肝对机体的损害，主要是由于 HBV 病毒侵入肝细胞后，机体对感染 HBV 病毒的肝发生免疫反应造成的，免疫反应越激烈，肝受损的程度就越严重。由此不难看出，ALT 作为反映肝受损程度的重要指标，也可以作为衡量免疫状态的"风标"。ALT 过低，说明免疫功能没有启动，ALT 升高，说明免疫功能启动激活，因此治疗乙肝过程中，我们完全可以根据 ALT 的高低，结合临床症状，来分析和估计患者的免疫状态，并以此作为分型施治的参考指标。对免疫功能处于静止或低下者，我们可以通过益气、健脾、补肾等扶正固本的方法，去提高和激化免疫功能。治疗乙肝的临床经验告诉我们，ALT 的暂时升高不一定是坏事，不能一看 ALT 升高就大惊小怪，更不能一看 ALT 升高，就急忙选用五味子或联苯双脂等药物去降 ALT，本治疗组 37 例实现 e 抗原阴转者，有 31 例（占 83.8%）治疗前 ALT 均高于正常值。其中高于正常值 2 倍以下者 4 例，占 10.8%，高于正常值 2 倍以上者 19 例，占 51.3%，还有 8 例（占 21.6%）治疗中 ALT 迅速上升，持续一段时间后恢复正常，随之，e 抗原亦先后转阴。可见，维持一定高值的 ALT，对实现 e 抗原阴转是有益的和必要的。当然，ALT 毕竟反映肝受损的程度，不能听任过高，亦不能持续时间过长，对此，我们要高度警惕，要结合临床症状，酌情清热凉血，养阴保肝，健脾和胃，使之不至于"亢而为害"。

乔振纲浅论肝硬化的中医治疗

乔 俭

肝硬化的病理特点为广泛的肝细胞变性和坏死，纤维组织弥漫性增生，导致肝脏逐渐变形、变硬而影响或丧失正常功能，临床可见纳差、胁痛、消瘦等症状，渐而出现腹水、显著营养不良，甚者因食道、胃肠静脉破裂出血或因肝昏迷而危及生命。本病早期病情迁延，顽固难愈。晚期病情凶险，预后不良，是临床中常见的疑难重症。

余对本病刻意观察，倾心研究多年，认为本虚标实乃本病的基本病机。其本虚主要责之气虚、脾虚、肾虚和一定阶段、一定程度上的阴虚或阳虚；标实责之气滞、水邪内蓄、痰浊潴留、三焦壅塞、脾胃不和。治疗强调在扶正固本的前提下活瘀软肝，疏通三焦，健脾和胃，化痰逐水。利水消臌方面，应运用较为稳妥、温和的利水之剂，最宜益气行水、淡渗利水、健脾运水、温阳化气诸法。反对置正虚于不顾，滥用峻猛攻伐之品。基于对本病病机的分析和认识，余在继承祖传经验的基础上，曾创拟活瘀软肝饮和逐水消臌饮两方，分别用于肝硬化之代偿期和失代偿期，疗效显著。5年来，先后治疗本病96例，其中显效（肿大的脾脏明显缩小；门脉循环明显改善；肝功能基本恢复正常；腹水完全消退；追访半年以来病情稳定，腹水未起者）28例，占29.1%；有效（脾脏有所缩小，肝功能有一定改善，腹水明显消退者）61例，占63.5%；无效7例，占7.4%；总有效率达92.6%。

如广州患者王某，女，62岁，10年前始患慢性乙肝，3年前发现肝硬化。屡经中西医治疗无明显效果。就诊时常觉右胁隐痛、乏力、神疲、纳呆、恶心、头晕、眠差。化验检查：两对半为大三阳，ALT：706，AST：446，透明质酸酶：290，B超提示：脾脏明显肿大，门脉明显增宽（达16mm）。其治疗一面健脾和胃，培补正气以固本，一面舒肝活瘀，清热解毒以祛邪，连续用药半年余，自觉症状消失，e抗原转阴，ALT、AST分别降至36、42，透明脂酸酶降至224.7，B超复查：脾脏明显软缩，肝门脉减至13mm。

又如中山市黄某，4年前患肝腹水，先后求诊于广州、中山等省市级医院，耗资数万元收效甚微，就诊时形瘦如柴，腹大如蛙，胁肋胀痛，乏力、神疲，小便量少，大便稀溏，余先予益气健脾，补肾固本为主，兼以舒肝和胃，淡渗利湿之法，服药40余剂，使体质明显增强，精神好转，饮食大增，俟正气恢复，改以活瘀软坚、利水消臌为主，兼以益气健脾扶正，方宗"逐水消臌饮"化裁，继服百余剂，腹水消退，脾脏软缩，肝功基本恢复正常。

乔振纲老中医治疗肝内胆管结石的经验

乔　俭

肝内胆管结石，由于结石所在的部位特殊，手术治疗的难度极大，故保守疗法不失为明智选择。但目前有关中医药治疗该病的成功经验的文献资料甚少，个案报道亦不多见。乔振纲老中医通过临床实践的长期观察，用心研究，反复揣摩，发现中医药治疗该病确有疗效，治愈者颇多，现将其宝贵经验初步总结于后。

一、细究病机，肝胆气滞为本，湿热瘀租为标

该病之结石，既然形成、存在于肝内胆管，那么其病因、病理机制，必然与肝、胆密切相关。中医认为："肝主疏泄"，其疏泄功能有两方面的含义：一指疏泄气机，调畅情志；二指分泌、排泄胆汁。胆管乃排泄胆汁的管道，肝内的胆管细小而狭长；胆囊是蓄藏胆汁，而又具规律收缩功能的皮囊。若长期精神紧张，或心情压抑，或情志不遂，使肝失疏泄，肝气郁滞；或恣食肥甘，

饱餐无度，食不定时，均可影响胆汁的正常分泌和排泄，进而造成胆汁淤积。加之恣食肥甘，酿生湿热，胆汁与湿热胶着，受热邪煎灼，凝固而成"石"。胆汁淤积、停蓄于肝内胆管者，可形成肝内胆管结石。结石一旦形成，内阻于胆管，影响气血的流通，时长日久，导致胆管局部瘀血，反过来更加影响肝的疏泄，胆汁进一步郁积、停蓄，结石因此而日渐增大，如此形成恶性循环。由上分析不难看出，肝失疏泄，气机郁滞是形成肝内胆管结石的根本原因，而痰热内蕴，瘀血内阻，是形成结石的必要因素。

验案1 谭某，男，20岁，川籍民工，2000年9月3日初诊。发现肝内结石3个月，初无明显症状，近月来右胁阵发性胀疼，特求中医诊治。现右胁隐隐胀痛，口苦且干，饮食尚可，大便秘结。B超检查提示右叶肝管结石，大小约11mm×3mm；舌质暗红，苔薄黄略腻，脉弦滑略数。证属胆经湿热，气滞血瘀，结石内阻，肝失疏泄。治宜疏肝理气，利胆化湿，通降腑气，溶石排石。处方：丹参10g，柴胡9g，黄芩9g，半夏9g，茵陈9g，枳实9g，大黄13g（后下），木香9g，郁金9g，川芎9g，赤芍15g，穿山甲7g（研粉冲服），三七粉5g，鸡内金13g，莪术9g，石韦30g，金钱草30g。每日一剂水煎服。

2000年11月23日诊：上方为宗，间断服用30余剂，右胁疼痛稍减，口苦渐失，大便秘结好转。现足底时疼。再治仍以疏肝理气，利胆化湿，溶石排石为主，兼以通经活络。处方：丹参12g，柴胡9g，黄芩9g，茵陈9g，赤芍15g，三七粉6g（冲服），郁金9g，川芎9g，石韦30g，穿山甲7g（打粉冲服），鸡内金13g，川牛膝15g，川木瓜13g，威灵仙15g，枳实7g，金钱草30g。每日一剂水煎服。

2000年12月9日诊：上方为宗加减续服20余剂，足底疼痛效失，右胁仍时疼，B超复查提示右肝管结石较前略有减小（今显示8mm×3mm）。再治仍以疏肝利胆，化湿活瘀，溶石排石为主：丹参13g，柴胡9g，枳实7g，郁金10g，三七粉7g（冲服），赤芍15g，莪术9g，石韦30g，广木香9g，内金13g，槟榔9g，砂仁9g（后下），青陈皮各9g，金钱草30g。每日一剂水煎服。

2001年5月8日诊：上方为宗加减续服160余剂，右胁疼痛完全消失，B超复查证实，右肝管结石已消失。遂予疏肝养肝，健脾和胃之剂，以善后收尾：太子参13g，柴胡9g，当归9g，白术12g，白芍15g，木香、砂仁各9g（均后下），焦三仙各13g，石斛15g，郁金9g，佛手9g，枸杞子9g，炙甘草9g。七剂，每日一剂水煎服

二、治守病机，立足疏肝利胆，理气化湿活瘀

肝内胆管结石的中医病机可归结于：肝胆气滞为本，湿热瘀阻为标。其治应谨守病机，立足疏肝利胆，针对其本；理气化湿活瘀，以治其标。方用自拟"疏肝利胆溶石汤"：柴胡9g，黄芩10g，郁金10g，丹参13g，川芎9g，赤芍25g，白术10g，砂仁9g，枳实7g，茵陈15g，石韦25g，木香9g，青陈皮各13g，浙贝母13g，鸡内金15g，三七粉5g（冲服），槟榔9g，金钱草30g。方中：柴胡、郁金、青陈皮、广木香疏肝利胆；茵陈、黄芩、金钱草清热化湿；丹参、三七粉、赤芍、川芎活血化瘀；石韦、鸡内

金溶石化石；枳实、槟榔通降腑气；白术、砂仁健脾和胃；浙贝母，化痰散结，共奏疏肝利胆，清热化湿，活血化瘀，溶石排石之效。临证加减：若胁痛明显者，加元胡、蒲黄、五灵脂等；若纳呆、腹胀明显者，加砂仁、焦三仙、炒莱菔子、佛手等；若黄疸明显者，重用茵陈，加猪苓、泽泻、车前子；大便秘结者，加大黄、厚朴，干结严重者，加番泻叶或适量芒硝。

验案2 买某，女，71岁，焦作市孟州县（现孟州市）农民，2010年6月18日初诊。患者1年前曾患胆总管结石，已手术摘除。近半月彩超复查时，发现肝右叶内胆管结石，大小约3mm×7mm。自觉右胁部位不时隐隐胀痛，每生气时明显，伴口苦、纳呆。舌质暗红，有瘀血点，舌苔薄黄；脉沉弦略数。证属肝气郁滞，湿热瘀阻，日久成石，影响脾胃气机升降。治宜疏肝利胆，清热祛湿，理气活瘀，溶石化石，兼以调理脾胃。处方：丹参13g、柴胡9g、黄芩10g、姜半夏9g、茵陈13g、白术10g、枳实7g、郁金9g、丹皮9g、木香9g、三七粉5（冲服）、石韦15g、莪术9g、鸡内金15g、砂仁9g（后下）、焦三仙各13g、青陈皮各13g、金钱草30g。每日一剂水煎服。

2010年11月3日诊：上方为宗，时或调入大黄、大白、穿山甲、川佛手、石斛等，加减出入，续服百余剂，右胁疼痛明显减轻，饮食大增。B超复查提示，肝右叶可见3mm×5mm的强回声光团。说明结石有所减小，仍需击鼓再进。药宗首方略做调整：太子参13g、丹参10g、柴胡9g、黄芩9g、姜半夏9g、白术10g、茯苓30g、砂仁9g、郁金10g、鸡内金15g、石韦15g、茵陈13g、木香9g、浙贝母13g、枳实5g、金钱草30g。每日一剂水煎服。

2011年3月19日诊：上方加减出入，续服4个月余，诸症皆失，彩色B超复查，提示肝右叶未见异常光团，证实结石完全消失，遂以归脾汤化裁，予之7剂收尾。

三、从长计议，结石虽难排出，终究可溶可化

乔师运用"疏肝利胆溶石汤"治疗肝内胆管结石，验之临床，疗效确凿。先后接治11例，其中4例被彻底治愈，这4例中，最短疗程6个月余，最长疗程10个月余；未愈的7例中，最短疗程21天，最长疗程3个月余。两组数字的对比充分说明，要想使本病获得彻底治愈，必须坚持足够疗程。从哲学上讲，这符合事物发展的"量变→质变"规律，从医学实际去琢磨和推测，此结石横"躺"在细小、狭长的管腔之中，靠胆汁的涓涓溪流，根本冲不走它；而肝内胆管又不具有胆囊那样的收缩功能，不可能将结石排挤出去，唯一的出路，只能是"溶"和"化"，欲达此目的，那就需要滴水穿石的功夫，需要潜移默化的时日！一言以蔽之曰：需要足够的疗程！换言之，在辨证准确，用药无误的前提下，只要坚持治疗，达到足够疗程，结石定可溶化！对此，不仅要医者心里清楚，而且要向患者讲明，以取得患者的理解和配合。在向患者讲疗程的时候，与其说短些，不如说长些，留有余地，较为主动。那种不切实际的吹嘘和卖当式的许愿（如包你三天，百分之百治愈），有害而无益，应坚决避免。

以上"疗程说"，既是获取疗效的保证，也是治疗本病取得成功的宝贵经验。

验案3 周某某，女，40岁，洛阳市孟津县农民，2005年8月17日诊。患者2年来常肝区隐痛，B超检查多次均示：肝内胆管结石，屡经中西医诊治，未获显效，近因生气疼痛加重，特由他人介绍，专程求余诊治。刻诊：肝区持续性隐痛，伴腹胀、纳呆，口苦，便干。舌质暗红，舌苔黄厚略腻。脉沉滞涩。今B超检查提示：肝内胆管可见一4mm×9mm强回声光团。证属肝郁气滞，湿热内蕴，结石内阻，脾胃不和。治宜疏肝利胆，清热祛湿，调和脾胃，溶石化石。处方：丹参13g，柴胡9g，黄芩10g，姜半夏9g，藿香9g，砂仁9g，杏仁9g，白蔻仁9g，郁金10g，茵陈15g，苍术9g，厚朴9g，三七粉5g（冲服），石韦15g，槟榔9g，大黄9g，金钱草30g。每日一剂水煎服。

2005年12月2日诊：上方加减出入，续服百余剂，肝区疼痛明显减轻，饮食大增，腹胀、口苦消失，舌质暗红，舌苔薄黄，大便转调。B超复查提示：肝内可见3mm×5mm大小的强回声光团。说明湿热得清，肝气得疏，胃气得和，再治仍以疏肝活瘀，溶石化石为主：太子参13g，丹参10g，柴胡9g，赤芍25g，郁金9g，丹皮9g，三七粉5g（冲服），鸡内金15g，石韦15g，莪术9g，槟榔9g，木香9g，山楂9g，金钱草30g。每日一剂水煎服。

2006年3月9日诊：上方出入，续服百余剂，诸症皆失，自觉神清气爽，惟大便稍溏。B超复查提示：肝内未见异常光团。证实结石已消失，病告痊愈。遂予香砂六君子汤7剂，调理善后。

四、疗程冗长，用药轻剂缓图，时时顾护脾胃

由于本病疗程过长，用药上应时时注意顾护脾胃，始终注意养护正气。需要清热时，药量不宜过大，用时不宜过久，慎用大苦大寒，以免损伤中阳；需通腑导下时，泻下药不宜过猛过峻，中病即止，尽量避免或减少毒、副作用；清利药用时过久，要及时加入益气、健脾、和胃之品。全程用药要始终恪守和贯彻"轻剂缓图""扶正固本"的理念。只有养护了脾胃和正气，才能使患者有一个强健的体质，使患者始终保持饱满的情绪和最终取胜的信心。作为一个合格的、成熟的、老练的中医，必须明白和遵循以上道理。

验案4　代某，男，47岁，偃师市缑氏乡农民，2003年7月12日初诊。患者3年来常右胸胁疼痛，当地医院一直按胆囊炎，经长时间中西药治疗，未获显效，10天前洛阳市医专附院B超检查发现肝内有一条状强回声光团（1.2mm×4mm），诊为肝内胆管结石，建议手术，患者惧之，特转诊于余，要求中药保守治疗。刻诊：右胸胁阵发性疼痛，每生气或餐食肥腻之品后易发作加重，甚时刺疼难忍，向右肩背放射，伴胁肋撑胀，纳呆，厌油，大便干结。查见面色黧黑，巩膜轻度黄染；舌质紫暗，舌苔黄厚，脉弦滑数。证属肝气郁滞，湿热瘀阻，日久成石，影响中焦（脾胃）气机降。治以疏肝理气，清热利湿，活瘀溶石为主，兼以调和脾胃，通降腑气。处方：丹参13g，柴胡9g，黄芩10g，栀子9g，茵陈15g，川芎9g，赤芍25g，郁金9g，三七粉5g（冲服），莪术9g，石韦15g，砂仁9g，焦三仙各13g，虎杖9g，大黄15g（后下），元

胡15g，青陈皮各9g，金钱草30g。每日一剂水煎服。

2003年11月28日诊：上方化裁加减出入连服4个月余，右胸胁疼痛明显减轻，巩膜黄染早已消退，食量增加，面色黑气渐退，大便转调，B超复查，肝内光团大小变为9mm×3mm。现时觉乏力，舌质紫暗，舌苔稍黄略腻，脉沉弦。再治仍以疏肝理气，清热利湿，活瘀溶石为主，兼以调和脾胃。处方：太子参13g，丹参15g，柴胡9g，黄芩9g，半夏9g，苍术10g，郁金9g，砂仁、木香各9g（均后下），赤芍25g，三七粉7g（冲服），石韦15g，浙贝母13g，莪术9g，青陈皮各10g，槟榔9g，金钱草30g。每日一剂水煎服。

2004年2月4日诊：宗上方出入，连服3个月余，右胁疼痛基本消失，黧黑面色转黄而有光泽，精神明显好转，B超复查，肝内强回声光团大小变为5mm×3mm。舌质暗红，苔薄黄，脉沉弦。现时觉腹胀，口干，便秘。至此，胜利在望，仍需击鼓再进。再治仍以疏肝理气，清热利湿，化瘀溶石为主，兼益气养阴扶正，调和脾胃通腑。处方：生黄芪15g，太子参13g，丹参10g，柴胡9g，黄芩9g，白术10g，鸡内金15g，郁金10g，佛手9g，石斛15g，石韦15g，木香9g，浙贝母13g，莪术9g，焦三仙各13g，枳实5g，槟榔9g，厚朴9g，金钱草30g。每日一剂水煎服。

2014年5月23日诊：上方加减出入续服3个月余，诸症皆失，精神转佳，面色红润，能吃能睡，与首诊相比，简直判若两人！彩色B超复查提示：肝内未见强回声光团。证实结石已消失。遂予逍遥丸、香砂养胃丸各两盒调理善后。

追访至2014年未见复发。

疏肝利胆汤治疗慢性胆囊炎经验总结

——附289例疗效观察

乔振纲

慢性胆囊炎是临床中的常见病和多发病。既冠以慢性，说明其病程迁延，缠绵难愈，至今尚无特效疗法。近10年来，笔者继承、运用家父（著名中医乔保钧主任医师）自拟经验方"疏肝利胆汤"，结合辨证分型，累计治疗289例，获效满意，现初步总结如下：

一、临床资料

本组289例，其中男123例，占42.6%，女166例，占57.4%，女多于男；55岁以上者77例，占26.6%，35—54岁者131例，占46%，35岁以下者81例，占28%。从发病年龄来看，中年＞青年＞老年，平均年龄42.5岁，说明中年人患病率较高，尤以中年女性最高；病程＞3年者97例，占33.6%，其中病程＞5年者35例，占12.19%，3年＞病程＞1年者152例，占52.6%，病程＜1年者40例，最长病程35年，最短病程3个月；最大疗程92天，最短疗程16天。

二、诊断标准

1. 主要症状：以右上腹轻重不一的疼痛（大部分表现为钝痛、隐痛，个别为剧痛，绞痛），或灼热、痞闷、胀闷不适感为主，胃镜检查排除胃病疾患者；

2. B超检查：发现胆囊肿大或缩小，囊壁毛糙增厚，脂餐后胆囊收缩功能较差者；

3. 触诊检查：右上腹压痛明显（墨菲征阳性）者；

4. 病程：病情反复发作，病程＞3月以上者。

三、治疗方法

基本方——疏肝利胆汤：柴胡9g，黄芩10g，半夏9g，郁金13g，元胡15g，赤白芍各15g，蒲公英10g，虎杖10g，木香9g，枳实9g，败酱草15g。

分型施治：

（1）湿热郁阻型（91例，占31.5%）：

证见右上腹闷痛、钝痛或痞闷不适，伴口苦、厌油腹胀，纳呆，肢体困重，舌苔黄厚而腻，脉弦滑数，大便或干或溏，或黏腻不爽。治宜疏肝利胆，清热化湿。方用疏肝利胆汤加藿香、砂仁、薏苡仁、厚朴、陈皮等。大便秘结者加大黄；腻苔不化者酌加佩兰、杏仁；体态肥胖者加泽泻、茯苓；伴见黄疸者，加茵陈、栀子、赤小豆。

（2）胆逆反胃型（73例，占25.3%）：

其症虽有右上腹疼痛或不适，但以胃脘痞闷，恶心呕吐，纳呆腹胀为主，大便或秘或溏，舌质红，边缘不整，舌苔薄黄或黄厚，脉弦而数。治宜疏肝利胆，和胃降逆。方用疏肝利胆汤加陈皮、竹茹、木香、吴茱萸、槟榔等。腹胀明显者酌加莱菔子、麦芽；疼痛较甚者，酌加青皮、川楝子；大便秘结者，加大黄适量。

（3）气滞石阻型（59例，占20.4%）：

症以右胁阵发性疼痛为主，其痛较为剧烈，甚则绞痛难忍，或伴

恶心、呕吐，或伴厌油腹胀，B超检查除胆囊壁毛糙、增厚外，囊内可见结石光团阴影。治宜疏肝利胆，溶石排石。方用疏肝利胆汤加鸡内金、穿山甲、槟榔、石韦、王不留行、金钱草等。疼痛较重者，酌加川芎、川楝子、青皮、威灵仙等；恶心、呕吐

较重者酌加藿香、砂仁、陈皮、竹茹；大便秘结者酌加大黄和芒硝；舌质紫暗者酌加丹参、丹皮、三七。

（4）肝胆阴虚型（42例，占11%）：

症见右胁隐痛不适，伴口干目昏，或低热，手足心热，舌质淡红、少苔、便秘。治宜疏肝利胆，养阴清热。方用疏肝利胆汤加辽沙参、寸麦冬、鳖甲、生地、丹皮；低热较甚者酌加银柴胡、胡黄连、秦艽、知母；大便秘结者酌加生何首乌、火麻仁、杏仁、当归等；食欲不振者酌加石斛、焦三仙等。

（5）气虚寒凝型（24例，占8.3%）：

症见右上腹疼痛或不适，每因劳累或受寒时加重，伴乏力、纳呆、腹胀，便溏。治宜益气温阳扶正，健脾疏肝利胆。方用疏肝利胆汤去蒲公英、虎杖，加生黄芪、桂枝、白术、茯苓、薏苡仁等。腹胀明显者，加砂仁、槟榔、厚朴、陈皮；疼痛较重者酌加吴茱萸、良姜、肉豆蔻等；大便溏甚者去枳实，加苍术、山药、补骨脂；畏寒肢冷者酌加附子、防风等。

四、治疗结果

1. 主要症状严重程度分级积分判断标准：（如下表）

肝胆疾病病情分级表

主要症状	病情分级及积分		
	重（10分）	中（6分）	轻（2分）
（1）右上腹疼痛：	绞痛或剧烈难忍者	疼痛明显，但尚可忍受	隐痛或仅触按疼痛
（2）痞闷腹胀：	呈持续性，症状明显形成痛苦者	虽有症状，但无大痛苦者	时有痞闷、腹胀
（3）恶心呕吐：	频繁发作，以致痛苦不堪，影响进食者	不时发作但对进食无大影响者	仅脂餐后尚觉恶心，程度轻微
（4）胆囊状况：	胆囊明显肿大或缩小，囊壁毛糙、增厚，收缩功能严重不良者	胆囊略有肿大或缩小，收缩功能较差者	胆囊大小正常，仅囊壁毛糙或增厚收缩功能较差者

2. 疗效标准：

自觉症状全部消失，追踪3个月以上未再复发，B超复查证实胆囊收缩功能完全恢复正常者定为痊愈；自觉症状明显减轻或一度消失，但时有反复，主要症状积分值下降大于2、3者，定为显效；自觉症状减轻，主要症状积分值下降大于1/3，小于2、3者为有效；自觉症状及胆囊状况无任何改变，甚至有增无减者为无效。

3.疗效统计：

疗效统计表

分型	例数	痊愈	显效	有效	无效	有效率
湿热郁阻	91	29	37	23	2	97.8%
胆逆犯胃	73	22	28	18	5	93.2%
气滞石阻	59	9	25	16	9	84.7%
肝胆阴虚	42	13	16	10	3	92.9%
气虚寒凝	24	2	2	15	5	79.2%
合计	289	75	108	82	24	91.7%

将湿热郁阻型与气滞石阻、气虚寒凝两型的有效率分别进统计学对照处理 $x2$ 值分别为 8.965 和 4.4495，P 值分别大于 0.01 和 0.05，说明气虚寒凝型疗效较差，而气滞石阻型疗效最差。

五、验案例举

王某某，女，38岁，孟津县农民，1986年元月5日初诊，患者3年来常觉右上腹疼痛，时轻时重，每进餐油腥食品易发作，当地乡医院曾按胃病、肝炎治疗多时无明显效果，县医院B超检查确诊为慢性胆囊炎，经服利胆醇（茴丙醇），消炎利胆片等一度减轻，近月来因情志不遂病情复发加重。刻诊：右上腹持续胀痛，昼轻夜重，脂餐后加重，甚则剧痛难忍，伴纳差、恶心、厌油、腹胀，吐黄色苦水，小便黄，大便黏腻不爽。证因肝郁气滞，湿热蕴胆、胃失和降所致。治宜疏肝利胆，清热化湿，和胃降逆。处方：柴胡、黄芩、半夏、陈皮、枳壳、竹茹、砂仁、川楝子各9g，郁金、虎杖各13g，蒲公英15g，败酱草30g。每日一剂水煎服。

1986年2月26日二诊：上方续服10剂，右上腹痛明显减轻，刻以口干苦，腹胀，便干为主，脉沉弦，舌红、苔黄。治宗上方，改枳壳为枳实，加大黄10g（后下），续服3剂。

1986年3月1日三诊：腹痛已微，腹胀亦除；口苦消失，大便转调，惟恶心时作。证乃肝胆郁热扰及胃腑所致。仍以疏肝利胆，清热和胃为治。处方：柴胡、黄芩、半夏、陈皮、枳壳、竹茹、藿香、砂仁、蒲公英各9g，郁金13g，败酱草15g。每日一剂水煎服。

1986年3月9日四诊：上药续服5剂，诸症皆愈，周身舒适，遂以疏肝利胆汤原方继服7剂，以资巩固。

追访半年未见复发。1986年9月10日B超复查报告：胆囊轮廓清晰，大小5.7cm×2.5cm，囊壁不厚，囊内透声良好，脂餐后胆囊大小3.8cm×2.1cm，证实其疾确愈。

六、言论

1.慢性胆囊炎多因情志怫逆，郁怒伤肝，致肝胆疏泄失职，或因感受湿热之邪，或过食肥甘，以酒为浆，化生湿热，影响疏泄，致气机郁滞，不能正常通降，故其病以胆区疼痛为主。湿热内阻，使胆气受蒸上逆，故而口苦；胆气犯胃，则纳呆、腹胀、呕恶、痞闷，表现出一系列胃失和降的症状；湿热内蕴日久形成结石，进一步阻遏胆之疏泄，加重气滞，故使疼痛加重；热邪内郁，必消灼阴津，日久形成肝胆阴虚之证。由上不难看出，慢性胆囊炎虽有不同分型，但其共同病机主要责之于"气机郁滞"和"热邪内蕴"，只是不同类型中，"气滞"和"热郁"的程度有所不同罢了。因此治疗该病，当以疏肝理气，清热利胆为主。"疏肝利胆汤"即据此立意。方中柴胡乃疏肝经之要药，又具清热之力，故用以为君；其中黄芩、蒲公英、虎杖、败酱草等清热利胆，以恢复"中精之腑"的清净之性；半夏味辛，善燥湿健脾，与黄芩相配，取其辛开苦降之功，以和胃降逆；郁金、元胡、赤芍、白芍、广木香共奏疏肝利胆之功，复其疏泄之能，同时理气活瘀以止痛；枳实通降腑气，体现"六腑以通为用"之诣。纵观全方，实为小柴胡汤的变方，而小柴胡汤经实验研究证实其具有良好的"利胆作用"，经加减配伍，其药理作用与慢性胆囊炎之基本病机非常吻合，故疗效确切。

2.本组289例中，湿热郁阻、胆逆犯胃、气滞石阻三型共223例，占77.2%，而阴虚和虚寒型共66例，占19.39%。说明该病虽以实证、热证为多，但确有属虚属寒的一面。因此，对本病的论治，同样存在分虚实，辨寒热的问题，不可一见"疼痛"，一闻"炎证"就一味清热，滥用攻伐。

一般说来，实证、热证多见于病程较短，年龄偏小，体质壮实者，而虚证、寒证则多见于病程较长，年龄偏大，体质羸弱和治疗过程中攻伐失当，屡用苦寒者，临床应据证分析，仔细辨别。

辨证越准确，疗效越确凿。

3. 棍疗效统计表及统计学处理可以看出，气滞石阻型疗效最差，其原因和"炎证"与"结石"并存有关。现代医学认为，胆囊壁的炎性状态是形成胆囊结石的病理基础，而结石一旦形成，阻于胆腑，影响胆汁分泌，使胆汁淤积，反过来又可加重"炎性状态"，从而形成恶性循环；属虚属寒的后两型中，以气虚寒凝型疗效较差，这可能与该型年龄普遍偏大，体质多数较差有关。且属虚寒者，理应温补，但治疗过程中往往出现补气太过，反致气滞或气郁，因而诱发疼痛加重之弊端，这就使得"补气"和"温阳"的"度"很不好把握，给治疗带来一定困难。因此，本病应及时治疗，免得形成结石，延之日久，转为虚寒，治疗更加不易。

本病的形成或加重与情志不遂和不良饮食习惯关系极大。因此，治疗期间，嘱患者一定要保持心情舒畅，注意饮食调理，饮食宜清淡，戒酒，特别要注意晚餐不要过量，更忌晚餐肥吃肥喝，再者，劝患者饭后多活动，这些对提高和保证疗效都是至关重要的措施，不可疏忽。

耳穴压迫配服溶石丸治疗胆石症 330例疗效观察

乔振纲

多年来，我们用耳穴压迫配服溶石丸治疗胆石症近千例，疗效满意。其中系统观察（资料完整）330例，现总结如下：

一、治疗方法

耳穴压迫选穴：主穴为①肝、胆管、胆（此组穴分布于耳甲艇内）。②肝2、胆管2、胆2（此组穴分布于耳郭背部）。配穴为1.天枢、大横、腹哀、期门（此组穴分布于颞骨区）。2.贲门、胃、十二指肠（此组穴沿耳轮脚缘分布）。3.胃2、脾、加强穴（此组穴分布于耳轮背部）。

方法：在以上穴位，放置王不留行籽，每穴1粒，以0.5cm×0.5cm的胶布固定。嘱患者每日早、中、晚及临睡前各按压20分钟，并于睡前作仰卧起坐数十下，隔日更换新籽，以防药籽变动影响效果。治疗期间可多吃油荤食物，增加胆汁分泌以促使排石。

配服药物自制溶石丸（根据我院老中医乔保钧主任医师的经验方配制。主要成分有：金钱草、柴胡、郁金、元胡、三七、沉香、火硝等味组成）。每次服10粒，每日3次，空腹温开水送服。

二、临床资料

一般情况及诊断依据本组330例，其中男129例，女201例；最大年龄72岁，最小13岁，平均49.5岁。全部病例均有胆石症的临床症状和体征，均经B超或X线胆囊造影检查确诊，其中胆囊内结石296例，囊外胆管结石28例，肝内胆管结石6例；经B超检测结石大于2cm者57例，结石在1—2cm者104例，结石小于1cm者169例。

治疗效果治愈（临床症状消失，见大量排石，经B超复查证实结石排尽者）25例；显效（临床症状消失或大部分消失，排石较多，经B超复查结石较前明显减少或缩小者）127例；有效（自觉症状减轻，或有少量排石，B超复查结石较前稍有缩小或碎裂，或透隙度增加）162例；无效（自觉症状无明显改善，亦未排石，B超复查结石大小无任何变化者）20例。总有效率93.9%。见效最快者于治疗后次日即有结石排出，最慢者20天以后始见排石，平均见效时间9天。治愈的25例中，胆总管结石11例，囊内结石8例，肝外胆管结石6例；从收藏的163例标本样品看属沙型者106型，占65%，其中，5g以上者64例，10—30g者36例，30g以上者5例，最多63g；屑颗粒型者57例，占35%，其中最大为

1.6cm×1.0cm×1.0cm。

三、典型病例

李某，女，36岁，农民，门诊号34691，1985年6月6日初诊。

患者自1980年始右上腹常阵发性疼痛，时轻时重，伴以呕吐，一直疑为"胆囊炎"，四处就医，病情不减。今年6月曾急剧发作，绞痛欲死，在某医院B超检查：发现肝外胆管明显扩张，内径2.1cm，于胆总管下段可见一个1.6cm×1.0cm的光团，后伴声影。提示：1.肝外阻塞；2.胆总管下段大结石；3.急性胆囊炎。经服中药治疗，疼痛暂时缓解，遂要求耳压排石。现右上腹隐痛，黄疸、口和，小便黄，大便稀；月经2个月一行。

检查：舌尖红、质暗、边有齿痕，苔黄腻脉濡弱。诊断：胁痛（胆总管结石）。辨证：结石内阻，肝失疏泄，气滞热郁。治则：疏肝利胆，理气清热，溶石排石。处理：1.耳压：按既定穴位，放置王不留籽，胶布固定，嘱其每日按压4次。2.配服溶石丸，每次15粒，每日两次，空腹温开水送下。

经上法治疗1次，疼痛不减，反觉加重。二诊时，嘱其加强刺激。三诊时，疼痛加剧，难以忍受，并见巩膜黄染，患者对治疗失去信心，笔者嘱其坚持治疗，加强活动，并加服溶石丸，每次至20粒。四诊时，疼痛消失，目黄渐退。笔者分析，可能结石已排入肠腔，嘱其立即做B超复查，及时淘洗大便。五诊时，病人排出结石两块，如花生米大小。1985年9月15日B超复查：胆总管明显扩张，未见确切光团，胆囊表面光滑，囊内透声好，无异常光点、光团。

四、讨论与体会

1. 对胆石症的保守治疗，20世纪50年代末至80年代初，国内多采用中西药结合的"总攻"疗法，取得了一定进展，但适应证局限于胆总管和肝胆管结石，治疗程序亦较复杂，需在医院严密观察下进行。本疗法不仅对胆管结石疗效显著，对囊内多发性结石亦有一定效果，而且治疗程序简单，操作方便，安全可靠，无任何毒副作用，排石率也较前者为高。耳压排石的机制目前尚不完全明了。笔者曾多次在 B 超下按压患者耳穴，动态观察胆囊收缩情况，发现经耳穴强刺激后，胆囊较前明显缩小，囊壁亦较前清晰。因此，笔者认为通过对肝胆相应耳穴的刺激，是否加强了胆囊收缩，增大了囊内压力，从而迫使结石排出，值得进一步探讨。至于自制溶石丸，从其药物组成来看，具有疏肝利胆，理气活瘀的功效，与耳穴压迫密切配合，可调整肝胆功能，促使胆汁分泌，更有利于结石排出。

2. 我们观察到胆石症患者在使用本法治疗过程中，当有较大结石排出时，往往疼痛卒然加剧，有的伴发冷发烧，有的出现黄疸或黄疸加深，排出结石后症状迅速消失，这种"排石现象"（有资料称"排石反应"），医者应心中有数，不能误认为病情加重，此时坚持如法治疗往往可排出结石。但也有少数患者，因胆总管过度狭窄，或奥狄括约肌炎性改变，而致结石嵌顿，导致严重后果，应高度警惕，必要时当机立断，转手术治疗。

3.本组病例治疗过程中，皆强调多吃油荤食物（大油炒菜、油煎鸡蛋、吃猪蹄等），而以饥饿时多吃猪蹄效果最佳。但需指出，进食猪蹄后，所排结石中，往往混有碎小软骨，这些碎小软骨外形与结石相似，必须经试剂检验严格区分。

乔振纲老中医治疗脾胃病的经验探析

乔振纲

本文所说的脾胃病，包括中医教材上的胃脘痛、腹胀、痞满、呃逆等。从西医方面讲，泛指上消化系统的诸如急、慢性胃炎，浅表性、肥厚性、萎缩性胃炎，贲门炎，胃及十二指肠溃疡，胃下垂等多种疾病。此类病证是临床中的常见病和多发病，农村患病者尤多。乔振纲老中医在长期的临床实践中，通过对本病的系统观察，深入研究，积累了丰富而又宝贵的经验，现总结、分述于后：

一、分析病机，首辨实虚，寒热交错，明乎于心

脾胃病的常见临床表现有胃脘疼、腹胀、呃逆、泛酸等。主要兼证有胁肋撑胀，或口苦、口淡，或便秘、便溏，舌质或淡或暗、或红或紫，舌苔或薄或厚、或白或黄或黑、或干或腻。《内经》云临证察色按脉要"先别阴阳"，那么，对脾胃病而言，所谓

"别阴阳"，就是要首先分辨虚实和寒热。

临床实践证明，脾胃病以虚实夹杂和寒热交错者为多，或以虚为主，兼挟实邪。或以实为主，兼有虚像。纯虚，纯实，纯寒，纯热者并不多见。其虚，以脾虚胃弱为主，或兼气虚、阳虚、阴虚、血虚，或兼肺虚、肾虚；其实，多责之于气机郁滞，或气机逆乱，和痰阻、血瘀、食滞、寒凝、热蕴。属热者，必口干喜饮、口苦、口臭，舌苔黄厚，大便秘结；属寒者，必口淡无味，喜热饮，舌苔薄白，大便溏薄。

就主症分析：1.胃脘痛。突然发作，疼痛较剧（或绞痛、或胀痛、或刺疼）者，多实；疼痛日久，其痛绵绵，或隐隐作痛者，多虚。2.腹胀。其胀且撑，敲之如鼓，拒按者属实；虽胀不撑，触之柔软而喜按者属虚。3.呕吐，外邪犯胃，或饮食停滞引起者，多实；中焦虚馁，脾胃升降失常所致者，多虚。4.呃逆。呃逆初发，呃声高亢有力者，多实；呃逆日久，呃声低沉无力者，多虚。若见于危重症后期，或年老正虚患者，其呃断续不继，呃声低微，饮食难进，脉沉微者，则是元气衰败之危候，应予警惕和特别注意。

上述诸症见于青年者多实，老年者多虚；兼口干喜饮、口苦、口臭，舌苔黄厚，大便秘结，脉滑数者，属热；兼口淡无味，喜热饮，舌苔薄白，大便溏薄，脉沉迟者，属寒。

明辨了虚实和寒热，治疗上即可把握病机，有的放矢：属实者，治以祛邪为主，或疏肝理气，或温中散寒，或清热和胃，或消导化滞，或化痰活瘀，或通腑润燥……属虚者，或补中益气，或健脾益胃，或温补中阳，或养阴和中，或益气养血……使治疗有章可循，有法可依，不至于杂药乱投，不至于误犯"实实虚虚"之戒。

验案1　李某，女，73岁，青海省西宁市小学教师，2005年4月12初诊。患者患慢性萎缩性胃炎已20余年，屡经中西医治疗未能根治，近年来逐渐加重，经他人推荐专程来洛求余诊治。刻诊：少气乏力，纳呆，每天主食量少者二三两，多也难超半斤，伴呃逆，腹胀，咽干，便干；形瘦如柴，身高1.63米，体重仅45kg；舌质淡红，光面舌；胃镜查示：慢性萎缩性胃炎合并胃窦炎。证属脾阴不足，胃气虚弱，腑气不通，升降失常。治宜益气和中，滋阴养脾，健胃降逆，通降腑气。处方：太子参13g，北沙参9g，石斛15g，白术10g，枳实5g，桔梗9g，丁香7g，佛手7g，砂仁9g，焦山楂13g，神曲9g，杏仁9g，麻仁9g，厚朴9g，鸡内金13g，炒莱菔子9g，肉苁蓉15g，大黄7g，炙甘草9g。生姜3片，大枣5枚。

5月9日诊：服上方二十余剂，食欲稍稍改善，呃逆及腹胀稍减，大便较前明显通畅。再治仍以益气健脾，滋阴和中，调胃降逆为主：生黄芪15g，太子参13g，白术10g，枳实5g，桔梗9g，丁香5g（后下），焦三仙各13g，鸡内金13g，砂仁9g（后下），石斛15g，厚朴9g，炒莱菔子9g，旋覆花9g（单包后下），炙甘草9g。

6月28日诊：续服上方30余剂，食欲增强，食量增加，主食量已超半斤，呃逆及腹胀明显减轻，现大便时溏。治疗原则宗上方，方药略调：生黄芪15g，太子参13g，白术10g，茯苓30g，砂仁9g，山药15g，麦冬9g，乌梅9g，石斛15g，鸡内金13g，木香9g，龙眼肉7g，炙甘草9g，生姜3片，大枣5枚。

11月3日诊：上方稍事出入，续服120余剂，食欲恢复正常，每天主食量可达六七两，呃逆、腹胀均无，大便转调，舌苔渐生，精神亦明显好转，体重增至50.6kg。胃镜检查提示：胃窦炎已愈；萎缩性胃炎病灶较前明显好转。疗效既佳，嘱再服上方20剂收功。

2006年5月患者特赠铜匾一款，上书"药到病除，名不虚传"，表示感谢。称近年来一直无恙。

验案2 高某，女，39岁，孟津县莲庄乡农民，1989年5月29日初诊。患者20年来，常胃脘疼痛，胃钡餐透视及胃镜检查均示"慢性浅表性胃炎"，屡服胃仙U、香砂养胃丸，口服庆大霉素等治疗，曾一度好转，1个月前因贪食"凉皮"致病情加重。刻诊：胃脘持续疼痛，伴胃脘痞满撑胀，泛吐清水痰涎，恶心、口黏、纳呆、呃逆、大便溏不成形；舌质淡红，苔白厚腻，脉弦滑。证属寒痰停滞，脾胃失和，升降失降。治宜温中化痰，健脾和胃，升清降逆。方用香砂六君子汤合理中汤化裁：党参10g，陈皮9g，半夏9g，茯苓30g，竹茹9g，白术10g，八月札15g，木香9g，干姜5g，吴茱萸7g，白豆蔻9g，炙甘草6g。7剂，每日一剂水煎服。

6月6日诊：服上药后泛吐痰涎消失，呃逆停止，恶心、胃脘痛减轻，饮食有增。现胃脘痞闷胀满，口黏口苦，大便成形，但黏腻不爽；舌质红，舌苔黄腻，脉弦滑。脉证合参，说明中焦寒气得散，却有化热趋势，今痰热困遏中焦，阻滞脾胃升降，遂现是症。治宜化痰和中，辛开苦降之法：陈皮10g，半夏9g，茯苓15g，枳实9g，竹茹9g，黄芩9g，黄连6g，吴茱萸6g，八月札15g，白术9g，蒲公英10g，砂仁9g，杏仁9g，白蔻仁9g，炙甘草6g。每日一剂水煎服。

6月21日诊：连服上方14剂，脘腹痞闷胀痛基本消失，口苦口黏亦失，大便转调，惟时而泛酸，嗳气，遂宗上方去杏仁、白蔻仁、八月札，加柴胡9g，海螵蛸15g，川贝10g，继服。

又服20余剂，诸证皆失，追访半年，体健如常。

二、辨证施治，立足整体，连及五行，疏肝肃肺

"辨证施治"和"整体观念"是中医诊疗的特色和优势。前者，是治疗上的具体措施，后者是认识论上的宏观把握。基于中医整体观，脾胃病的发生，除本身原因外，与其他脏腑也有一定关系，特别是与肝、肺、肾的关系尤为密切。

1. 从肝而言，肝属木，主情志，疏泄气机。若情志不遂，肝失疏泄，气失调达，"木郁克土"，影响脾胃的气机升降，则可出现腹胀、纳呆、呃逆等症；或气逆犯胃，化热化腐，可泛酸、嘈杂；或气滞日久，影响脾胃本身的血液循环，形成胃腑的局部瘀血，使脉络不通，不通则胃脘疼痛。

2. 从肺而言，肺属金，"为气之枢"，"主宣发"，性"肃降"。肺与消化道的末端——大肠，互为表里。只有肺气宣达，正常肃降，消化道的气机，从上到下，才能正常排空，纳泻通畅。若肺气不宣，肃降失常，必然影响肠道的排空和通畅，进而影响整个消化功能，出现大便秘结、排便不畅、纳呆、腹胀、呃逆、呕恶等症。

3. 从肾而言，肾藏真阳，名曰"命火"，若真阳亏虚，命火不足，不能温煦脾土，可致脾阳虚馁，运化不及，从而出现纳呆、腹胀，畏寒肢冷，大便稀溏等症。一般来讲，脾胃病之属虚寒者，

其体内原因，大都与肾阳虚有关。

由上所述，脾胃病的治疗，不能仅局限于脾胃本身，而要统观全局，连及它脏，进行整体辨证分析。凡与情志、情绪有关者（如生气、抑郁、压力、紧张等），定要同时疏肝理气，调畅气机；若伴有胸闷、痰多，或轻咳、大便不畅或大便秘结者，要注意宣肺化痰，肃降肺气；若确属脾胃虚寒者，在温补中阳的同时，还要适当选用附子、肉桂、淫羊藿、鹿茸等温补肾阳。

验案3 黄某，男，26岁，洛阳市李楼乡居民，2012年11月30日诊。1年来常胃脘疼痛，经西药多次治疗，均未根治，一周前生气后过量饮酒致病情加重。现胃脘持续疼痛，阵发性加重，饥饿时尤为明显，食后缓解，伴口苦，反酸，便干。我院胃镜提示：贲门隆起病变；慢性浅表性胃炎，局部糜烂。舌质暗红，舌苔黄厚，脉弦数。证属肝胃不和，热郁作酸，腑气不通，升降失常。治宜疏肝和胃，清热制酸，导下通腑，辛开苦降。处方：太子参10g，丹参9g，柴胡9g，黄芩9g，半夏9g，白术10g，枳实9g，吴茱萸7g，黄连7g，海螵蛸15g，鸡内金10g，白芷9g，蒲黄7g（单包），五灵脂7g，杏仁9g，浙贝母13g，蒲公英13g，元胡15g，炒白芍30g，炙甘草9g。每天一剂水煎服。

12月8日诊：连服上方8剂，脘腹疼痛明显减轻，大便干结亦明显改善，厚苔变薄，仍稍泛酸。疗效既著，治仍宗上方化裁：太子参10g，柴胡9g，黄芩9g，半夏9g，白术10g，枳实5g，蒲黄7g（单包），五灵脂7g，浙贝母13g，元胡15g，白芷9g，木香9g，砂仁9g（另包后下），茯苓30g，海螵蛸15g，吴茱萸7g，黄连7g，炒白芍20g，炙甘草9g。每天一剂水煎服。

12月25日诊：连服上方14剂，脘腹疼痛基本消失，腹胀、泛酸亦无，大便转调，黄厚苔渐退。病近痊愈，治仍宗上方出入：生黄芪20g，太子参10g，柴胡9g，黄芩9g，半夏9g，白术10g，枳实5g，桔梗9g，木香9g，砂仁7g（后下），浙贝母13g，蒲公英9g，茯苓30g，佛手9g，蒲黄7g（单包），五灵脂7g，炒白芍15g。

2013年元月5日诊：又服上方10剂，诸证皆失。现能吃能喝，精神转佳。遂拟下方予以巩固：太子参10g，白术10g，茯苓30g，陈皮9g，半夏9g，木香9g，砂仁7g（后下），浙贝母10g，鸡内金9g，蒲公英9g，海螵蛸15g，杏仁9g，炒白芍15g，炙甘草9g。10剂，每天一剂水煎服。同时嘱其生活规律，按时就餐，忌食辛辣，坚决戒酒。

验案4　尤某，男，69岁，新安县磁涧乡农民，2012年2月17日诊。患者1年来常胃脘疼痛，胃镜检查提示：慢性浅表性胃炎。屡经中西医诊治，未能根治。近因生气时和抽烟过多而加重，特求诊于余，刻诊：胃脘持续性胀痛，阵发性加剧，伴腹胀、胸闷、呃逆、泛酸、口苦、纳呆，大便黏而不爽。舌质暗红，有瘀血点，舌苔薄黄，脉沉弦紧。证属肝郁气滞，肺气不宣，脾胃不和，气机升降失常。治宜疏肝宣肺，健脾和胃，理气活瘀，通降腑气。方由小柴胡汤合丹参饮、枳术汤、失笑散化裁：太子参13g，丹参10g，柴胡9g，黄芩9g，姜半夏9g，白术10g，枳实5g，桔梗9g，吴茱萸5g，丁香5g，蒲黄7g（单包），五灵脂7g，枇杷叶9g，旋覆花9g（单包），白芷9g，海螵蛸10g，鸡内金10g，炙甘草9g。每日一剂水煎服，嘱其避免生气并坚决戒烟。

2012年3月2日诊：连服上方10余剂，胃痛渐止，胸闷、泛酸、呃逆均消失。现食不知味，大便仍觉不畅。舌苔稍黄厚腻。继以健脾化湿，芳香开胃，通降腑气为治。处方：太子参13g，北沙参9g，苍术10g，厚朴9g，陈皮10g，法半夏9g，藿香9g，杏仁9g，白蔻仁9g，薏苡仁10g，鸡内金10g，焦三仙各13g，枳实3g，砂仁9g（单包），佛手9g，炙甘草9g。每日一剂水煎服。

2012年3月16日诊：续服上方12剂，诸症皆除，饮食大增，自觉神清气爽。遂予香砂养胃丸巩固收尾。

三、"健""和"为纲，复其升降，分型施治，不可拘泥

脾具土性，喜燥恶湿，主运化，其气以升为常；胃为水谷之海，主受纳，具腐熟之能，其气以降为顺。

脾与胃的不同特性和相得益彰的生理功能，决定了脾胃病的治疗中，脾首先在于"健"，在"健"的主导下，宜养、宜温；胃首先在于"和"，在"和"的主导下，宜通、宜润。可见健脾和胃，乃治疗脾胃病之大"纲"。正如叶天士所云："脾宜升则健，胃宜降则和。"通过"健""和"的调理，使脾与胃的表里关系更加和谐和协调，使中焦之清气得以升达，使胃腑肠道之浊气，得以通降。中焦气机升降正常，则体健矣！

健脾常用药物如生黄芪、党参、白术、山药、炙甘草等，常用方剂可择补中益气汤、黄芪建中汤、四君子汤、香砂六君子汤等；和胃常用药物如枳实、砂仁、鸡内金、陈皮、佛手、石斛、焦三仙、厚朴等，常用方剂可选平胃散、枳术汤、调味承气汤、保和丸等。

落实到具体治疗，师常常根据病史及就诊时的具体病情，在"纲"的统领指导下，分为五型作为辨证施治之圭臬：

　　1.**脾胃虚寒型**——证见脘腹隐痛，受凉痛甚，喜温喜按，形寒肢冷，兼见面色无华，乏力神疲，脘腹痞胀，纳呆便溏，小便清长，唇淡口和，舌淡苔白，脉沉细、微弱——治宜健脾养胃，温中祛寒——方以黄芪建中汤合附子理中丸化裁。

　　2.**阴虚内热型**——证见脘腹灼热疼痛，虽痛喜按；手足心热，口干口渴；兼见脘腹嘈杂，饥不欲食；舌燥乏津，或为剥苔，舌质淡红，或有裂纹，或镜面舌；脉沉细数——治宜滋阴养脾，润燥和胃——方以沙参脉门冬汤合甘凉益胃汤化裁。

　　3.**湿热蕴阻型**——证见脘腹痞闷，口苦口黏，肢体困倦，头昏不清，舌苔黄厚腻，兼见纳呆、呕恶，大便或溏，或黏腻不爽，脉濡、细数——治宜健脾和胃，清热化湿——方用黄连二术汤合三仁汤、藿朴夏苓汤化裁。

　　4.**肝胃不和型**——证见脘腹胀痛，连及胸胁，生气加重，或伴精神抑郁，善太息，嗳气频作，泛酸嘈杂，性急易怒，口干口苦，舌质淡红，边有齿痕，脉沉弦或滞——治宜疏肝理气，健脾和胃——方用小柴胡汤和逍遥散等化裁。

　　5.**气滞血瘀型**——证见脘腹刺痛，痛有定处，痛久不已，兼见腹痛拒按，食后痛剧，呕血便黑，肌肤甲错，舌质紫暗，或有瘀斑，脉沉滞、细涩——治宜活血化瘀，疏肝理气，兼以健脾升清，和胃止痛——方用丹参饮合膈下逐瘀汤、失笑散等化裁。

　　由于慢性脾胃病，病程较长，男女老幼，体质差异较大，临床表现纷杂多端。尤其是许多患者往往表现为寒热交错、虚实兼夹，此类症候，目前尚难以确切总结其辨证规律。故脾胃病就辨证类型而言，远非以上五型所能全部概括。临证操作，应以症为凭，临机决断，认真分析，仔细审辨，不可拘泥，死板硬套。

验案5 张某，女，57岁，洛阳市孟津县朝阳镇农民，2006年6月27日初诊。患者胃脘疼痛10余年，经多次胃镜检查，均示为慢性糜烂性胃炎，屡经中西医诊治，未获痊愈，近因情志不遂病情加重。刻诊：胃脘腹（中、上脘）部持续性胀痛，阵发性加重，每食后或生气后加剧，甚则剧痛难忍。伴腹部撑胀，纳呆，大便稍干不爽。舌质暗红，边有瘀斑，舌苔薄黄；脉沉弦滞。证属肝郁气滞，乘脾犯胃，热邪内蕴，血瘀胃络，中焦气机升降失常。治宜疏肝理气，清热活瘀，健脾和胃，通降胃气。方用丹参饮、小柴胡汤、枳术汤、失笑散、芍药甘草汤等化裁：丹参13g，柴胡9g，黄芩10g，法半夏9g，白术10g，枳实5g，浙贝母9g，蒲公英15g，炒蒲黄7g（单包），五灵脂7g，佛手9g，三七粉5g（冲服），木香9g，砂仁9g（后下），元胡15g，白芍30g，炙甘草9g。每日一剂水煎服。

2006年7月4日二诊：服上方七剂疼痛渐消，饮食显增，大便较前通畅。现仍撑胀。舌质瘀斑减少，黄厚舌苔变薄，脉沉弦。治宜疏肝理气，健脾和胃，通降腑气：太子参13g，柴胡9g，黄芩9g，法半夏9g，白术10g，木香10g，砂仁9g，郁金9g，佛手9g，浙贝母13g，厚朴9g，枳实3g，炙甘草9g。每日一剂水煎服。

2006年7月16日三诊：服上方10剂，诸症皆除，饮食大增，大便转调，精神转佳，患者喜不自禁。遂予香砂六君子汤加三七粉、浙贝母、海螵蛸、鸡内金等，加工为细微粉剂，每日30g，煎煮10分钟，分两次饮服，连服3个月，病情未反复，2006年10月28日胃镜复查提示：轻度浅表型胃炎。

验案6　牛某某，男，54岁，2004年2月26日初诊。患者18年前始患胃病，常胃脘疼痛，久治不愈，近3年不但疼痛频繁加重，而且大便时常下血，特转求中医诊治。刻诊：右上腹持续疼痛，每饥饿或后半夜疼重，常在睡眠中疼醒，伴乏力、腹胀、纳呆、消瘦，大便色黑，如柏油状。我院电子胃镜提示：胃底黏膜充血水肿，散在渗出红斑；胃体充血糜烂；十二指肠球部溃疡。脉沉无力，舌质淡红，舌苔黄厚。证属脾气虚弱，胃失和降，中焦郁热，灼伤血络。治宜益气健脾，辛开苦降，清热和胃，止疼止血。处方：生黄芪25g，半夏9g，黄芩10g，黄连7g，白术10g，茯苓30g，木香9g，三七粉7g，黑地榆10g，杏仁9g，白及9g，海螵蛸15g，鸡内金10g，蒲公英15g，元胡15g，炒白芍30g，炙甘草9g。

2004年3月9日诊：上方连服14剂乏力显减，柏油便消失，仍疼痛、腹胀。治宗上方加砂仁、佛手9g，生蒲黄7g，五灵脂7g。

2004年4月16日诊：上方连服30余剂，疼痛显减，腹胀亦减，仍宗上方，稍做出入：党参10g，白术10g，陈皮9g，半夏9g，黄芩10g，黄连6g，吴茱萸6g，海螵蛸15g，木香9g，白芷9g，杏仁9g，生蒲黄6g，五灵脂6g，蒲公英10g，炒白芍30g，炙甘草9g。

2004年7月12日诊：上方连服60余剂，胃疼基本消失，腹胀亦消，食量大增，体重较疗前增7公斤，精神明显好转，继以黄芪健中汤合香砂六君子汤化裁，又服30余剂。胃镜复查证实，"胃内及十二指肠未见炎性及溃疡病灶"。

追访至2001年未见复发。

四、补泻有度，掌握分寸，大苦大寒，慎之又慎

脾胃位居中焦，为气血升降、运布之枢纽，既怕气机滞涩，又怕气机壅遏；胃又为"火"府，胃阳充盛，水谷才能在胃中腐熟，才能化为食糜，进而转化为能以吸收的水谷之精微。鉴于此，治疗中必须顾及脾胃"宜健""宜升""宜通""宜降""宜清""宜润"的生理特性。治疗的成败，除与正确辨证有关外，还要注意方药运用的主次和搭配要得当、合"体"（即要合乎病机），药物的用多用少也要仔细掂量，做到补泻有度，掌握分寸，大苦大寒，慎之又慎。比如，若气虚，除非严重中气下陷者，黄芪可重用至30—45g，一般情况用10—15g可矣，恐补力不足时，也可增适量党参（或太子参）相助，不可盲目大量，补气药不是越多越好，否则，或"气有余便为火"，打破内在的阴阳平衡，出现诸多变证，或导致气机壅遏，影响气机的升降，从而加重原有病情；若属胃热，除非大实热症，证见胃脘灼热，口干口渴，喜凉饮，大便干结，舌苔黄厚者，黄芩、黄连、大黄、枳实可用至10g以上，蒲公英可用至15g以上，生石膏可用至30—50g以上。一般情况下，黄芩、大黄、枳实，鲜有超过10g者，若妄用苦寒，不但损伤脾胃，而且殃及中阳，使病情加重或更加复杂。特别是枳实，因其有"冲墙倒壁"之功，更不能盲目妄用，若大便不甚干燥，只是不够通畅，师仅用其3—5g通通腑气而已。非大实热症，而又必须清热者，黄连用量仅用3—5g即可，师用药之谨慎可见一斑；若属虚寒，除非严重中阳衰微，出现四肢逆冷，泛吐清水痰涎，大便溏薄兼见完谷不化者，可重用制附子15—30g（嘱久煎），配以干姜5—10g，一般情况下

用前者鲜有超过10g，用后者鲜有超过5g者，否则，妄用大辛大热之品，一可酿生内火，耗阴伤血，变生它症，二则辛热之品的毒性亦不可掉以轻心，稍有不慎，则可招致祸端。

验之临床，对病的辨证非不准也，选方亦无误也，然不效者，多责之药量不当也。对此应明察秋毫，锤炼功夫。切记对药量的应用，定要仔细斟酌，不可盲目，不可妄用，中病即止，慎之又慎！

验案7 郑亚玉，女，50岁，福建莆田人，2004年7月11日初诊。患者1年来常呃逆，屡经中西医治疗未根治，病情时好时坏，月前因进食生冷，症状加重。刻诊：呃逆频作，每受凉或夜晚加重，伴腹胀、纳差，大便略溏；查见舌质淡红，舌苔薄白；脉沉无力，右关尤甚。证属中焦虚寒，胃失和降。治宜温中散寒，和胃降逆。处方：党参12g，白术10g，茯苓15g，陈皮10g，半夏9g，干姜7g，丁香6g，旋覆花9g（单包投入），焦山楂9g，炙甘草9g。

7月22日二诊：服上方10剂，食欲明显改善，腹胀大有好转，呃逆稍减，大便仍溏。遂宗上方，加炙黄芪15g，炒白芍15g，桂枝9g，吴茱萸7g，制附子7g，生姜3片，红枣5枚。

8月3日三诊：继服上方10剂，呃逆明显减轻，腹胀消失，纳食正常，大便转调。再治仍宗黄芪健中合附子理中汤加减化裁。

8月15日四诊：上方又服10余剂，来诊时，患者喜笑颜开，情不自禁地说："太感谢了，折磨我1年多的病总算痊愈了，我从没有像今天这样轻松、舒服。"病既痊愈，终予香砂六君子汤7剂善后收功。

谈谈胃病的中医治疗

——在许昌市基层中医培训授课的讲稿

乔振纲

今天，有机会和来自全省农村基层的医务工作者聚集一堂，就临床业务的问题进行共同学习和探讨，感到非常高兴。到会者常年坚持农村卫生工作的第一线，非常辛苦，借此机会，谨向各位表示衷心的敬意和热烈地欢迎。既然大家都来自农村基层，那么首先向大家提一个问题，你们在农村遇到最常见的疾病是哪一个？有谁来回答一下。答得非常正确，看来大家有同感。那么今天我们学习和探讨的话题就是"胃病的中医治疗"。

现在正式开讲：

一、胃病的发病率

据世界卫生组织统计，胃病在人群中发病率高达80%，中国肠胃病患者1.2亿，其中慢性胃炎患者达30%，在中国农村，胃病的发病率恐怕还要高于以上比率，甚至有"十人九胃"之说。可见，胃病是威胁百姓健康的第一大病，是广大农村的常见病和多发病。

二、胃病高发病率的原因

人们不禁要问，为什么胃病在中国的发病率那么高？中国农村的发病率尤其高？原因何在？经深入调查和探讨，其原因可归结于以下几点：第一，不良生活习惯：1.饮食不洁，饥饱无度；2.全家聚餐，碗筷交叉使用，导致幽门螺旋杆菌在家庭成员之间的交叉感染；3，常吃剩饭，常吃咸菜、酸菜及腌熏食品；4.长期大量抽烟，嗜食生冷，嗜酒无度。第二，环境因素：化肥、农药的过度使用，使水质严重污染，致粮食、蔬菜中的各种有害化学物质严重超标及农药残留。第三，精神因素：压力过大，忧愁、思虑过度，使肝失疏泄，气失调畅，导致脾失运化，胃失和降。第四，医源药物因素：长期服用降压药、抗生素、解热止痛剂及反复大量服用中药的苦寒药。

以上是引起胃病高发病率的几个主要因素，明白了这些，那么应该怎样对胃病进行预防，那就不言而喻了。具体的预防措施在此不再一一赘述。

下面重点讨论

三、胃病的常见症状及中医辨证治疗

西医治病的根据是诊断，中医治病的根据是症状，就是要以证为凭，有是证便用是药，辨证施治不仅是中医的方法，而且是中医的特点和灵魂，是保障中医疗效的法宝。

1. 以反胃为主的胃病（气往上顶，恶心、呃逆、泛酸、吞咽不畅—多见于反流性食管炎、贲门炎，慢性浅表性胃炎）

【基本病机】胃气不和，中焦气机升降失常

【基本治则】益气健脾，和胃降逆。

【基本方药】宜香砂六君子汤合枳术汤、旋覆代赭石汤、左金丸等融合化裁：太子参13g，白术10g，陈皮9g，姜半夏9g，桔梗9g，枳实7g，吴茱萸5g，旋覆花9g，代赭石9g（先煎），海螵蛸9g，砂仁7g（后下），炙甘草7g。生姜3片，红枣2枚为引。每日一剂水煎服。

【方药解读】方中太子参配白术益气健脾，安抚中州，以强化源；其陈皮、砂仁配海螵蛸调和胃气；其半夏善化痰气，且降逆气，配以代赭石、吴茱萸、旋覆花共奏和胃降逆之功；其炙甘草配生姜、红枣，辛甘化阳，健脾和中。

【辨证加减】（1）情志失调，肝气犯胃所致者，酌加柴胡、黄芩、郁金、佛手、白芍；（2）舌苔黄厚、口干、口苦、大便秘结，胃热偏重者，酌加黄芩、知母、蒲公英，黄连、大黄；（3）舌淡苔白，喜热食热饮，受凉加重者，酌加桂枝、干姜、制附子；（4）舌苔厚腻，口黏不欲饮，大便偏溏，湿气偏重者，酌加藿香、炒薏苡仁、白蔻仁、杏仁（即藿香三仁汤）。

【验案举例】这是一个病史长达20年的慢性胃炎的患者，初诊时的主要症状是纳呆、恶心、呃逆、泛吐清稀痰涎，伴胃脘疼痛，连续服我中药40余剂病获痊愈。高某某，女，39岁，孟津县莲庄乡农民，1989年5月29日初诊。患者20年来，常纳呆、呃逆，泛吐痰涎，胃钡餐透视及胃镜检查均示"慢性浅表性胃炎"。屡服胃仙U、香砂养胃丸，口服庆大霉素等治疗，曾一度好转，1个月前因贪食"凉皮"致病情加重。刻诊：纳呆、口黏、恶心、呃逆，泛吐清稀痰涎，胃脘持续疼痛，伴胃脘痞满撑胀，大便溏不成形；舌质淡红，苔白厚腻，脉弦滑。证属寒痰停滞，脾胃失和，升降失降。治宜温中化痰，健脾和胃，升清降逆。方用香砂六君子汤合理中汤化裁：党参10g，陈皮9g，半夏9g，茯苓30g，竹茹9g，白术10g，八月札15g，木香9g，干姜5g，吴茱萸7g，白豆蔻9g，炙甘草6g。7剂，每日一剂水煎服。

6月6日诊：服上药后泛吐痰涎消失，呃逆停止，恶心、胃脘痛减轻，饮食有增。现胃脘痞闷胀满，口黏口苦，大便成形，但黏腻不爽；舌质红，舌苔黄腻，脉弦滑。脉证合参，说明中焦寒气得散，却有化热趋势，今痰热困遏中焦，阻滞脾胃升降，遂现是证。治宜化痰和中，辛开苦降之法：陈皮10g，半夏9g，茯苓15g，枳实9g，竹茹9g，黄芩9g，黄连6g，吴茱萸6g，八月札15g，白术9g，蒲公英10g，砂仁9g，杏仁9g，白蔻仁9g，炙甘草6g。每日一剂水煎服。

6月21日诊：连服上方14剂，脘腹痞闷胀痛基本消失，口苦口黏亦消，大便转调，惟时而泛酸、嗳气，遂宗上方去杏仁、白蔻仁、八月札，加柴胡9g，海螵蛸15g，川贝10g，继服。

又服20余剂，诸症皆除，追访半年，体健如常。

2. 以脘腹疼痛为主的胃病—或隐痛，或胀痛，或剧痛，或绞痛；或呈阵发性，或呈持续性；或腹胀，或泛酸，或口苦，大便或干或溏—多见于胃溃疡和十二指肠溃疡。

【基本病机】气机郁滞，胃失和降，热蕴（或）寒凝，瘀阻胃络

【基本治则】疏肝理气，清热（或温中）和胃，活血化瘀，通络止痛

【基本方药】丹参饮合小柴胡汤、枳术汤、失笑散、芍药甘草汤化裁：丹参13g，柴胡9g，黄芩9g，清半夏9g，白术10g，枳实7g，三七粉5g（冲服），生蒲黄7g（单包），五灵脂7g，白芷9g，海螵蛸13g，元胡15g，陈皮10g，砂仁7g，炒白芍30—45g，炙甘草9g，生姜2片，红枣3枚。每日一剂水煎服。

【方药解读】方中柴胡疏肝解郁，配以黄芩、半夏之辛开苦降，调畅气机；用白术以健脾，用枳实通腑气；用陈皮、砂仁、海螵蛸等和胃气；用丹参、三七配以蒲黄、五灵脂、白芷、元胡活血化瘀，通络止痛；用白芍、甘草，取芍药甘草汤柔肝缓中之功，舒缓胃肠痉挛，加强止痛之效。

【临证加减】（1）情志失调，肝气犯胃所致者，酌加郁金、佛手；（2）舌苔黄厚、口干、口苦、大便秘结，胃热偏重者，酌加知母、蒲公英、黄连、大黄；（3）舌淡苔白，喜热食热饮，受凉加重者，酌加桂枝、干姜、制附子；（4）舌苔厚腻，口黏不欲饮，

大便偏溏，湿气偏重者，酌加苍术、炒薏苡仁、白蔻仁、杏仁；（5）腹胀明显者，酌加木香、炒莱菔子、槟榔；（6）泛酸明显者，酌加浙贝母、吴茱萸、黄连；（7）病程日久，体质较差，神疲乏力者，酌加炙黄芪、太子参；（8）贫血严重者，酌加当归、石斛、枸杞子、阿胶。

【验案举例】张某某，女，57岁，洛阳市孟津县朝阳镇农民，2006年，6月27日初诊。患者胃脘疼痛10余年，经多次胃镜检查，均示为慢性糜烂性胃炎，屡经中西医诊治，未获痊愈，近因情志不遂病情加重。刻诊：胃脘腹（中、上脘）部持续性胀痛，阵发性加重，每食后或生气后加剧，甚则剧痛难忍。伴腹部撑胀，纳呆，大便稍干不爽。舌质暗红，边有瘀斑，舌苔薄黄；脉沉弦滞。证属肝郁气滞，乘脾犯胃，热邪内蕴，血瘀胃络，中焦气机升降失常。治宜疏肝理气，清热活瘀，健脾和胃，通降胃气。方用丹参饮、小柴胡汤、枳术汤、失笑散、芍药甘草汤等化裁：丹参13g，柴胡9g，黄芩10g，法半夏9g，白术10g，枳实5g，浙贝母9g，蒲公英15g，蒲黄7g（单包），五灵脂7g，佛手9g，三七粉5g（冲服），木香9g，砂仁9g（后下），元胡15g，白芍30g，炙甘草9g。每日一剂水煎服。

2006年7月4日二诊：服上方七剂疼痛渐消，饮食显增，大便较前通畅。现仍撑胀。舌质瘀斑减少，黄厚舌苔变薄，脉沉弦。治宜疏肝理气，健脾和胃，通降腑气：太子参13g，柴胡9g，黄芩9g，法半夏9g，白术10g，木香10g，砂仁9g，郁金9g，佛手9g，浙贝母13g，厚朴9g，枳实3g，炙甘草9g。每日一剂水煎服。

2006年7月16日三诊：服上方10剂，诸症皆除，饮食大增，大便转调，精神转佳，患者喜不自禁。遂予香砂六君子汤加三七粉、浙贝母、海螵蛸、鸡内金等，加工为细微粉剂，每日30g，煎煮10分钟，分两次饮服，连服3个月，病情未反复，2006年10月28日胃镜复查提示：轻度浅表性胃炎。

3. 以纳呆、腹胀等为主的胃病——多见于慢性贲门炎、浅表性或肥厚性胃炎、萎缩性胃炎、十二指肠球炎等。

【基本病机】中气不足，脾虚胃弱，升降失常，运化不及。

【基本治则】补气调中，健脾益胃，复其升降，促使纳化。

【基本方药】补中益气汤合参苓白术散、平胃散等化裁：太子参13g，白术10g，陈皮9g，茯苓15—30g，鸡内金13g，砂仁7g（后下），木香9g（后下），焦三仙各13g，石斛15g，厚朴15g，佛手9g，炒莱菔子13g，炙甘草9g。每日一剂水煎服。

【方药解读】方中太子参、白术、茯苓、炙甘草等益气和中，健脾升清，促使纳化；陈皮、砂仁、木香、焦三仙、佛手、石斛等理气和胃，消食化积；其厚朴、炒莱菔子，通腑气，消胀气，降胃气。以上诸药共奏"益气调中，健脾益胃，复其升降，促使纳化"之功。

【辨证加减】若乏力明显，基本方酌加炙黄芪15—30g、当归10g、升麻9g；若舌苔薄白，喜温怕凉，四肢逆冷，大便稀溏，虚寒脾肾阳虚症候明显者，基本方去厚朴、炒莱菔子，酌加桂枝、制附子、干姜、补骨脂、山药、芡实等；若贫血症状明显，证见头晕、目昏、神疲、消瘦者，基本方酌加当归、龙眼肉、阿胶等；大便不畅，或秘结者，基本方酌加杏仁、白芍、枳实、肉苁蓉、大黄等。

【验案举例】这是一个病史长达23年的慢性萎缩性胃炎的患者，初诊时主要症状是纳呆，食欲特差，每天饮食一般二三两，很少超过半斤的，由于长期胃病，骨瘦如柴，1.63米的个头体重仅45公斤，弱不禁风，服我中药半年多，每日食量增加到六七两，体重增至50.6公斤。

李某某，女，73岁，青海省西宁市小学教师，2005年4月12初诊。患者患慢性萎缩性胃炎已20余年，屡经中西医治疗未能根治，近年来逐渐加重，经他人推荐专程来洛求余诊治。刻诊：少气乏力，纳呆，每天主食量少者二三两，多也难超半斤，伴呃逆，腹胀，咽干，便干；形瘦如柴，身高1.63米，体重仅45公斤；舌质淡红，光面舌；胃镜查示：慢性萎缩性胃炎合并胃窦炎。证属脾阴不足，胃气虚弱，腑气不通，升降失常。治宜益气和中，滋阴养脾，健胃降逆，通降腑气。处方：太子参13g，北沙参9g，石斛15g，白术10g，枳实5g，桔梗9g，丁香7g，佛手7g，砂仁9g，焦山楂13g，焦神曲9g，杏仁9g，麻仁9g，厚朴9g，鸡内金13g，炒莱菔子9g，肉苁蓉15g，大黄7g，炙甘草9g。生姜3片，大枣5枚。

5月9日诊：服上方二十余剂，食欲稍稍改善，呃逆及腹胀稍减，大便较前明显通畅。再治仍以益气健脾，滋阴和中，调胃降逆为主：生黄芪15g，太子参13g，白术10g，枳实5g，桔梗9g，丁香5g（后下），焦三仙各13g，鸡内金13g，砂仁9g（后下），石斛15g，厚朴9g，炒莱菔子9g，旋覆花9g（单包、后下），炙甘草9g。

6月28日诊：续服上方30余剂，食欲增强，食量增加，主食量已超半斤，呃逆及腹胀明显减轻，现大便时溏。治疗原则宗上方，方药略调：生黄芪15g，太子参13g，白术10g，茯苓30g，砂仁9g，山药15g，麦冬9g，乌梅9g，石斛15g，鸡内金13g，木香9g，龙眼肉7g，炙甘草9g，生姜3片，大枣5枚。

11月3日诊：上方稍事出入，续服120余剂，食欲恢复正常，每天主食量可达六七两，呃逆、腹胀均无，大便转调，舌苔渐生，精神亦明显好转，体重增至50.6kg。胃镜检查提示：胃窦炎已愈；萎缩性胃炎病灶较前明显好转。疗效既佳，嘱再服上方20剂收功。

2006年5月患者特赠铜匾一款，上书"药到病除，名不虚传"，表示感谢。称近年来一直无恙。

4.食道癌和胃癌——身处污染环境，长期情志不调，加之饮食不当，嗜食盐腌腊味，嗜酒成性，抽烟无度，严重损伤机体的抵抗力、免疫力，特别是导致免疫监视功能下降、紊乱，直至失职，体内潜伏的癌基因被邪恶因子激活，遂而演变为癌瘤。

（1）食管癌（噎膈）——主要症状为吞咽困难，呈进行性加重。

【基本病机】肝郁气滞，痰、热、毒、瘀结聚，日久成瘤，阻于食道而为。中医自古以来一直认为恶性肿瘤的发生与毒邪有密切的关系，宋代医家杨士瀛在其《仁斋直指方》中说："癌者上高下深，岩穴之状，毒根深藏，穿孔透里。"明确指出，癌症乃毒邪穿孔透里所致。广义的毒邪应具以下三个特点：①峻烈性。致病力强，危害严重，即使体质强健者，亦在劫难逃；②顽固性。毒邪凝结，胶着不化，缠绵难愈；③相兼性。毒邪往往相兼为患，如湿热毒、痰湿毒等。这里所谓"毒"邪，专指病因之毒。癌毒产生的前提是阴阳不和，即机体脏腑功能失去平衡才会导致癌毒的发生。

【基本治则】益气扶正，疏肝解郁，化痰解毒，活瘀散结，启膈通噎。

【基本方药】乔氏"启膈通噎汤"化裁：炙黄芪15—45g，太子参13g，柴胡9g，黄芩9g，陈皮10g，半夏9g，桔梗9g，枳实7g，白术10g，浙贝母13g，郁金9g，佛手9g，猪苓30g，蒲公英15g，砂仁7g，炒薏苡仁15g，生牡蛎15g（先煎），黄药子9g，三七粉5g（冲服），壁虎9g（小火焙干研粉冲服），半枝莲10g，白花蛇舌草15g，生姜3片，红枣7枚。每日一剂水煎服。

【方药解读】方中炙棉芪、太子参益气扶正固本；其柴胡配郁金、陈皮、佛手疏肝理气解郁；其半夏、浙贝母、黄药子、三七粉、生牡蛎诸药协同化痰、活淤，软坚散结；桔梗利咽，其气主升，枳实通府，其气主降，一升一降，配以郁金、佛手，旨在通利噎膈；其白术配以砂仁，意在健脾和胃；其猪苓、薏苡仁均具淡渗利湿之功，用以减少和阻止癌瘤生长过程中的渗液，药理实验证明二者皆有抗癌作用；其半枝莲、白花蛇舌草，配以黄芩、蒲公英皆为清热解毒，抗癌消瘤之佳品，尤其蒲公英，漫山遍野，随处可见，价格低廉，是新近发现和广为流传的抗癌圣药，值得大力宣传和推广。

【辨证加减】若嗳气呕吐明显者，酌加旋覆花、代赭石，并滴入姜汁以增降逆和胃之力；泛吐痰涎较多者，酌加胆南星、白芥子等，并滴入鲜竹沥，以增化痰消涎之效；若阴津耗伤，大便艰涩，舌红乏津者，酌加玄参、生地，并喝蜂蜜，以助增液润燥之力；大便干结不通者，酌加大黄或番泻叶、莱菔子、海南沉香等，此等泻药，应中病即止，不可多用、久用以免重伐阴津；若噎膈重症，格据不通，甚至滴水难下者，用硇砂1.5g，硼砂3g，冰片0.5g，共研细末，投入20mL韭菜汁与20mL牛奶的汇合乳汁中，频频滴口呷服（抿口小喝为之呷服）。

【验案举例】李某，女，67岁，三门峡市卢氏县居民，2015年8月3号诊。自觉吞咽不利2月余，7月16号三门峡市中心医院胃镜检查，发现食管距门齿20cm处于食管右侧壁可见黏膜隆起，大小约1.5cm×2.0cm，呈半球状增生物；距门齿28cm处，于食管后壁可见黏膜隆起，大小约0.5cm×0.6cm，表面糜烂充血，质地较硬。食管中段后壁黏膜组织病理检测结果：中分化鳞状细胞癌。经放疗7次无明显效果，特转中医诊治。现吞咽噎塞，食欲尚可，但仅能流质饮食，稍恶心，自觉乏力，精神欠佳；舌质暗红，苔黄厚腻滑；脉沉弦滞。究其中医病机本虚而标实。其虚，责之正气不足，抗力低下，脾虚胃弱；其实，责之气滞与痰热毒邪胶结成瘤，阻于食道，影响气机升降。治宜益气扶正，健脾和胃，疏肝理气，清热解毒，化痰软坚，抗癌消瘤。处方：生黄芪25g，太子参13g，柴胡9g，黄芩9g，姜半夏9g，白术10g，枳实7g，桔梗9g，浙贝母13g，生牡蛎15g，莪术9g，薏苡仁13g，郁金9g，猪苓30g，壁虎7条（小火焙干，研粉，冲服），佛手9g，砂仁7g（后下），蒲公英15g，半枝莲10g，白花蛇舌草15g，生姜3片，大枣7枚。每天一剂水煎服。

坚持服用上方半年，精神转佳，吞咽恢复正常，大口吃饺子亦无妨。续治仍宗上方，为了方便服用，节约费用，减轻病人经济负担，遂改汤剂为超微粉碎剂，又服4个月一切正常，后轻信他人谗言，又改作化疗，至此病情每况愈下，化疗2个月后死亡。

（2）胃癌（中医称为"积聚""癥块"），早期症状可见乏力、纳呆、消瘦，或脘腹饱胀，或食后难下难消，或恶心、嗳气，或胃脘疼痛，或黑色便（大便潜血），胃镜结合胃黏膜病理检验可明确诊断。

【基本病机】情志不舒，饮食不节，脾胃失和，运化失司，痰凝气滞，热毒血瘀，交阻于胃，积聚日久而为之。

【基本治则】益气扶正，疏肝解郁，健脾和胃，化痰活瘀，清热解毒，散结消癥。

【基本方药】西洋参（或生晒参）10g，白术10g，茯苓30g，陈皮10g，柴胡7g，黄芩10g，姜半夏9g，砂仁7g，浙贝母13g，鳖甲15g（先煎），猪苓30g，莪术9g，薏苡仁15g，郁金9g，佛手9g，八月札9g，三七粉5g，蒲黄7g（单包），五灵脂7g，蒲公英15g，铁树叶10g，白花蛇舌草15g，生姜3片，大枣7枚。

【方药解读】方中西洋参（或生晒参）益气养元。元，即元气，所谓元气，顾名思义，乃生命的本源之气，人体强壮的根本，元气旺，则脏腑功能盛，抵抗力及生命力皆强盛。其白术、茯苓，配陈皮、半夏、砂仁健脾和胃，增强消化功能，减轻或消除因癌瘤侵蚀胃黏膜，导致出现的一系列胃病症状如纳呆、腹胀、呕恶等。另方面脾胃乃生痰之源绝痰源，再有猪苓、薏仁等相配以化痰湿，更重要的是，使气血化源充沛，脾胃乃气血生化之源，相佐人参扶正固本。其柴胡、郁金，配以佛手、八月札等疏肝理气，调畅情志，一方面针对肝气郁滞的发病之因，另一方面减轻或消除病家在患病过程中对病情的焦虑和忧愁。其黄芩、蒲公英、铁树叶、白花蛇舌草等清热祛邪，解毒抗癌。其浙贝母、鳖甲，配以莪术，旨在软坚散结以削减瘤体。

【辨证加减】若呕吐明显者，酌加藿香、竹茹、石斛；若疼痛明显者酌加元胡、枇杷叶，同时重用白芍至50g，配炙甘草9g；大便秘结不畅者，酌加枳实、厚朴、大黄、沉香。

【验案举例】尹某，男，75岁，伊川县农民，2007年3月7日初诊：近3个月来，每进食后自觉饮食停滞不下，经河南科技大学第一附属医院胃镜检查发现贲门占位，又经组织切片活检，确诊为贲门腺癌。因年迈体弱，不宜手术，遂改求中医保守治疗。刻诊：食后饮食阻隔于胃脘，难于下行，进食稍多则胀痛、乏力、神疲、纳呆、顶气、频繁呃逆、口黏无味、大便稀溏。查见形体消瘦、面色苍白、脉沉细弱、舌质淡红、苔微黄滑腻。脉证合参，证乃脾虚气弱、痰热内阻、毒邪内蕴、胃失和降。治宜益气健脾、化痰除湿、清热解毒、和胃降浊。处方：生晒参10g，白术10g，茯苓15g，陈皮13g，半夏9g，浙贝母13g，砂仁7g（后下），丁香6g（后下），旋覆花9g（布包），吴茱萸5g，桔梗9g，佛手9g，枳实7g，莪术6g，薏苡仁10g，白花蛇舌草30g，大枣7枚。

2007年8月14日诊：上方为宗，加减续服5个月余，饮食大增，呃逆渐平，精神好转。查见：舌质暗红，边有瘀点、苔黄、脉弦滑。再治仍益气健脾，调和胃气为主。同时化痰活瘀，软坚散结。处方：生晒参10g，白术10g，柴胡9g，黄芩9g，半夏9g，枳实7g，桔梗9g，浙贝10g，莪术6g，八月札9g，佛手9g，丁香6g（后下），砂仁7g（后下），山楂13g，三七粉8g（冲），白花蛇舌草30g上方为宗，加减续服至2008年8月，患者仍健在。

在食管癌治疗中我们介绍了抗癌药品之新秀——蒲公英，这里我要特别介绍另两位抗癌明星"猪苓"和"鳖甲"：

★猪苓，为多孔菌属植物的菌核，从中药学角度讲，它性平，味甘淡，具利尿渗湿之功；从形态学上看，其色黑，呈块状，貌不规整，表面疙瘩不平，就是这块形似肿瘤的东西，有很好的抗癌作用。现代药理研究发现，它所含的猪苓多糖能提高 T 细胞免疫功能，对体液免疫有调节作用。动物实验证明，猪苓多糖有明显提高荷瘤小鼠抗体产生的能力，使其脾脏抗体形成细胞显著增多。猪苓在体内主要影响癌细胞的酶系，使 DNA 和 RNA 的前体物受阻，从而抑制癌细胞的生长繁殖，直至癌细胞死亡。该药物淡渗性平，即使大量应用，亦无任何毒副作用。

★鳖甲，味咸，性平。滋阴潜阳，软坚散结。现代药理研究发现，鳖甲能提高免疫功能，能促进免疫球蛋白形成，延长抗体存在时间；能抑制动物结缔组织增生；对小鼠移植性肿瘤有抑制作用。我们祖先对其抗肿瘤作用早有认识，而且早有应用。古代用该药治疗癥瘕积聚。临床常用的鳖甲煎丸是治疗此类疾病的经典古方。癥瘕积聚包括了现在所说的肿瘤。恶性肿瘤的发病原因主要在于机体的免疫功能的低下和紊乱，大多有内热和发烧的症状，而鳖甲不仅能够提高机体的免疫力，而且善于清退低热，故成为临床常用的抗癌明星。

【辨证加减】若呕吐明显者，酌加藿香、竹茹、石斛；若疼痛明显者酌加元胡、枇杷叶，同时重用白芍至50g，配炙甘草9g；大便秘结不畅者，酌加枳实、厚朴、大黄、沉香。

消化系统（脾胃病）常用方药解析

——2016年5月26日在郑州基层中医业务培训班的讲稿

乔振纲

通过上次许昌讲课，我对各位同道留下了深刻而又美好的印象，同学们对中医学术的执着追求和热爱，对党的农村卫生事业的坚持和忠诚，时刻感动着我，使我难以忘怀。在此，再次向来自全省农村基层的乡医同道表示亲切的问候：大家上午好！

今天我们讨论和学习的课题是"消化系统（脾胃病）常用方药解析"，闲言少叙，下边正式开讲。

病魔是人类健康的大敌，也是医生面对的大敌，治疗疾病就是对"敌"斗争，治疗疾病的过程如同打仗。在这个意义上讲一个合格、高明的医生除了必须具备过硬的医学功底和哲学家的思维以外，尤其必须具备军事家的头脑和胆识。所以古人云：用药如用兵。各种中药就是供医生调遣的"兵"，由中药组成的大大小小的各种方剂，就是担负各种任务的"战斗小组""特战队"，或"纵队""兵团"。那么，今天我们就从医家和军事家的双重角度，对治疗消化系统（脾胃病）疾病的"战斗"中，如何择药识兵，如何排兵布阵做一番详细解析。

一、择药（调兵遣将）——消化系统疾病的常用药物

★**益气补益药物**：生黄芪、人参、党参、太子参、黄精等——扶正气，增强免疫力和抵抗力；补中气，强化脾胃功能。

★**健脾药物**：白术、苍术、茯苓、山药等——促运化，升清气。

★**消积和胃药**：陈皮、砂仁、山楂、神曲、麦芽、炒莱菔子等——理气和胃，消食化积。

★**降逆和胃药**：桂枝、代赭石、旋覆花、丁香、柿蒂等——降逆气，和胃气。

★**养阴和胃药**：北沙参、知母、石斛等。

★**制酸和胃药**：浙贝母、海螵蛸、瓦楞子、吴茱萸、黄连等。

★**疏肝理气药物**：柴胡、郁金、佛手、金铃子、青皮、香附。元胡等——疏肝理气，调畅气机，助脾气以升清，助胃气以降浊。

★**清胃热（火）药物**：黄芩、黄连、蒲公英、生地等——通过清热，解除热（火）邪对胃气的侵扰，恢复胃气的正常功能。

★**通降腑气药物**：枳实、大黄、川厚朴、番泻叶、沉香——通腑导泻，清肠排浊。

★**理气止痛药物**：柴胡、川芎、元胡、川楝子、青皮、白芷、白芍等。

★**活淤止痛药**：丹参、三七、蒲黄、五灵脂等。

二、常用方剂（排兵布阵）

★用药仅2—3味的方剂（战斗小组）：

※ 枳术汤：白术10g，枳实5—10g——健脾开胃，行气消胀——用于脘腹痞闷，纳呆腹胀，大便不畅。

※ 失笑散：炒蒲黄5—7g，五灵脂（酒炒）7g——活血祛瘀，散结止痛——多用于消化系溃疡引起的脘腹疼痛。

※ 乌及散：乌贼骨10g，白及10g，每日量，共为极细末，温开水冲服。

※ 左金丸（汤）：黄连5g（姜汁炒），吴茱萸2g（盐水泡）——方中黄连味苦性寒，泻心清火，使火不克金，金能制木，则肝平矣；吴茱萸辛热，入厥阴肝经，主散主降，在此用作反佐，一则制约黄连，使其寒性不致太过。二则引热下行——药仅两味，却具平肝泻火，清胃降逆，制酸止痛之功。主治脘胁疼痛，口苦嘈杂，泛酸呕逆等症，常用于急慢性胃炎、消化系溃疡及胃神经官能症之肝火犯胃型。

※ 枳梗汤：桔梗9g，枳实9g——方中桔梗主升，枳实主降，有升又降，相得益彰，主治食道堵门，吞咽不畅。

※ 三物备急散：巴豆霜1g，大黄15g，干姜5g，一剂量，共为细末，每日分两次冲服——方中大黄苦寒以下热结，巴豆霜辛热以散寒结，干姜辛散以宣通血脉，用于饮食停滞，寒热交结，中焦不行，下脘不通，腹胀气急，疼满欲死者。（方中巴豆药性峻烈，用之应慎，非急莫用，故曰备急。）

※ 小承气汤：大黄10g（后下），厚朴13g，枳实7g——方中

大黄荡涤导滞，攻积泄热；厚朴，利气除满；枳实，通利腑气，消痞化结——全方具荡涤热结，除满消痞之功。主治肠中积滞日久，与热邪相搏，而致脘腹痞满、撑胀，大便秘结难排等证——本方属轻下剂。加芒硝，名为大承气汤，属重下剂，用于"痞、满、燥、实、坚"俱备的阳明腑实证。

※ **四逆汤**：附子9g（先煎），干姜5—7g，炙甘草7g——逆，有违逆之意；四逆指四肢自指（趾）端向上逆冷；方中附子大辛大热，走下焦，直补命门真阳，为温肾壮阳，祛寒救逆之第一要药，故用于为君；干姜温中散寒，助附子伸发阳气用于为臣；炙甘草甘温补中，其调和之性，缓和、制约姜附之过于燥烈。全方药仅三味，配伍精当，力宏效专，具补命火，温中阳，散寒邪，救逆冷之功。本方常用于全身虚寒性的急慢性胃肠炎（见下利清谷，神疲欲寐，四肢逆冷，舌淡苔白，脉微细弱等症），除此以外，也常用于心肌梗死、心衰、哮喘危证等的抢救。

★ **用药4—5味的方剂（战斗小分队）**

※ **四君子汤**：人参（或党参、太子参）10g，白术10g，茯苓30g，炙甘草7g，生姜3片，大枣2枚为引——方中人参大补元气为君；白术苦温，燥湿健脾为臣；茯苓甘淡，渗湿泻热为佐；炙甘草甘平，和中益脾为使。气足脾运，饮食倍增，化源充沛，气血旺盛，则余脏受荫，色泽身强矣。（本方加陈皮理气和胃，加半夏燥湿降逆，即为六君子汤。所以称其为"君子"，因所用六味药物皆性平，温和，具"君子"之品格，故曰君子也。）

※ **理中汤**：人参（或党参、太子参）10g，白术10g，干姜

10g（炮），炙甘草7g——方中人参补气益脾，故以为君；白术健脾运湿，故以为臣；炙甘草和中补土，故以为佐；干姜温胃散寒，用以为使。以脾居中，故曰理中。本证功能温中散寒，补中健脾，主治虚寒性的脾胃病（急、慢性胃炎、慢性结肠炎、胃下垂等），证见腹痛、腹泻，泻物清稀、呕吐、不渴，或腹满食少，舌淡苔白，脉沉细或迟缓——泄泻较重者白术改用土（灶心土）炒；若虚寒较甚，面色㿠白，畏寒肢冷者，可加制附子9g，以增温阳祛寒之力，加附子者，名附子理中汤。

※ **平胃散**：苍术10g，厚朴13g，陈皮10g，炙甘草7g。每日一剂，加生姜3片，大枣2枚，水煎服——方中苍术味辛性烈，燥湿而强脾；厚朴苦温，除湿而散满；陈皮辛温，理气和胃；炙甘草安抚中州，能补能和，再经蜜炙更增甘润补中之功。——该方燥湿运脾，行气和胃，主治慢性胃炎、消化系溃疡、胃神经官能症等引起的消化不良、腹满腹胀等。

※ **小柴胡汤**：人参（或党参、太子参）10g，柴胡9g，黄芩9g，半夏9g，炙甘草7g，生姜3片，大枣2枚——方中人参配炙甘草、大枣益气扶正，强化脏腑功能；柴胡和解少阳，疏肝解热，黄芩清泻郁热；半夏配生姜和胃降逆止呕；姜、枣相配，调和荣卫——全方和解少阳，疏肝和胃。用于少阳证之寒热往来，胸胁满闷，食欲缺乏，口苦咽干，舌苔薄黄，脉弦而数者。临床上常用此方为基础，经加味扩展，治疗肝胃不和型的慢、糜烂性胃炎、消化性溃疡、胆囊炎等。

★用药多于五味以上的方剂（纵队、兵团级建制）

※**香砂六君子汤**：六君子汤加藿香、砂仁即为本方——具益气健脾、芳香化湿，理气和胃之功。用于脾虚气滞，胃气失和引起的纳呆腹胀、呕吐痞闷、消瘦倦怠、大便稀溏等证。

※**参苓白术散**：四君子汤加炒山药10g，炒扁豆10g，炒薏苡仁10g，莲子肉7g，陈皮9g，砂仁7g（后下），桔梗7g（歌诀：参苓白术扁药陈，桔莲甘草砂薏仁）——治脾胃者，补其虚，除其湿，行其滞，调其气而已。方以四君子汤加山药、薏仁、扁豆、莲肉，在益气扶正基础上，增健脾之力；其茯苓、山药、薏苡仁健脾且能渗湿；其砂仁、陈皮调气行滞；桔梗苦甘入肺经，能载药上浮，又能通天气于地道，使气机得升降而益和——主治脾胃虚弱，食欲不振，身困懒动，中满痞噎，呕吐泄泻等证，此药中和性平，久服补气育神，醒脾养颜，精神焕发。

※**补中益气汤**：生黄芪20—30g，党参10g，白术10g，当归10g，陈皮10g，升麻10g，柴胡10g，生姜3片，红枣2枚（歌诀：补中益气芪术陈，升柴参草当归身）——方中黄芪味甘，性温，为补气之要药，不仅补气且能提气（增强免疫功能；增强机体耐缺氧及应激能力；促进新陈代谢；强化脏腑功能）用以为君，配以党参、白术、炙甘草，补脾益胃（脾胃为气血生化之源，脾胃强健，则正气自能充盛），强化中州，三药为辅，增强黄芪补气之力；其陈皮理气化滞；其升麻、柴胡，皆俱升阳举陷之功，加以参芪之强大补气、提气之力，使下陷之气得以提升；气能生血，气虚则血弱，故用当归补血养营。诸药合用，整方具补中益气，升阳举陷之功，常用于治疗胃下垂、子宫下垂及脱肛诸证。本方

也常用于脾胃虚弱，气血双亏所致的大热证，因所用药物大都甘温，故有"甘温除大热"之称谓。

※**藿香正气散**：藿香10g，苏叶10g（均后下），白芷10g，大腹皮9g，茯苓30g，炒白术10g，姜半夏9g，陈皮9g，厚朴9g，桔梗9g，炙甘草7g（歌诀：藿香正气腹皮苏，甘桔陈苓术朴俱，夏曲白芷加姜枣，风寒暑湿并能驱）——方中藿香芳香化湿，解表和中，醒脾开胃；苏叶、白芷，发散寒邪，兼化湿滞；厚朴下气宽中，燥湿和胃；大腹皮，理气宽中，消滞除胀；陈皮、半夏理气和胃，降逆止呕；桔梗，宣肺和胃，通利咽膈及食道；其茯苓、白术、甘草、红枣健脾助运。诸药合用，共奏解表散寒、健脾和胃，芳化湿邪，消滞止呕之功——本方是治疗四时感冒，外有风寒表证（寒热头痛），内有寒湿中阻（胸膈满闷，脘腹疼痛，呕吐泄泻）等证的常用方剂，尤其是夏月时感，肠胃不和，用此方治疗常获桴鼓之效，其成药市场广为销售，由于疗效确凿，用之方便，受到广大患者的认可和青睐，成为千家万户养生保健的必备药品。

※**保和丸**：茯苓30g，姜半夏9g，山楂10g，神曲9g，莱菔子13g，连翘9g，麦芽13g，神曲9g（歌诀：保和苓夏与神曲，卜翘麦芽曲陈皮）——方中茯苓健脾渗湿；半夏温、燥兼备，和胃而健脾；陈皮，健脾化痰，和胃降逆，行气宽中；山楂性温味酸，善消油腻腥膻之食；莱菔子辛甘，下气而消面食；麦芽咸温，消谷软坚，能化积滞；神曲辛温，能消酒食陈腐之积；饮食停滞，湿蕴日久，必郁而化热，故用连翘散结而清热。全方具健脾开胃、消导化积之功。主治饮食停滞，脾胃失和，消化不良，脘腹胀满

等证。临床多用于小儿消化不良。

※**半夏泻心汤**：半夏9g，黄连3g，黄芩9g，干姜7g，炙甘草7g，大枣3枚，人参10g（歌诀：半夏泻心用连芩，干姜甘草枣党参，苦辛并用消满痞，法在调阳又和阴）—泻心者，必予之于苦，故以黄连为君，黄芩为臣以拟阳而助阴也；散痞者，必治之予辛，故用半夏、干姜为佐（二药皆辛热，具发散之性）；欲通上下，交泰阴阳者，必和其中，故以人参、炙甘草、大枣共伍为使，以补脾和中—本方配伍特点：寒热互用以和其阴阳，辛苦并进以调其升降，补泻兼施以顾全虚实（中医不仅是技术，而且是艺术）—全方寒热平调，消痞散结—主治寒热错杂之脘腹痞证，或伴呕吐，或肠鸣下利。

以上所述近20个大大小小的方剂，都是治疗肠胃病的常用基本方，用军事家的眼光来看，这些基本方也可视为对胃肠病病魔作战中常用的基本"作战单元"。由于疾病的复杂性，病魔的顽固性、多变性及狡诈性，一两个"作战单元"难于取得战斗的胜利，往往需要多个"特战队"、多个"战斗小组"，甚至多个"纵队"，多个"兵团"集中使用，联合作战，才能最终战而胜之，获得疾病的彻底治愈。下边我们结合几个典型病案（成功战例）的讲解，进一步演示治疗胃肠病的组方用药经验。

1. 胃脘痛（慢性浅表性胃炎）案

高某某，女，39岁，孟津县莲庄乡农民，1989年5月29日初诊。患者20年来，常胃脘疼痛，胃钡餐透视及胃镜检查均示"慢性浅表性胃炎",屡服胃仙 U、香砂养胃丸，口服庆大霉素等治疗，曾一度好转，1 个月前因贪食"凉皮"致病情加重。刻诊：胃脘持续疼痛，伴胃脘痞满撑胀，泛吐清水痰涎，恶心、口黏，纳呆、呃逆、大便溏不成形；舌质淡红，苔白厚腻，脉弦滑。证属寒痰停滞，脾胃失和，升降失调。治宜温中化痰，健脾和胃，升清降逆。方用香砂六君子汤合理中汤化裁：党参 10g，陈皮 9g，半夏 9g，茯苓 30g，竹茹 9g，白术 10g，八月札 15g，木香 9g，干姜 5g，吴茱萸 7g，白豆蔻 9g，炙甘草 6g。7 剂，每日一剂水煎服。

6 月 6 日诊：服上药后泛酸吐诞消失，呃逆停止，恶心、胃脘痛减轻，饮食有增。现胃脘痞闷胀满，口黏口苦，大便成形，但黏腻不爽；舌质红，舌苔黄腻，脉弦滑。脉证合参，说明中焦寒气得散，却有化热趋势，今痰热困遏中焦，阻滞脾胃升降，遂现是证。治宜化痰和中，辛开苦降之法：陈皮 10g，半夏 9g，茯苓 15g，枳实 9g，竹茹 9g，黄芩 9g，黄连 6g，八月札 15g，白术 9g，蒲公英 10g，砂仁 9g，杏仁 9g，白蔻仁 9g，炙甘草 6g。每日一剂水煎服。

6 月 21 日诊：连服上方 14 剂，脘腹痞闷胀痛基本消失，口苦口黏亦消，大便转调，唯时而泛酸，嗳气，遂宗上方去杏仁、白蔻仁、八月札，加吴茱萸 7g，柴胡 9g，海螵蛸 15g，川贝 10g 继服。

又服 20 余剂，诸症皆除，追访半年，体健如常。

按：慢性胃炎多病程长久，缠绵难愈。根据叶天士提出的"胃痛久而屡发，必有凝痰聚瘀"等宝贵经验，参考胃镜下所见胃黏膜充血水肿及病变局部粘着灰黄色或灰白色黏稠渗出物等特点，可以认为慢性胃炎乃痰浊致病。临床辨证可参考渗出物的颜色、性状及其他镜下表现，如渗出物稠黄则偏热；渗出物偏白则偏寒；充血水肿是湿滞血瘀之象；至于黏膜淋巴小结形成，上皮化生，萎缩性胃炎的黏膜颗粒及结节隆起，皱襞增粗，息肉及假息肉形成等，均为痰凝血瘀，痰瘀结聚日久所致。因此，治疗上拟用化痰散结，活血化瘀之法。父常用温胆汤合半夏泻心汤化裁治之。

应当注意的是，慢性胃炎病久必脾胃虚弱，加之有痰湿，故治疗中，不可过用行气、苦寒及破瘀之品，以免耗伤气血，更伤脾胃。半夏乃本病治疗之主药，但有寒痰、热痰之别，故寒痰宜用姜半夏；热痰宜用竹沥半夏，若无竹沥半夏，可另冲服鲜竹沥代替。

2. 胃脘痛（慢性糜烂性胃炎合并十二指肠球部溃疡）案

牛某某，男，54岁，2004年2月26日初诊。患者18年前始患胃病，常胃脘疼痛，久治不愈，近3年不但疼痛频繁加重，而且大便时常下血，特转求中医诊治。刻诊：右上腹持续疼痛，每饥饿或后半夜疼重，常在睡眠中疼醒，伴乏力、腹胀、纳呆、消瘦、大便色黑，如柏油状。我院电子胃镜提示：胃底黏膜充血水肿，散在渗出红斑；胃体充血糜烂；十二指肠球部溃疡。脉沉无力，舌质淡红，舌苔黄厚。证属脾气虚弱，胃失和降，中焦郁热，灼伤胃络。治宜益气健脾，辛开苦降，清热和胃，止疼止血。处方：生黄芪25g，半夏9g，黄芩10g，黄连7g，白术10g，茯苓30g，木香9g，三七粉7g，杏仁9g，白及9g，海螵蛸15g，鸡内金10g，蒲公英15g，元胡15g，白芍30g，炙甘草9g。

2004年3月9日诊：上方连服14剂乏力显减，柏油便消失，仍疼痛、腹胀。治宗上方加砂仁、佛手各9g，生蒲黄7g，五灵脂7g。

2004年4月16日诊：上方连服30余剂，疼痛显减，腹胀亦减，仍宗上方稍做加减：党参10g，白术10g，陈皮9g，半夏9g，黄芩10g，黄连6g，吴茱萸6g，海螵蛸15g，木香9g，白芷9g，杏仁9g，生蒲黄6g，五灵脂6g，蒲公英10g，炒白芍30g，炙甘草9g。

2004年7月12日诊：上方连服60余剂，胃疼基本消失，腹胀亦消，食量大增，体重较疗前增7kg，精神明显好转，继以黄芪健中汤合香砂六君子汤化裁，又服30余剂。胃镜复查证实，"胃内及十二指肠未见炎性及溃疡病灶"。

追访至2001年未见复发。

按：本案诊断为"慢性糜烂性胃炎合并十二指肠溃疡"。脉证合参，其病机为："脾气虚弱，胃失和降，中焦郁热，灼伤胃络"所致。方选黄芪建中汤合半夏泻心汤、失笑散、左金丸、香砂六君子汤等化裁，其黄芪建中汤益气健脾、和中缓急；其半夏泻心汤加蒲公英，旨在辛开苦降、清泻郁热；其失笑散配三七粉、元胡、白芷等，再配以芍药甘草汤，力主活血化瘀、止血止疼；其左金丸，既辛开苦降，清泻郁热，又制酸和胃；待诸症皆除，最后用香砂六君子汤健脾和胃，平和收场，善后巩固。纵观全方，补中有清，清中有和，活瘀不破血，止血不留瘀；在标本兼顾中，充分体现"急则治其标，缓则治其本"的原则。统观整个治疗过程，法度严谨，配伍精当，堪称理法方药丝丝相扣的典范。

3.腹胀、纳呆（慢性萎缩性胃炎合并胃窦炎）案

见前文《谈谈胃病的中医治疗》中相关案例。

按：慢性萎缩性胃炎，临床上常视之为癌前变，可见其病情凶顽，治愈颇难。本案，立足中医辨证，治之予"益气和中，滋阴养脾，健胃降逆，通降腑气"，坚持用药半年余，竟获痊愈。此治的成功，除辨证准确，药证相符的基本经验外，另有几点特别值得我们推崇和效法：1.面对这样的顽疾，既求中医诊治，那么医者，一定要坚守中医理念，坚持中医辨证，千万莫受西医诊断蛊惑，在西医诊断"误导"下用药，如选择中药去"消炎"，去"抗癌"，如若背离中医立场，违背辨证施治原则，将徒劳无益。2.治疗这样的顽疾，一定要立足长远，从长计议，就是要从思想上准备打持久战，对此，不仅医者要心知肚明，而且要告诉患者：此病要想彻底治愈，需要一个漫长的疗程，要有信心和耐心，需要坚强和毅力，必须坚持用药，坚持就是胜利，取得患者的长期配合，至关重要。3.在从长计议的基础上，用药要守法守方，不可朝令夕改，乱了方寸。4.脾胃虚弱到那种程度，用药宜"平"、宜

"和"，应轻剂缓图，不可量大和孟浪；宜"滋"、宜"养"，不可大苦、大寒、大辛、大热，以免招致药物性的伤中损胃。

4.脑膜瘤术后纳呆、呕吐、呃逆案

张某，女，57岁，洛阳偃师市大口乡居民，2015年7月17日初诊。患者半年前经常后头胀痛，甚则剧痛难忍，曾求诊于河南省人民医院，经核磁共振检查，诊断为"后颅窝脑膜瘤"，当年3月2日于该院做了切除术，术后后脑疼痛消失而出院回家调养，继之出现纳呆、恶心，经当地医院西药治疗月余无效，5月1日再次入住省人民医院，电子胃镜检查提示：慢性红斑性全胃炎伴胆汁反流。复经西药治疗48天，先后花费近10万元始终未获显效，形体日渐消瘦（体重由入院前的60多kg，降至40多kg），每日靠输生理盐水、葡萄糖及其他营养液维持，生命奄奄一息，遂出院返回老家欲安排后事，无奈之时经他人举荐求诊于余：患者坐轮椅，被家属推着来诊，神情萎靡，消瘦异常，面色萎黄，黯淡无光；无力言语，欲言而发不出声。家属代诉：不能进食，粒米难进，滴水难饮，每进食或饮水则呕哕不止，伴呃逆频作，口苦，腹胀，两胁撑痛，十多天未大便，至今毫无便意；舌质暗淡，舌苔薄黄；脉沉微；脘腹触诊柔软，无疼痛。脉证合参，其中医病机为：元气虚馁，肝胆郁热，气逆犯胃，腑气不通，脾胃不和，胃气不降。治宜益元扶正，疏肝清胆，健脾调中，和胃降逆，通降腑气。生晒参13g，丹参、北沙参、柴胡、黄芩、姜半夏、桔梗、旋覆花、砂仁（后下）、佛手各9g，白术10g，枳实3g，吴茱萸5g，陈皮、

焦三仙、厚朴各13g，茯苓30g，藿香7g，炙甘草9g，生姜3片，大枣7枚。每日一剂水煎服。嘱其每次少量（10—15mL）饮服，每日分6—10次频服。

2015年8月15日诊：上方服10余剂呕哕渐止，呃逆亦失，又服10余剂，能进少量饮食，精神好转，言语能以出声，现乏力、神疲、口干、口苦，食不知味，时泛酸，大便秘结不畅；舌质暗红，舌苔薄黄；脉沉无力。治宜益气扶正，疏肝清胆，健脾和胃，通降腑气。处方：生晒参12g，北沙参10g，柴胡9g，黄芩9g，姜半夏9g，白术10g，枳实5g，厚朴13g，陈皮10g，海螵蛸10g，浙贝母13g，竹茹9g，砂仁9g（后下），焦三仙各13g，石斛15g，茯苓30g，炒莱菔子9g，炙甘草9g，生姜3片，大枣7枚。每日一剂水煎，每次少量，每日分多次饮服。

2015年8月29日诊：连服上方14剂，口干、口苦及泛酸均消失，精神继续好转，语声较前洪亮，便秘好转。现仍食欲欠佳，时恶心，大便费力不畅。治以健脾和胃，降逆止呕为主，兼以通降腑气。处方：生黄芪25g，太子参15g，白术10g，茯苓30g，陈皮13g，藿香、砂仁（前两味均后下）、姜半夏、厚朴、佛手、焦三仙、炒莱菔子各9g，石斛20g，鳖甲粉5g（冲服），枳实7g，沉香颗粒3g（冲服），炙甘草9g，生姜3片，大枣5枚。每日一剂水煎，每日分多次饮服。

2015年9月11日诊：连服上方14剂，胃口大开，饮食大增，面色较前红润，话语增多，与人交谈时神气十足。近口腔溃疡此起彼伏，偶尔稍稍恶心。治仍以健脾和胃为主，兼以清泻胃热，通降腑气。处方：太子参15g，玄参10g，白术12g，茯苓30g，陈皮9g，清半夏9g，藿香、砂仁（前两味均后下）、陈皮、清半夏、竹茹、佛手、厚朴、鸡内金各9g，枳实、升麻各7g，石斛、蒲公英各15g，焦三仙各13g，生甘草5g，生姜3片，大枣7枚，每日一剂水煎服。

2015年9月23日诊：连服上方10剂，口疮愈，呕恶止，饮食大增，精神转佳，已甩掉轮椅，在家人陪伴下自行来诊。刻诊：痰多，难以咯出，大便不爽，余无异常。舌质暗红，舌苔薄黄略腻；脉沉无力。治仍以益气扶正、健脾和胃为主，兼以化痰利咽，通降腑气：生黄芪25g，太子参、陈皮、焦三仙各13g，炒白术、鸡内金各10g，茯苓30g，砂仁（后下）、北沙参、桔梗、竹茹、佛手、清半夏各9g，枳实5g，炒莱菔子、厚朴各15g，炙甘草9g。每日一剂水煎服。

半个月后，患者打来电话深表感谢，称连服上方10余剂，诸症皆除，病告痊愈，不但生活恢复自理，而且能从事一般家务劳动。

追访至2016年元月无恙。

按：该患者粒米难进，滴水难饮数月有余，生命靠输液维持，可谓病情重笃，奄奄一息！根据脉证及西医检查结果，分析其中医病机，首先是本虚，主要责之元气虚衰（故精神萎靡，无力言语），胃气将绝（故粒米难进，滴水难饮）。其次是标实，具体体现在胃不受纳、胃气上逆而呕哕、呃逆；脾不健运、腑气不通而腹胀；胆气犯胃而口苦、两胁撑胀。综观整个病情，以虚为主，以实为次。治疗首当补元气，健脾气，养胃气。在扶正固本、防止虚脱的前提下，疏肝清胆，和胃降逆，通降腑气，方用小柴胡汤、香砂六君子汤、枳术汤、丹参饮等融合化裁，加减续服10余剂，呕哕渐止，呃逆渐停，且能少量饮食，可谓初战告捷，大获奇效！

及至三诊，当胆经郁热得清，肝气犯胃得以解除（口苦、两胁撑胀消失）之后，专以健脾调中，和胃养胃。如是主次分明，步骤有序，逐步转危为安，并终获痊愈。

整个治疗过程中，始终把扶正固本放在首位，立足于稳，轻剂缓图，用药十分谨慎。如当需要通腑气时，仅用枳实、厚朴、炒莱菔子等，弃用大黄，恐其苦寒伤胃；且枳实用量仅3—5g，使其不至于伐气伤正，此细微之处，足见医者组方用药之匠心。

通过以上方药的解析以及临床用于"实战"范例的具体讲解，我们有没有"用药如用兵"的感觉。不但有，而且很深刻，很生动。在同病魔的"战争"中，指挥"千军万马"的统帅就是我们医生。指导"病魔战争"的学术理论基础是"阴阳五行学说"和"脏腑经络学说"；指导"病魔战争"的战略思想是："整体观念""辨证施治""扶正祛邪""求本论治"；"病魔战争"中的战术原则是，对急性病的速决战（果断出击，重兵围剿，截断扭转，速战速决），对慢性病的"持久战"（久病缓图，从长计议，用药轻柔，和风细雨）；具体"作战"中常用的"战法"是：1.中药内服法，汗法、吐法、攻下法、调和法、温法、清热法、消导法（汗、吐、下、和、温、清、消）；2.中药熏蒸法；3.膏药外贴法；4.中药灌肠法等。

今天上午的课程就讲到这里。特献诗一首，作为结束语：

古曰用药如用兵，

阴阳谋略寻内经。

五行运筹布全局，

降魔胜算在辨证。

乔振纲老中医五步辨证法治疗溃疡性结肠炎的经验

乔　俭

乔振纲教授是第五批全国老中医药专家学术经验继承指导老师，擅长治疗内科各种疑难杂症。笔者曾有幸侍诊乔师，观察其对溃疡性结肠炎的治疗经验，受益颇多。其从标本辨证的观念入手，细致分析此病的发病因素，病理机制，症状表现，而后归纳出此病的治疗思路，分别是：1.明晰病因，2.分辨湿热，3.厘清虚实，4.调理阴阳，5.兼以活血。此五步按疾病的发展态势贯穿治疗全程。现将其临床治疗溃疡性结肠炎的经验介绍如下：

一、明晰病因，辨病归证

西医认为，溃疡性结肠炎是一种病因尚不十分清楚的直肠和结肠慢性非特异性炎症性疾病。病变主要限于大肠黏膜与黏膜下层。临床表现为腹泻、黏液脓血便、腹痛。多呈反复发作的慢性病程。本病病位在肠，初期多因情志不畅、肝气郁结、犯及脾胃；或因饮食不节，过食肥甘；或因湿热之体复饮食生冷以致脾胃损伤，导致脾失健运，清浊不分；或因感受暑湿热毒之邪，从而湿热毒邪内蕴，下迫肠道，气血凝滞，壅而化脓；出血日久，亦必耗血伤阴。久病入络，可致瘀血内阻；病久脾肾阳虚，清阳不升而中气下陷，温运无力而肾关不固。溃疡性结肠炎属于中医的"痢疾""泄泻""便血""肠癖"等范畴。乔师认为，中医治疗此病，入手之初务必明晰病因，辨病归证，用中医思维去认知此病，然后才好辨证治疗。

二、分辨湿热，调和脾胃

乔师认为本病初起，多感受外邪致泻，以暑、湿、寒、热较为常见，其中以湿邪最为多见，因脾恶湿而喜燥。或外感湿邪；或饮食过量、停滞不化；或恣食肥甘，湿热内蕴；或误食生冷不洁之物等，最易困阻脾土，脾失健运，水谷混杂而下，以致发生泄泻。故有"湿多成五泄"和"无湿不成泻"之说。其他寒邪和暑热之邪，亦可侵袭肺卫，从表入里，使脾胃升降失司，亦可直接损伤脾胃，导致运化失常，清浊不分，引起泄泻，但仍多与湿邪相兼而致病。清沈金鳌《杂病源流犀烛·泻泄源流》说："湿盛而殆泄，乃独由于湿耳，不知风、寒、热、虚虽皆能为病；苟脾强无湿，四者均不得而干之，何自成泄？是泄虽有风、寒、热、虚之不同，要未有不源自湿者也。"乔师认为，此病用药之初，当判断湿邪寒热之别，使得方药的组成寒热得宜，切忌温燥、寒凉过甚，中伤脾胃之气，耽误治疗，迁延病程。湿热之辨，当厘清湿之寒热轻重，是否间杂食滞。此步分三型辨证施治：

1.热毒蕴结

治法：清热除湿。

方药：葛根芩连汤加减。

本方重在清化肠中湿热，升清止泻，方中葛根解肌清热，煨用则能升清止泻；黄芩、黄连清热燥湿；甘草甘缓和中。若发热较著者，可加柴胡、金银花、连翘；若为暑热作祟，可用六一散解暑清热，利湿止泻；若湿邪偏重，胸脘痞闷，渴不欲饮，苔腻时，宜酌加藿香、佩兰、苍术、厚朴、薏仁；若热邪偏重，发热，口渴喜冷饮，苔黄厚，可选加金银花、白头翁、秦皮、黄柏等；伴恶心呕吐者，可加竹茹、陈皮、半夏；大便下血者可用当归、赤芍、白头翁等以养血祛湿，清热解毒，或可用地榆、槐花以凉血止血，炒荆芥以清血中之风，或可用白及粉以泄血分之热并助生肌止血之力。

2.寒湿凝滞

治法：温化寒湿，调气和血。

方药：胃苓汤加减。

胃苓汤可温化肠胃中之寒湿之邪。方中白术、苍术祛湿健脾；

陈皮、厚朴调气散寒，又温通助化寒湿、桂枝温散寒邪、茯苓健脾利湿。若寒邪偏盛、泄下清稀如水样，腹痛肠鸣者，将桂枝改为肉桂9g，加乌药10g，良姜10g以温化寒湿；若小便不利者加猪苓10g；兼暑湿加草果10g、藿香10g、砂仁6g以解暑化湿。

3. 食滞胃肠

治法：消食导滞，调和脾胃。

方药：保和丸加减。

保和丸重在消食化滞健脾和胃。方中山楂、神曲、莱菔子、麦芽消食导滞；半夏、陈皮和胃化湿降气；茯苓健脾渗湿。肉滞重用山楂，面积重用麦芽、莱菔子，谷停可加炒谷芽，如腹胀痛甚，大便泻下不畅者，可加大黄、枳实各6g，槟榔10g以通腑导滞；如积滞化热甚，加黄连6g清热厚肠；如恶心呕吐，加蔻仁10g和胃止呕；如食欲不振，加藿香10g、佩兰10g芳香醒胃；如舌苔垢腻，加苍术10g、薏苡仁15g芳香和渗湿同用，增强祛湿之功。

三、厘清虚实，寒热适宜

溃疡性结肠炎迁延不愈，病症呈现虚像，此时辨证，当分清证属虚寒还是虚热，以便用药得宜。同时由于饮食不化之故，往往会夹杂食积之象，故而用药尚需健脾益气，化湿和中。乔师认为，脾胃虚弱长期饮食失调，或劳倦内伤，或久病缠绵，均可导致脾胃虚弱，因脾主运化，胃主受纳，脾因虚弱则不能受纳水谷和运化精微，以致水反成湿，谷反成滞，湿滞内停，清浊不分，混杂而下，遂成泄泻。虚实寒热之辨，又分两型：

1.脾胃虚寒

治法：温中健脾，散寒祛湿。

方药：理中汤加味。

方中党参、白术甘温健脾益气；干姜温中散寒，振奋脾阳；甘草调和诸药。如腹中冷痛，肢凉畏寒较甚者，上方加炮附子9g，如伴呕吐吞酸，寒热夹杂者，加黄连6g，以兼清热；如小腹拘急冷痛者，上方加小茴香、乌药各6g，以温暖下元，理气止痛。

2.寒热错杂

治法：扶正祛邪，调理寒热。

方药：连理汤加减。

方中以党参、白术、干姜、炙甘草健脾温中；黄连清肠中湿热。综观全方，寒热并用，补泻同施，使寒散热消湿除，正复邪去，诸症自愈。如兼食滞者，加麦芽10g，山楂10g，神曲10g。泻痢休止时可用香砂六君子汤合香连丸健脾益气，兼清余热以巩固疗效。

四、调理阴阳，脾肾同治

乔师认为，脾之阳气与肾中真阳密切相关，命门之火能助脾胃腐熟水谷，帮助肠胃的消化吸收。肾阳虚衰，命火不足，则不能温煦脾土，运化无能，则引起泄泻。此外，"肾为胃关"，若肾阳不足，关闭不密，则大便下泄。如《景岳全书·泄泻篇》指出："肾为胃之关，开窍于二阴，所以二便之开闭，皆肾脏所主，今肾中阴气不足，则命门火衰。阴气盛极之时，即令人洞泄不止也。"除以上因素外，饮水过多，胃肠不能吸收，水留大肠，亦可引起泄泻。

脾肾阳虚

治法：健脾温肾止泻。

方药：四神丸合附子理中汤加减。

或真人养脏肠，四神丸温肾散寒；附子理中汤温肾健脾，方中附子、补骨脂温补肾阳，理中汤合吴茱萸、肉豆蔻温脾暖中，五味子涩肠，合用可温肾暖脾止泻。真人养脏汤温补脾肾，收涩固肠。方中以党参、白术、炙甘草温脾益气；肉桂，肉豆蔻温肾暖脾散寒止泻；广木香以调气；白芍则缓急止痛；当归和血；诃子、罂粟壳收涩固脱。全方温暖脾肾，收涩固脱，调和气血并用，用于泻痢日久，肠中积滞已去，呈现虚泻滑脱者，甚宜。如下腹隐痛加吴茱萸10g，香附10g；如腹痛加狗脊10g，菟丝子10g；如久泻不止，兼见脱肛者，上方加生黄芪15g，升麻10g，以升阳益气固脱；若久泻不愈，由阳及阴，脾肾阴虚者，又当填阴之剂，加天门冬15g，黄精15g，麦冬10g。

五、疏理气机，兼以活血

乔师认为，情志失调，脾气素虚，或原有食滞，或本有湿阻，但未至发病，复因情志失调，忧郁恼怒，精神紧张，以致肝气失于疏泄，横逆乘脾犯胃，脾胃受制，运化失常，而成泄泻。若患者情绪仍抑郁不解，其后即便没有食滞、湿阻等因素，每遇大怒或精神紧张，即发生泄泻。故而疏理气机对于治疗此病大有裨益。此外，寒热湿滞蕴结曲肠，病久入络，瘀阻络伤，均可导致泄泻便下黏液、脓血。所以，此病兼以活血，对疾病的恢复也很重要。此步共分两型：

1.肝郁脾虚

治法：抑肝扶脾、理气化湿。

方药：逍遥散合痛泻要方加减。

两方合用共奏疏肝健脾之功。方中柴胡、白芍、青皮疏肝理气，缓急止痛；白术、茯苓、陈皮、山药理气健脾祛湿；防风、薄荷舒肝养肝，醒脾燥湿；甘草缓急而调和诸药。若两胁胀痛，脉弦有力，上方加元胡10g，郁金10g以疏肝止痛；便秘和腹泻交替发作，则上方加槟榔10g，沉香6g以疏导积滞；如腹胀腹痛者，上方加枳实10g，厚朴6g以行气消胀；嗳气呕恶为肝气犯胃，胃气上逆，则上方加旋覆花10g，丁香10g以降逆止呕；如脾虚较重，腹泻次数增多，则上方加党参15g，升麻10g以升补脾气。

2. 瘀阻肠络

治法：化瘀通络、止痛止血。

方药：少腹逐瘀汤加减。

少腹逐瘀汤重在化瘀通络、和营止血。方中蒲黄、五灵脂、当归、川芎配合为方之主要组分，活血化瘀，养血生新；香附、乌药、枳壳、元胡、制乳没行气活血定痛；肉桂、干姜、小茴香温经散寒行瘀，肠络瘀血得散则泄泻、腹痛自止。如气血瘀滞，化为脓血，大便挟有赤白黏冻，可合白头翁汤同用，以清热凉血；兼食滞加槟榔10g，山楂10g以消食导滞；如挟有瘀阻者，以滞下黏液为主，本方合桂枝五苓散同用，以温化痰湿；如大便暗红色较多，上方加三七粉3g（冲服），大黄炭10g以凉血止血；如气虚明显，见神疲、乏力、肢倦者，加党参10g，白术10g，以益气行血。

3. 病案举例

赵某，男，47岁，干部。于2012年8月就诊。患者自诉患病已有3年，现在主要症状为：午后感觉头晕身倦，心悸胸闷，腹胀纳差，每日腹泻达5—6次，完谷不化，脘腹部隐痛喜按，神疲倦怠，面色萎黄，时而自汗，舌质淡苔白，脉弦细无力。西医经胃肠钡餐、电子肠镜检查后，诊断为溃疡性结肠炎。乔振纲教授用自拟服九味止泻散予患者口服。处方：海螵蛸150g，吴茱萸20g，黄连50g，补骨脂100g，白及150g，炒蒲黄80g，石榴皮80g，乌梅肉100g，炒山药150g。上面九味药共为细末。每次服5g。用药20多天之后，患者复诊，诉腹泻次数已经减少至每日2—3次，食纳见增，消化好转，体重略有增加，余症亦减，脉象缓而有力。此乃脾胃运化功能逐渐恢复之兆。嘱其继服前药，3个月后，终获痊愈。此例患者为胃肠道功能运化失调，故表现为腹泻以及完谷不化。水谷精微不能化生营卫气血，故现头晕身倦，心悸胸闷等，面色萎黄、自汗、脉弦细无力是气血不足所发。治疗此证当补脾胃之阳，涩肠止泻。只有精微得化，气血充足，营卫循行方能流利。次方重用山药、海螵蛸、乌梅肉，意在补脾胃之气。海螵蛸、白及、蒲黄、酸涩收敛，生机祛腐；石榴皮酸涩温，涩肠止泻，减少肠道蠕动频率。六药共用，故而病虽日久，然收效甚速。

虚实为纲治疗溃疡性结肠炎117例的经验总结

乔振纲

溃疡性结肠炎属祖国医学泄泻、肠淋、久痢、滞下等范畴。本病脏腑定位"标在大肠，本在脾肾，并与肝、肺相关"；本病定性，初期以实为主，病程日久由实转虚，或虚实夹杂，或以虚为主。属实者，多责之肝郁气滞、湿热结聚；属虚者，责之气虚、阳虚、脾虚、肾虚。对本病的治疗当以虚实为纲，视"实证为主""虚证为主"和"虚实夹杂"之不同类型，分型辨证施治，先后治疗117例，取得较好疗效，现将治疗结果及基本经验总结于后。

一般资料本组117例均具有腹泻、腹痛的临床表现，皆经乙状结肠镜检查确诊。其中男性49例，女性68例，最大年龄78岁，最小19岁；病程最长35年，最短3个月；疗程最长11个月，最短半个月。

辨证治疗

1.实证为主

（1）偏于湿热：证以大便黏腻，夹带脓血，里急后重，肛门灼热为特点。治宜清热化湿，调畅气机，兼以凉血活瘀，方用葛根芩连汤合白头翁汤、芍药汤化裁：葛根、白芍、败酱草各30g，黄芩、黄连、秦皮、厚朴、槟榔、木香各9g，白头翁15g，焦山楂13g。恶心明显者酌加陈皮、半夏；纳呆明显者，酌加砂仁、鸡内金；腻苔难化者酌加藿香、杏仁、佩兰。

（2）偏于寒湿：证以少腹冷痛或揪痛，大便稀溏，夹带白色黏液或黏冻为特点。治宜温中散寒，醒脾化湿。方用理中汤合平胃散化裁：党参、白术、干姜、苍术、厚朴、陈皮、木香各9g，防风20g，炒薏苡仁15g，吴茱萸、甘草各6g。疼痛明显者加炒白芍、乌药；黏腻不爽者加杏仁，白蔻仁；四肢逆冷者加桂枝。

（3）偏于气滞：证以少腹坠胀，痛则欲厕，便后痛减，大便溏而不爽为特点。治宜疏肝理气，健脾燥湿。方用四逆散合痛泻要方等化裁：柴胡、枳实、黄连、芍药、青皮、陈皮、白术各9g，防风、薏苡仁各15g，白芍30g，败酱草20g。伴嗳气，呃逆者加半夏、丁香；里急后重者加槟榔、木香；脓血便明显者加三七粉5g（冲服）、黑地榆、生槐花、黑槐花各15g；纳呆明显者酌加焦山楂、神曲、鸡内金。

2.虚证为主：证以大便频溏、夹带黏液，甚者完谷不化，五更泄泻为特点。

（1）偏于脾虚：伴纳呆，腹胀，乏力，神疲。治宜益气健脾，升清止泻。方用补中益气汤合参苓白术散化裁：生黄芪、煨葛根、茯苓各30g，白术、炒薏苡仁各10g，山药、白扁豆各15g，太子参、焦山楂各13g，砂仁、莲子肉、陈皮各9g，升麻、炙甘草各6g。

（2）**偏于肾虚**：伴头晕耳鸣，腰膝酸软，畏寒肢冷，性机能减退等，方用四神丸合真人养脏汤、附子理中汤化裁：人参7g，附子、补骨脂、吴茱萸、肉豆蔻、五味子、木香、诃子肉、砂仁各9g，乌梅肉10g，山药15g，炙甘草6g。若滑脱不禁者，酌加赤石脂或炒罂粟壳。

（3）**脾肾俱虚**：当脾肾双补，方用补中益气汤、参苓白术散合四神丸、附子理中汤化裁。

3.**虚实夹杂**：本病反复发作，由实致虚，或治之不当损伤脾胃之阳。症见少腹下坠，隐痛绵绵，喜暖惧凉，得温痛减，大便溏而不爽，夹带黏液，舌质红，苔或黄或白，根部厚腻，脉沉弦无力。方用四逆散合参苓白术散、葛根芩连汤化裁：柴胡9g，枳壳9g，白芍20g，太子参13g，白术10g，茯苓30g，山药10g，白扁豆9g，砂仁9g，薏苡仁10g，桔梗9g，姜黄连9g，煨葛根30g，败酱草30g，腹胀明显者加香附9g，川厚朴9g；脓血便明显者，加黑地榆9g，生、黑槐花各15g。

疗效标准

临床治愈：治疗后，腹泻、腹痛主症消除，乙状结肠镜复查病灶消失，追访半年以上未复发者；

显效：主症3个月内消失，肠镜复查病灶明显改善者；

有效：主症减轻，但效不持久，仍不时复发者；

无效：服中药15剂以上，病情无任何好转者。

治疗结果见附表。

溃疡性结肠炎疗效统计表

证型		例数	痊愈	显效	有效	无效	有效率
实证为主	偏于湿热	29	9	8	12	0	100%
	偏于寒湿	15	4	4	6	1	93%
	偏于气滞	18	3	5	8	2	89%
虚证为主	偏于脾虚	11	3	3	4	1	91.00%
	偏于肾虚	27	6	9	10	2	93.00%
	脾肾俱虚	17	3	5	6	3	87.00%
合计		117	28	34	46	9	92.30%

病案举例

1. 戴某，女，55岁，工人。1990年11月5日初诊。3年来经常便下脓血，曾伴右下腹坠痛，肠镜查示：溃疡性结肠炎，屡服氟哌酸（诺氟沙星）、庆大霉素等可获效一时，不久即复发。刻诊：便下脓血，红多白少，黏滞不爽，少腹坠痛，里急后重，痛则欲厕，便后痛减。大便常规检查：脓球（++），红细胞（+++）。舌红苔黄腻，脉弦滑数。证属湿热蕴结，气机阻滞。治宜清热化湿，凉血活瘀，调畅气机。处方：葛根30g，黄芩、黄连、秦皮、木香各9g，大黄7g，槟榔13g，焦山楂10g，白头翁、生槐花各15g，白芍、败酱草各30g，上方为宗加减续服17剂，脓血便消失，少腹坠痛、里急后重皆愈，继用香砂六君子汤善后巩固。半年后追访未复发，肠镜复查证实溃疡病灶消失。

2. 于某，男，78岁，工人，1991年11月4日初诊。患溃疡性结肠炎已7年，3年前经我科中药治疗一度好转，近半年复发加重。刻诊：大便频溏，每日5—7次，溏而爽利，夹带少量黏液，甚则完谷不化，黎明即泻，来势急迫，泻后舒适，伴畏寒肢冷，纳呆腹胀，乏力神疲，舌淡、苔白略腻，脉濡弱。证属命火衰微，脾失温煦，腐熟不能，清气下陷。治宜补命火、温脾阳为主，兼以升清固肠。处方：生黄芪、山药各15g，白术、肉豆蔻、赤石脂、补骨脂各10g，茯苓30g，制附子、吴茱萸、炒罂粟壳各9g，升麻9g，焦山楂13g，甘草5g。上方出入续服30余剂，大便成形，诸症皆除，继以补脾益肠丸配四神丸续服3个月，肠镜复查：溃疡病灶消失。

讨论

1. 对本病辨证明确提出以虚实为纲，抓住其病机本质，可谓一箭中的。所谓实，指腹痛下坠和脓血便言。据笔者经验有一分腹痛，便有一分实证，有一分下坠，便有一分实证，有一分脓血，便有一分实证，大便黏滞不爽亦为实证表现。所谓虚，一指全身状况言，多伴乏力神疲，头晕耳鸣，腰膝酸软，形体消瘦，纳呆腹胀等；二指无腹痛、下坠的临床表现；三指大便情况，大便虽溏，但溏而爽利，虽有黏液，但无脓血，虽完谷不化，但气味不臭，虽便次较多，但无里急后重。属实者，以中青年多见，责之于湿热互结，寒湿互阻，气滞血瘀；属虚者，以老年人多见，责之于气虚、阳虚、脾虚、肾虚。实证为主者，"急则治其标"，治以清热化湿，温化寒湿，疏肝调气，凉血活瘀；虚证为主者，"缓则治其本"，治以益气健脾，温阳补肾。如此，虚实为纲，标本分明，治疗有序，药中肯綮，疗效自然确切。

2. "脾虚""湿蕴"乃本病本虚标实之具体体现，它贯穿于病情发展的全过程，从这个意义上讲，其"实证为主"和"虚证为主"的分型均有一定相对性，并非绝对无虚，也并非绝对无实，虚实夹杂者更为多见，只是虚实偏重有所不同罢了。对此，医者必须心中明了，以便全面把握病机性质，权衡用药分寸。

3. 不能囿于西医炎症诊断，不问青红皂白一味清热消炎，滥用苦寒之品，以免更损中阳误犯虚虚之诫。

4. 不能一见大便稀溏和次数增多，就一味固涩止泻，在病之初期，当肝郁气滞，湿热互恋之际，涩敛之品更属禁忌，用之，则酿闭门留寇之弊。

5. 适当应用活血化瘀之品，可增强疗效，但应适可而止，恰到好处，特别应慎用桃仁、红花等破血之品。

治疗呼吸系统常见疾病的方药解析

乔振纲

如果说肠胃病在农村各种疾病中是位居第一的常见病和多发病，那么，呼吸系统疾病则是位居第二的常见病和多发病。下午的时间，我们着重围绕呼吸系统常见疾病的治疗方药进行学习和解析。

一、常用药物

▲扶正类：

益气：黄芪、人参（或党参、太子参）、黄精、炙甘草

养阴：沙参、麦冬、玉竹、石斛、五味子

健脾：白术、山药、薏苡仁

▲化痰类：

温化寒痰药：半夏、天南星、白附子、白芥子、旋覆花、皂荚、桔梗、橘红、石菖蒲

清化热痰药：贝母、瓜蒌、竹茹、竹沥、前胡、葶苈子、天竺黄、礞石、白矾。

利湿化痰药：泽泻、薏苡仁、车前子、茯苓。

宣肺化痰药：款冬花、紫菀、枇杷叶、紫苏子、杏仁、麻黄、马兜铃。

▲**宣利肺气药**：麻黄、陈皮、瓜蒌、桔梗、杏仁。

▲**清泄肺热药**：黄芩、金银花、连翘、知母、桑白皮、百合、生地、桑叶等。

二、常用方剂

▲**二陈汤**：姜半夏9g，茯苓30g，陈皮10g，甘草7g（歌诀：二陈汤中半夏君，茯苓甘草和陈皮）—方中半夏，辛温、性燥，燥湿化痰，降逆止呕，为君。用姜制者，旨在加强温中散寒，降逆和中之力；茯苓，陈皮性温，理气化痰，用以为臣；茯苓甘淡，健脾渗湿，用以为佐，使以甘草健脾和中—全方燥湿化痰，理气和中。（方中陈皮、半夏二味，存放日久者，无燥烈之弊，越陈越好，故曰"二陈"）—本方为化痰和胃的基础方，广泛用于治疗各种痰证：如属风痰者，加炙南星、白附子以祛风化痰；属寒痰者，加干姜、细辛以温化寒痰；属热痰者，加瓜蒌、竹黄、黄芩；属食痰者，加莱菔子、山楂，消食化痰；属顽痰者，加礞石、海浮石以攻逐深伏之痰。

▲**止嗽散**：桔梗9g，前胡10g，炙紫菀9g，荆芥9g，炙百部9g，陈皮10g，甘草5g（歌诀：止嗽散中桔梗前，紫菀荆芥百部

选，陈皮甘草共为末，姜汤调下三钱）—方中桔梗、陈皮，理气宣肺以祛痰；前胡肃降肺气以祛痰止咳，百部，温润肺气，化痰止咳；紫菀，润肺下气，消痰止咳；荆芥，疏风解表；甘草，一则调和诸药，二则与桔梗共用相协，利咽道，缓痉挛，有利于止咳化痰—全方疏风解表，化痰止嗽—主治风寒感冒所致之咳嗽、痰多、咽痒、咯痰不畅等症。临证时，加杏仁、炒苏子，疗效更著—据临床报道，用本方治疗（发病时间超过15天的）外感咳嗽280例，治愈者达273例，其中229例服药仅茯苓，健脾化湿2—3剂即愈，且无任何不良反应。

▲**麻杏石甘汤**：麻黄9g，杏仁9g，生石膏30g，炙甘草9g—方中麻黄辛温发汗，宣散肺气，用于为君；生石膏辛寒清热，清泄肺热为臣；杏仁苦温，宣利肺气；甘草调和诸药为使—全方清泄郁热，宣肺平喘。主治身热（无汗或有汗），咳嗽、喘促，气逆、气急，甚则鼻翼翕动；口干口渴，舌苔薄黄，脉浮滑而数。现代常用于治疗急性气管炎，特别适用于小儿急性肺炎，几乎有百发百中之疗效。

▲**苏子降气汤**：苏子9g，橘红9g，姜半夏9g，当归10g，前胡9g，肉桂2g，厚朴13g，生姜3片，炙甘草7g（歌诀：苏子降气橘半归，前胡桂朴草姜依）—方中苏子平喘降逆行气，平喘止咳；制半夏降逆祛痰；二者相合，以治痰涎壅盛于肺的上盛证，为主药；厚朴、陈皮、前胡协助主药宣肺下气，化痰止嗽；用肉桂温肾纳气，以治肾虚气不纳摄的下虚症，均为辅药；至于当归之用，因哮喘日久，必耗气伤血致虚，故以当归养血补虚，并以其滋润之性，制约前列诸药之辛燥；甘草和中，协调诸药，生姜和胃降

逆，均为佐使之用—降气平喘，温化痰湿—主治痰涎壅盛，咳喘气短，胸膈满闷，舌苔白滑等症。对慢性气管炎、支气管哮喘、轻度肺气肿和肺源性心脏病均有一定疗效。

▲**定喘汤**：麻黄9g，白果肉（炒）21枚，桑白皮9g，苏子6g，杏仁6g，黄芩6g，炙款冬花9g，姜半夏9g，甘草3g（歌诀：定喘麻黄白果仁，清泻肺热桑白皮，甘草半夏炙冬花，还有杏苏和黄芩）—方中麻黄宣肺降气以定喘，兼解表散寒，桑白皮清泻肺热，止咳平喘，二者相携相力，共为主药；杏仁、苏子、半夏降气平喘，化痰止咳，与麻黄合用，宣中有降，以加强宣降平喘作用，白果味甘性涩，既能化痰浊，又敛肺平喘，并防麻黄过于耗散之弊，均为辅药；黄芩配桑白皮清泄肺热，炙款冬花助半夏除痰止嗽，共为佐药—清热化痰，宣肺平喘—用于治疗慢性气管炎、支气管哮喘因感冒诱发引起的咳痰喘促诸证。痰多热盛者，加胆南星、海蛤壳、瓜蒌等；胸膈闷甚者，加枳壳、佛手、竹茹等以利气宽胸。

★**百合固金汤**：生地、熟地各10g，川贝5g，百合10g，麦冬10g，玄参9g，当归10g，炒芍药15g，桔梗9g，甘草5g（歌诀：百合固金二地黄，玄参贝母甘桔藏，麦冬芍药当归配，喘咳痰血肺家伤）—方中百合、二地润肺滋肾，共为主药；麦冬助百合润肺止咳，玄参协二地滋肾清热，共为辅药；当归、芍药养血和阴，贝母、桔梗清肺化痰，为佐药；甘草调和诸药，并助桔梗利咽喉—养阴清热，润肺化痰—本方适用于肺结核、慢性气管炎之肺肾阴虚型，证见咽喉燥痛，咳嗽喘促，痰中带血，手足烦热，舌红少苔，脉细数等。

★**小青龙汤**：桂枝9g，白芍25g，炙麻黄9g，干姜5g，细辛3g，姜半夏9g，五味子9g，炙甘草9g（歌诀：小青龙用桂芍麻，干姜辛草夏味加，外束风寒内停饮，散风蠲阴效堪佳）—方中桂、麻发汗解表，兼能宣肺平喘，白芍配桂枝调和营卫；干姜、细辛内以温化水阴，外以辛散风寒；半夏燥湿化痰，蠲阴降浊；五味子敛肺止咳，并防肺气耗散太过；甘草调和诸药，减缓麻、桂、辛、姜辛烈刚燥之性—解表散寒，温肺化阴—适用于虚寒型之慢性支气管炎、支气管哮喘及老年肺气肿，因外感风寒而内停水饮者，证见恶寒发热，无汗，咳嗽，痰白清稀，气喘，甚则喘息不得卧，或肢面浮肿，口不渴，舌苔薄白而润，脉浮紧等。

三、结合典型案例，进一步解析方药在临床实践中如何根据病情，辨证施治，组合加减、灵活应用

1.咳嗽（支原体肺炎）案

杨某某，男，4.5岁，2004年12月15日初诊，持续咳嗽2个月余，西医诊为支原体肺炎，经先锋 B、阿奇霉素等抗生素治疗月余不效，特转求中医诊治。刻诊：频繁咳嗽，伴痰鸣音，痰黏色黄，难以咯出，咽痒不适。舌质红，苔薄黄略腻；脉滑略数。证属痰热内蕴，肺失宣肃，咽道不利。治宜清热化痰，宣肃肺气，兼以利咽。处方：北沙参13g，桔梗9g，陈皮13g，清半夏9g，茯苓15g，川贝7g，前胡9g，炙款冬花15g，炙紫菀9g，荆芥9g，蝉衣9g，木蝴蝶7g，鱼腥草15g，炙甘草9g。5剂，每日一剂水

煎服。

2004年12月21诊：咳显减，痰及痰鸣音均减轻，咽部较前舒适。治宗上方化裁：陈皮13g，清半夏9g，茯苓30g，桔梗9g，川贝7g，炙麻黄7g，杏仁9g，苏子9g，前胡9g，蝉衣9g，紫菀9g，荆芥9g，炙款冬花9g，鱼腥草9g，炙甘草9g。5剂，每日一剂水煎服。

2005年元月5日诊：服上方咳嗽已止，近三天因受凉咳嗽复作，伴痰多色白。证因肺气虚馁，寒邪内袭，引发痰湿，肺失宣肃所致。治宜补益肺气，温化痰湿，宣肺止嗽。处方：生黄芪15g，陈皮9g，姜半夏9g，桂枝9g，白芍15g，炙麻黄7g，杏仁9g，川贝7g，蝉衣9g，苏叶9g，炙款冬花13g，桔梗9g，炙紫菀9g，炙甘草9g。5剂，每日一剂水煎服。

十天后其母来诊，得知上药尽剂，咳已痊愈。

按：本案西医诊断为支原体肺炎，经西药治疗一个多月未获明显效果。转求中医后，按"痰热内蕴，肺失宣肃，气道不利"，治之予"清热化痰，宣肃肺气，兼以利咽"，服药十剂竟获痊愈！愈后数天，因受凉咳嗽复发，此时，根据舌脉症状，按"肺气虚馁，寒邪内袭，引发痰湿，肺失宣肃"辨证，治宜"补益肺气，温化痰湿，宣肺止嗽"，药仅五剂，又获痊愈！同一个患者，同是咳嗽，前时用"清"法而愈，后时用"温"法亦愈，充分说明，辨证施治是中医获得良效的关键。

2. 咳嗽（慢性支气管炎急性发作）案

赵某某，女，61岁，洛阳市老城区居民，2012年2月3日初诊。素患慢性支气管炎已30余年，屡治未根除，半个月前因受凉复发加重。刻诊：咳嗽频作，痰多，呈泡沫状，伴呼吸不畅，不能平卧，影响睡眠，饮食尚可，大便不爽。舌质暗红，苔白腻；脉沉滑。证属肺气虚馁，寒邪内袭，痰湿内蕴，肺失宣肃，气道不利。治宜益气补肺，温肺化痰，宣降肺气，通利气道。处方：生黄芪30g，陈皮13g，半夏9g，白术15g，茯苓30g，桔梗9g，川贝7g，百合9g，全瓜蒌9g，细辛4g，干姜7g，桂枝9g，炙麻黄7g，五味子9g，车前子15g（单包），杏仁9g，白芥子9g，炒莱菔子9g，苏子9g，炙甘草9g。五剂，每日一剂水煎服。

2012年2月8日诊：上方尽剂，咳嗽次数明显减少，痰量显减，已能平卧，仍咽部不利。治仍宗上方化裁：生黄芪30g，桂枝9g，炙麻黄7g，白芍15g，干姜7g，陈皮13g，半夏9g，茯苓30g，白术13g，川贝7g，炙款冬花15g，炙紫菀9g，荆芥9g，白芥子9g，炒莱菔子9g，杏仁9g，苏子9g，蝉衣9g，桔梗9g，前胡9g，炙甘草9g。五剂，每日一剂水煎服。

2012年2月13日诊：咳止，痰消，气道通利，病近痊愈，再予上方五剂收尾巩固。

按：本案素患慢性支气管炎30年之久，肺气虚馁可知。肺虚日久，一方面卫外不固，抗力低下，易致外感；另一方面子盗母气，必致脾虚，而脾"为生痰之源"，"肺为储痰之器"，痰湿内蕴，蓄积于肺，复加寒邪内袭，宣肃失常，气道不利，故咳嗽作矣。其病机显而易见，以气虚、肺虚、脾虚为本，而以痰湿内盛、寒邪内袭为标。其治在重用黄芪补益肺气，重用白术、茯苓健脾的基础上，方选小青龙汤（其桂枝、麻黄、干姜、细辛等）温宣肺气，化饮祛湿，以二陈汤与三子养亲汤合而化裁，化痰宣肺，通利气道，降逆止咳。如是，肺气得补，卫外及气化功能增强；脾气得健，根绝生痰之源；加之饮邪得温，湿邪得运，痰邪得化，气道通利，肺得清肃、宣降功能恢复正常，咳嗽得以速止。

3. 咳喘（慢性喘息性支气管炎急性发作）案

林某某，男，68 岁，广东顺德人，1999 年 10 月 9 日初诊。素患慢性喘息性支气管炎 10 余年，10 天前饮酒后出现发烧，继之咳嗽、咳痰、胸闷、喘息，某医院诊为"慢性喘支急性发作；肺气肿"，先后经用青霉素、美福仙、先锋 −6、丁卡那霉素、氟康唑、罗红霉素、泰能等抗生素消炎及大量激素、止咳平喘药治疗，体温有降，但咳喘不减，且口腔中发现真菌孢子，患者惧怕西药副作用，遂要求中医诊治。刻诊：咳喘频作，痰多色黄，烦躁不安，出汗不止，胸疼腹胀，纳差恶心，大便干结。舌质红绛，舌苔黄厚腻，脉弦滑数；胸部 CT 片提示："双侧支气管慢性炎性改变；肺气肿"；血常规检查：WBC13.5×10^9/L。脉证合参，其证本虚而标实，肺之气阴两虚为本，痰热蕴阻，气逆不降为标。治宜益气润肺固本，清热化痰，宣降气机治标。处方：西洋参、丹参、五味子、麦冬、川贝各10g，沙参13g，桔梗、全瓜蒌、陈皮各9g，茯苓、紫菀、金银花、重楼各15g，羚羊角粉3g（冲服），鱼腥草30g。每日一剂水煎服。

服上方一剂，大便通畅，胸闷、咳喘有减，自觉舒适许多，服至2剂，咳止，喘平，精神大振，可下床活动。继投益气扶正，养阴润肺之剂，调理旬日而愈。

按：本案西医诊断明确，经用多种抗生素治疗，非但不效，反使症状加剧，究其原因，所用抗生素品种过多，杂乱无序，不能很好发挥作用，且高效抗菌药物，多有较大毒性，其副作用可直接损伤人体正气，使本已虚馁之肺气更加虚衰。肺虚，宣肃失常，故咳喘不减伴以胸痛；肺与大肠相表里，肺失肃降导致大肠不能正常传导，故大便干结伴以腹胀。中药治疗，所以能速获卓效，一是因为患者果断终止西药治疗，切断了招致副作用的根源，二是抓准了病机，用对了药物：以西洋参、北沙参、五味子、茯苓等益气养阴润肺，肺气得固，则气机得宣，肺阴得润，肃降复常，则咳喘可平；又以川贝、桔梗、瓜蒌、紫菀、金银花、重楼、羚羊角、鱼腥草等清热化痰，逐邪肃肺，如此标本兼顾，药切肯綮，故速获显效。

本案治疗过程中，当患者咳喘不已，胸疼腹胀日著时，大便亦干结不畅，用药后，随大便通畅，咳喘渐平，胸疼、腹胀亦失，这一临床现象，再次验证了"肺与大肠相表里"这一科学论断。

4.晚期肺癌并纵隔转移案

邢某某，男，82岁，洛阳铁路分局离休干部。2004年5月18日初诊，患者2002年9月发现肺部肿瘤，（X线片：左上肺前段可见不规则软组织密度块影，范围约拳头大小。CT片示：左上叶前可见大片软组织块影，边界较毛糙，略示分叶，病灶大小约为33mm×40mm，主动脉窗区亦见软组织块影，疑为肿大淋巴结）痰液涂片检查发现癌细胞，遂确诊为肺癌，经化疗5个月，病灶如故，体质明显下降，白细胞亦急剧减少至3000以下，不得不停止化疗，又经中西医保守治疗1年，白细胞逐渐升至1万左右，但肺部症状不减，肿瘤病灶明显增大，所住医院多次下达病危通知，判断生命预期难于活过半个月，特急转诊于余。刻诊：咳嗽频剧，痰多色黄，时而咯血，伴乏力、神疲、纳呆、腹胀。检查：CT片示：左上肺叶前段可见45mm×57mm大小的软组织块影，与侧前胸壁相近，边缘多毛糙不整。同时纵隔部位亦见一16mm×22mm的块影，疑为纵隔转移；舌质暗淡略紫，苔黄厚腻，左脉沉数无力，右脉滑细而数。辨证邪毒与痰、热、瘀互结，阻于胸肺，宣肃失常，故咳嗽频剧。因咳剧烈，肺络受损，加之热邪内郁，灼伤肺络，故咯血；肺病日久，子病及母，导致脾虚，故纳呆、腹胀；脾肺双虚日久必气虚，故乏力，神疲。治宜益气健脾，充其化源，扶正以固本；清肺、解毒，化痰活瘀，软坚散结，祛邪以治标。处方：西洋参10g，北沙参13g，陈皮10g，半夏10g，茯苓15g，胆南星9g，川贝10g，三七粉8g（冲），百合10g，白术10g，桔梗9g，炙款冬花15g，蜂房7g，猪苓30g，鳖甲30g（先煎），半枝莲15g，山楂15g，砂仁9g（后下），白花蛇舌草30g。每日一剂水煎服。

2004年10月3日诊，上方为宗，加减续服150余剂，咳血明显减少，食欲大增，咳嗽显减，精神明显好转，治疗在益气健脾固本的同时，加大解毒祛邪、化痰、活瘀、软坚散结力度。处方：西洋参10g，生黄芪15g，白术10g，猪苓30g，陈皮10g，半夏9g，川贝7g，桔梗9g，炙款冬花10g，鳖甲50g（先煎），山楂15g，砂仁9g（后下），薏苡仁10g，蜂房9g，全蝎7g，山药15g，生牡蛎15g（先煎），重楼10g，白花蛇舌草30g，大枣7枚。每日一剂水煎服。

2005年4月19日诊，上方为宗，加减续服半年左右，饮食复常，神清气爽，肺系症状明显好转，咯血未再发生，唯轻微咳嗽，但尿中带血。B超查示膀胱中发现2.3cm×3.4cm的占位，怀疑肺Ca膀胱转移。下一步治疗，一方面继续健脾补肾固本，另一方面清热凉血解毒、活瘀软坚散结。处方：生黄芪15g，西洋参10g，栀子10g，黄柏9g，三七粉8g（冲），瞿麦10g，猪苓30g，生地10g，丹皮9g，鳖甲30g（先煎），阿胶10g（烊化），山楂15g，山药10g，山萸肉10g，白术10g，茯苓15g，重楼10g，仙鹤草15g，炒蒲黄7g（另包），白花蛇舌草30g，白茅根30g。每日一剂水煎服。

2005年10月6日诊，上方为宗，加减续服近半年，尿血止，肺系症状亦基本消失，再治仍宜益气健脾补肾固本；解毒、祛邪、清热化痰，凉血活瘀，软坚散结治标。处方：生黄芪20g，西洋参10g，玄参15g，白术10g，猪苓30g，山楂15g，砂仁8g（后下），鳖甲30g（先煎），生地10g，丹皮10g，栀子10g，三七粉8g（冲服），蜂房9g，全蝎8g，重楼10g，山药15g，山茱萸10g，仙鹤草30g，白花蛇舌草30g，白茅根30g。每日一剂水煎服。

上方为宗，加减续服至2013年元月，患者健在，病情稳定。

2013年2月18日感冒发烧住院，发烧得到控制后，院方予鸦胆子油用作肿瘤的辅助治疗，用至第三天，呼吸困难，心肺症状陡然加剧，3月29日逝于呼吸衰竭和心搏骤停。至此患者带瘤生存时间长达11年之久。

按：本患者从转诊于师开始，坚信不疑地服师之中药9年，生命亦延续了9年，一个82岁高龄的肺癌患者（其间尚有膀胱转移），竟坚持活到了91岁，不能不说是带瘤生存的奇迹！所以取得如此奇迹，纵观其中药治疗全过程，可归结于以下几点：

第一，重视益气扶正，培元固本。本患者从我处初诊时，确诊为肺癌已年半有余，又经化疗药物摧残，加之年事已高，正气虚馁可知，其虚首先责之元气受损，故治疗全过程，始终把益气扶正，培元固本，放在第一位，几乎方方不离生黄芪、西洋参。此举措使正气和元气渐复渐旺，提高了抵抗力和免疫力，强化了脏腑功能和生命力。

第二，重视健脾调胃。此举，一则保证了消化功能的正常运转，使气血化源充沛，既满足了人体的正常营养需求，又为疾病的恢复和生命力的增强，提供了营养基质的保障；二则"培土"以"生金"，通过健脾，使肺气健旺。

第三，在扶正固本的同时，通过"清热解毒""化痰活瘀""理气宣肺""和胃消胀""软坚散结"等措施，强力祛邪治标，及时针对诸多标证，减轻乃至解除患者主要痛苦。

第四，家属紧密配合，使患者树立对中医治疗（包括对医生本人）的坚定信心，始终充满希望，乐意服药，坚持治疗。

第五，在正确辨证，正确制定治疗原则之后，始终守法守方，"稳"字当头，久服缓图。

总而言之，此奇迹是"标本辨证"法的胜利，是"治病求本""扶正固本"治疗原则的胜利，归根结底是"辨证论治"和"整体观念"学术思想的胜利！

乔振纲论阳痿的辨证治疗

乔振纲

阳痿从肾论治，乃治法之常也。医者多以肾气丸类主之，几乎是人人墨守的成规。然据笔者多年来的深入观察和研究，引起阳痿的原因很多：有因中气不足，气虚下陷者；有因肝气郁结，气失调达者；有因湿热蕴久，痰阻经络者；有因瘀阻络脉，血不畅行者；有因先天不足，肾气未充者；有因年老而天癸竭绝或纵欲过度而肾气亏虚者……病因既杂，临床分型必然多端。因此，论治阳痿，绝不能机械片面，执乎一端，而应结合整体，全面分析，深究其因，谨守病机，据证用药，知常达变，才能保证可靠的疗效。

一、补中益气，温补真元治阳痿

人的生理功能由"气"所支配，性功能亦不例外。性功能之强弱，与元气、中气关系尤为密切。元气者，"所受于天"，由先天之精化生而来，人体各脏腑组织必得元气的激发和推动，才能发挥其正常功能，从这个意义上讲元气也可以说是性功能的原动力。元气愈充沛，脏腑组织功能愈健旺，其性功能亦愈强大。反之，若先天发育不良，禀赋不足，或久病在身羸弱不堪，体力不支，作强不能，性功能必然衰退，甚至阳痿不举；中气，乃脾胃之气，由水谷之精微所化生，有升举清阳，营养脏腑组织的功能。元气禀生之后，赖中气得到滋养和补充，中气充盛，则清阳能升，脏腑组织强健，元气充沛，性功能自然旺盛。反之，若中气不足，清阳不升，脏器失养，元气衰惫，性功能必然随之减退，乃至阳痿。其治疗，皆应强调补气，元气不足者，当大补元气，培补先天，方选大补元煎为宜；中气不足者，宜益气健脾，升举阳气，方选补中益气汤为宜。

验案1 高某某，男，25岁，1987年2月18日初诊。2个月前结婚，新婚之夜即勃起无力，渐而完全阳痿，伴身困、乏力，下肢沉重，纳呆，便溏，小便频数，脉沉无力，关尺俱弱，舌红、苔薄白，外生殖器检查未见异常。脉症合参，证属中气不足，升举无力兼肾气亏虚，命火衰减。治宜补中益气，升举清阳，兼益肾气，补命火。处方：生黄芪30g，白术10g，升麻9g，柴胡9g，当归身15g，党参10g，熟地10g，山药15g，山茱萸15g，韭菜子15g，巴戟天15g，淫羊藿15g，附片9g，肉桂3g。5剂，每日一剂水煎服。

1987年2月25日二诊：乏力、身困明显减轻，随之阴器勃起频繁，大便复常，小便仍频，脉沉弦，舌红、苔薄白，效不更方，上方继进5剂。

1987年3月2日三诊：身困、乏力消失，性刺激下立可勃起，且坚硬持久，3天之内成功性交2次，双方均感满意。继予补中益气丸和金匮肾气丸各3盒，善后巩固。

二、健脾祛湿，化痰通经治阳痿

据笔者临床观察，形体过于肥胖者阳痿发病率较高。中医认为，肥人多湿多痰。痰湿积于皮下，故形肥体胖，臃肿不堪；痰湿困遏脾气，致使中气不足，升举无力，清气不布，玉茎失却濡养，加之痰性黏滑，随血运行，无处不到，最易滞涩脉络，阴器络脉受阻，血气不能充达，故玉茎痿软难勃。其治重在健脾祛湿，化痰通经。脾气健，中气足，玉茎得以濡养，则升举有力；痰湿化，经络通，气血得以畅行，阳痿自可痊愈。

验案2　刘某某，男54岁，1986年6月11日初诊。1980年以来，因习饮啤酒，嗜饮如命，形体逐渐肥胖，至1984年，体重已达87kg，随之，性功能逐渐减退，乃至阳痿，屡服"男宝""金枪不倒丸"等获效欠佳，服进口药育亨宾，一度有效，后不效，特求诊于余。刻诊：体态臃肿，腹部膨隆，肢体困重，气短乏力；纳呆口黏，大便溏而不爽；舌质淡红、苔黄腻，脉弦滑。证因湿热蕴久成痰，痰邪阻滞脉络，影响阴器供血所致。治宜清热祛湿，健脾化痰，通经活络。处方；陈皮9g，半夏9g，白术9g，茯苓30g，泽泻30g，杏仁9g，薏苡仁9g，佩兰9g，穿山甲10g，当归13g，赤芍10g，丝瓜络10g，蜈蚣3条，龙胆草15g。每日一剂水煎服，并嘱其坚决戒酒。

1986年7月5日诊：上方出入续服20余剂腻苔渐化，口黏亦失，食欲增进，大便成形，但体态仍胖。治宜健脾化痰，通经活络。处方：半夏9g，白术10g，茯苓30g，泽泻30g，桂枝5g，猪苓30g，水蛭5g，穿山甲10g，薏苡仁15g；生首乌10g，丝瓜络10g，当归13g，赤芍10g，蜈蚣3条。每日一剂水煎服。

1986年8月9日诊，上方为宗续服月余，膨隆之腹部明显缩小，体态较前消瘦许多，体重下降3.5kg，自觉身力倍增，性欲增强，夜晚熟睡中阴器已能自然勃起。再治仍以益气健脾，化痰通络为主，兼以补肾兴阳。药用生黄芪30g，白术10g，茯苓30g，泽泻30g，猪苓30g，穿山甲10g，水蛭9g，菟丝子15g，巴戟天15g，淫羊藿15g，丝瓜络15g，路路通15g，当归13g，赤芍10g，通草0.5g。每日一剂水煎服。

1986年9月20日诊：上方加减，续服月余体重降至78kg，臃肿体态已消，自觉四肢轻劲，精力充沛，性刺激下阴器可勃然而起，且坚挺有力，其间曾同房3次均获成功，继以上方为宗，配丸药些许，又服3个月性功能完全恢复正常。

三、疏肝调气，舒筋活络治阳痿

阴器乃宗筋所聚，故阳痿一病，《内经》亦称为"宗筋弛纵"，而筋为肝所主，肝经之别络结聚于阴器，故阳痿一病与肝关系密切。若情志不遂，肝失条达，气血郁闭，一则肝之筋脉失于濡养，致宗筋弛纵，二则气血不能沿肝经别络直达阴器，玉茎失血充盈，故痿软难举。治宜逍遥散为主加减，旨在疏肝调气，可酌情加入穿山甲、蜈蚣、川芎等通经活络之品，使气机条达，血液畅行，宗筋得养，阴器得充，玉茎自可挺举。

验案3　翟某某，男，27岁，1992年7月18日初诊。3个月前某日，欲与其妻行房时，不但遭妻拒绝，且因其丢失钱财之事，遭妻斥骂，恼怒之下，两人厮打。其妻当夜出走，半个月不归，患者终日生气，郁闷不乐。后经家人规劝夫妻重归于好，但却因之而阳痿，特来求诊。刻诊：查见体格健壮，性器发育正常，舌红、苔白，脉沉弦。证属肝郁气滞，气失条达。治宜疏肝解郁，调气行血。处方：柴胡9g，当归10g，赤、白芍各15g，茯苓30g，薄荷5g，丹皮9g，穿山甲10g，蜈蚣3条，香附9g，水蛭7g，川芎9g，路路通10g，甘草5g。每日一剂水煎服，并嘱服药期间夫妻双方进行性感集中训练，配合治疗。

上方出入，服药月余，性刺激下玉茎能勃起，又服旬日，性想象时即能勃起，且坚而持久，自此，性生活完全恢复正常。

四、壮腰健肾，活血化瘀治阳痿

腰部受伤引起阳痿者屡见不鲜。腰为肾之府，而肾主生殖，乃作强之官，系一身强壮之根本。若腰府受伤，瘀血停着，阻碍肾气升发蒸腾，遂作强不能，性机能自然下降，甚至丧失。其伤势重笃，引起截瘫者，阳痿难治，伤势轻浅者，宜壮腰健肾，活血化瘀，坚持用药，缓缓而图，终可治愈。

验案4　孙某某，男，46岁，1991年9月6日初诊。患者1年前在建房施工中，不慎被重物砸伤腰部，幸未造成骨折，经中西药及时治疗外伤已愈，但继之性功能严重下降，虽有性欲，但勃起无力，无法完成满意性交。刻诊：腰部酸困疼痛，活动后尤甚，食可，两便调，舌质紫暗，舌苔薄白，脉沉滞无力。脉证合参，证因腰腑受损，瘀血停着，脉络受阻，血不畅行所致。治宜壮腰健肾，活血化瘀为主。处方：生黄芪30g，当归13g，川芎9g，赤芍10g，桂枝5g，三七7g，水蛭9g，土鳖7g，续断15g，杜仲15g，穿山甲10g，淫羊藿15g，鸡血藤15g。每日一剂水煎服。

上方为宗，间或加入桑寄生、狗脊、盐西茴、巴戟天、血竭、红花等，先后服药百余剂性功能基本恢复正常。

五、益气养血，补肾兴阳治阳痿

阳痿由肾虚所致者，或因先天不足，发育不良，或因年老寿高，天癸竭绝，或因房劳过度，肾精耗伤，凡此皆当从肾论治。余常以家传秘方"兴阳丹"治之。方中淫羊藿、巴戟天、韭菜子等温补肾阳，以振奋性机能；胎盘粉、海狗肾、鹿角胶等血肉有情之品，补虚生精，培补先天；配生黄芪、当归、白芍益气升举，活血养血；山药、茯苓益气健脾，既化痰除湿，又助精血化源；少用黄柏，其苦寒之性既可清热燥湿，又可反佐诸药之温，精硫黄益火助阳温暖下焦，旺盛血液运行；蜈蚣、制马钱子均入肝经，前者走窜之力最速，后者善通经络，两药合用共开肝经气血之郁闭，使肝气条达，疏泄正常，经络畅通，气血得行。诸药协力，补中有通，可使精血化源旺盛，肾气充沛，经络疏通，气血畅达，用于肾虚衰弱证阳痿，愈人甚多。

验案5　范某，48岁，山东临沂地区干部，1992年6月19日函诊。诉40岁以前性欲亢盛，房事较频，40岁后性机能逐渐减退，近5年出现阳痿，同房时虽经百般刺激，阴茎不能勃起，偶尔勃起亦勃而不坚，无法进行正常性生活，平素乏力、神疲、腰膝酸软，屡经中西药治疗无明显效果，夫妻双方十分苦恼。患者从书刊上看到乔氏兴阳丹方，认为从药物组成到适应证与他患病的情况"十分吻合"，于是千里函诊于余。遂予兴阳丹原方，嘱其取20剂，共为细末，装胶囊，每粒含生药0.6g，每服7粒，空腹时温开水或葡萄酒冲服，每日3次，并详嘱注意事项。

1992年11月26日患者来信报喜，得知服药3个月其疾已愈。

六、清热利湿，疏通下焦治阳痿

根据临床所见，慢性前列腺炎病人合并阳痿者很多。此类阳痿，多兼有尿后滴白，会阴坠胀，阴囊潮湿等"湿热下注"的临床表现。湿乃阴邪，一方面最易困遏阳气，使肾阳难以升发蒸腾；另一方面，湿与热邪互恋胶结，日久酿痰致瘀，阻塞肝经脉络，影响阴器供血，从而导致阳痿。其治应以清热祛湿为主，兼以通经活瘀。方用知柏地黄汤合龙胆泻肝汤化裁。

验案6　陈某某，男，29岁，工人。2006年7月18日诊，3年来常会阴坠胀不适，经检查确诊为慢性前列腺炎，屡服复方新诺明，环苯沙星等疗效欠佳，近月来，病情加重，且性机能严重减退，渐而阳痿。刻诊：腰骶及会阴酸胀，阴囊潮湿，尿后时常滴带白浊，阳物难勃，勃而不坚；舌质暗红，舌苔根部黄腻，脉沉细数；前列腺液化验：红细胞（+），白细胞（++），脓细胞少量。证因湿热下注，气滞瘀阻，肝经脉络不通，影响阴器供血所致。治宜清热化湿，理气活瘀，疏通肝之络脉。处方：丹参12g，丹皮9g，赤芍15g，黄柏9g，泽泻15g，栀子9g，柴胡9g，生地10g，车前子15g，川草薢30g，王不留行10g，桃仁7g，蒲公英15g，香附15g，乌药9g，穿山甲6g，败酱草15g。每日一剂水煎服。

上方加减，连续内服，配以药渣坐浴共进120余剂，尿后白浊消失，腰骶酸胀渐除，阴囊潮湿亦愈，随之，性功能亦逐渐恢复正常。

兴阳丹治疗阳痿239例疗效观察

乔振纲

阳痿是最常见的男子性机能障碍疾病之一，致病原因复杂，治疗颇为棘手。多年来，我们在国家首批名中医乔保钧主任医师祖传秘方的基础上，结合现代男性学对本病的最新认识，运用兴阳丹治疗本病239例，获得满意效果，现总结报道如下。

一、一般资料

1. **年龄**：25岁以下21例，26—35岁47例，36—45岁98例，46—55岁51例，55岁以上22例。

2. **病程**：半年以下53例，半年—3年85例，4年—10年57例，10年以上44例，其中最短病程为新婚当天，最长病程17年。

3. **婚前手淫情况**：承认婚前有手淫习惯者211例，占88.3%；在89例慢性前列腺炎导致阳痿患者中，84例婚前有严重手淫习惯，占94.3%。

4. 病因分型：根据发病情况、临床表现及必要化验室检查，大致可分4个类型：精神性阳痿（包括药物性）96例，占40.2%；慢性前列腺炎所致阳痿89例，占37.2%，可疑器质性阳痿45例，占18.8%（因条件所限，未做进一步检查，不能最后确定其病变部位，故定为"可疑器质性"），性腺发育不全阳痿9例，占3.8%。

二、治疗方法

1. 药物及配制方法：生黄芪30g，当归15g，白芍药20g，蜈蚣5条，鹿角胶10g，胎盘粉10g，山药15g，茯苓15g，韭菜子15g，淫羊藿15g，巴戟天15g，海狗肾1条，精硫黄3g，制马钱子1g，黄柏5g。以上成倍或数倍用量，超微粉碎为极细末，混匀装胶囊。

2. 服法及注意事项：每次3—6粒，早晚空腹各1次，温开水或少量黄酒冲服，15天为1疗程，服药期间大量饮水，戒房事。

3. 辅助治疗措施：①性感集中训练；②慢性前列腺炎患者，同时配服自拟"前列舒"汤和或复方新诺明；③性腺发育不全者给予适量性激素；④自我康复锻炼如提肛吸气法、龟头刺激法、腹部锻炼法。

三、疗效标准

1. 治愈：性想象或性刺激下迅速勃起，角度超过90度，坚硬有力，可满意完成性交，随访3个月效果巩固者。

2. **显效**：性刺激下可缓慢勃起，超过90度，较坚硬，3个月内大部分时间可完成性交者；

3. **有效**：手刺激下可勉强勃起，偶可完成性交者。

4. **无效**：性刺激下能勃起，或勉强勃起，但低于90度，硬度较差，无法完成性交者。

四、治疗结果与分析

239例治愈52例，显效68例，有效99例，无效20例。有效率为91.7%。

1. 病程与疗效的关系（见表1）。

表1　病程与疗效的关系　　　　　单位：例

病程（年）	痊愈	显效	有效	无效	合计
<0.5	24	18	10	1	53
0.5—	20	27	34	4	85
4—	6	17	29	5	57
10—	2	6	26	10	44
合计	52	68	99	20	239

从上表可以看出，病程在半年以下者治愈率较高，病程长于半年，低于10年者，治愈率下降，但有效率仍较高，病程超过10年者，治愈者无几，有效率亦明显下降。

2. 病因类型与疗效的关系（见表2）

表2　病因类型与疗效的关系　　单位：例

病因类型	痊愈	显效	有效	无效	合计
精神性	41	40	14	1	96
前列腺炎	11	25	48	5	89
可疑器质性	—	3	35	7	45
性腺发育不全	—	—	2	7	9

从上表可以看出，本疗法对精神性阳痿效果最佳，对可疑器质性有一定疗效，对性腺发育不全者效果最差。对前列腺炎型，虽有效率较高，但治愈率偏低，其原因在于前列腺炎缠绵难愈，而炎症不除，阳痿亦难彻底治愈。即便暂时治愈，效果亦难巩固。

3. 年龄与疗效的关系（见表3）

表3　年龄与疗效的关系　　单位：例

年龄（岁）	治愈	显效	有效	无效	合计
<25	11	2	6	2	21
26—	16	19	7	5	47
36—	15	36	44	3	98
46—	7	8	29	7	51
55—	3	3	13	3	22

从本表总有效率比较，疗效与年龄似无明显关系，这可能与年轻患者一般思想压力较大，而大龄患者思想压力相对较小有关。

起效时间。见效最快者，服药当晚即性交成功，见效最慢者，服药10个疗程以上。

部分病人有口干，热燥，便干等不适，不需治疗或停药，嘱其大量饮水或酌情减量用药即可。

五、典型病例

杨某某，37岁，工人，26岁结婚，婚前有严重手淫史。婚后5年性功能时好时坏，多伴早泄，常尿后带白。33岁后完全阳痿，偶有不充分勃起，转身即软，性生活中断已4年，屡经中西药治疗罔效。前列腺液检查，脓球（++），白细胞（+++），诊为前列腺炎所致阳痿，经86—10型男性外生殖器治疗仪治疗1个月进展不大，尿后带白反而加剧，遂改药物治疗。先服"前列舒"汤（配复方新诺明）月余，尿后带白逐渐消失，继配服"兴阳丹"2个月，性欲逐渐增强，性想象或性刺激下可坚硬勃起，多次性生活均使双方满足。

六、讨论与体会

现代医学认为本病主要由于性神经机能低下或性腺发育不全，性激素分泌不足或阴茎供血不足所致。兴阳丹选生黄芪、当归、白芍药益气升举，活血养血；山药、茯苓益气健脾，既化痰除湿，又助精血化源；淫羊藿、巴戟天、韭菜子温补肾阳，振奋性机能；胎盘粉、海狗肾、鹿角胶均血肉有情之品，可补虚生精，促使性腺发育及性激素分泌；黄柏苦寒，既可清热燥湿，又可反佐诸药之温；精硫黄益火助阳，温暖下焦，推动血液运行；蜈蚣、马钱子均入肝经，前者走窜之力最速，后者善通经络，二药合用开肝经气血之郁闭，使肝气条达，疏泄正常，经络畅通，气血得行。诸药协同，补中有通，可使精血化源旺盛，肾气充沛，肝气条达，经络疏通，气血畅行，阳痿自可痊愈。

另外，应加强对未婚青年的性教育，使之养成良好的性习惯，戒除手淫恶习，解除思想压力。对慢性前列腺炎引起的阳痿，必须同时或首先治疗前列腺炎，炎症不除，则阳痿难以彻底治愈。

乔振纲论男子不育的辨证治疗

乔振纲

男子不育症多因精液异常和排精功能障碍所致。余在临床治疗中，每视其"本虚""标实"的不同情况，或益气养血、健脾补肾，治本以生精；或温阳散寒、清热除湿，祛邪以活精；或化痰活瘀，疏通精道，助泄以排精，因人施治，辨证用药，治愈者颇多。通过反复实践，初步摸索出一些规律，现将基本经验粗略整理于后：

一、益气养血，贯穿治疗始终，促使精血互生

气是人体生命活动的主宰，各种生理活动均离不开气的推动。决定人的生育能力的精子的形成和发育亦离不开气的激发和温煦；血是人体一切生理活动和所有组织结构获取营养的物质基础，精液的生成和发育离不开血的濡养，故中医认为：气能"生精"、气能"固精"，血能"化精""精血互生"。因此可以说，气和血是精

液生成、发育，维持正常活动的物质基础及能量源泉。气盛血旺，则各脏腑正常发挥机能，肾气充沛，精液得以正常产生和发育。反之，若气虚血弱，体力不支，人的生殖机能亦随之下降，出现精量不足、精子稀少、射精无力，或遗精、早泄，伴乏力、神疲、心悸气短、面色萎黄等症状。此种情况多见于长期营养不良（如我国3年自然灾害期间，人的出生率即明显下降），或久病缠身体质虚弱者。对其治疗应强调益气养血，旨在改善人体的整体状况，增强体力，促使"气""血"生精。正如明代医家岳甫嘉所云，此法乃"种子生息之元，生精最速，阳事举，若能节欲，生子更宜"。

验案1 纪某某，男，35岁，偃师县寇店乡农民，1987年4月20日初诊。患者因家境贫寒28岁才结婚，婚后至今未育。查精液：量1.2mL，精子数每0.36亿mL，活动率0.40，畸形率0.20；询其房事情况，虽能勃起，但勃而无力，时常早泄，自觉乏力、神疲、头晕、心悸；望其形体消瘦，面色萎黄，舌质淡红，苔白滑润；脉沉细无力。证属元气虚馁，精血化源不足。治宜大补元气，健脾养血，补肾生精。方用归脾汤化裁：生黄芪30g，太子参、当归各13g，白术、山药、巴戟天、熟地、砂仁（后下）、龙眼肉、枸杞子各10g，山茱萸、菟丝子、鹿角胶（炖服）各15g，茯苓、旱莲草各25g，肉桂0.5g，上方为宗，间或加山楂、麦芽、阿胶、黄精、补骨脂等，服药48剂，乏力、神疲消失，玉茎勃而有力，早泄好转，又服32剂，精量明显增加，精子数升至1.12亿/mL，活动率升至84%，1987年10月20日患者欣喜禀告，其妻孕已2个月，次年8月顺产一女婴。

二、补肾温阳，视为治疗根本，旺盛精血化源

中医认为肾"藏精"，"主生殖"，故男子不育症与肾关系密切，尤其是性腺先天发育不良，或因睾丸炎，生精功能受损，或因长期手淫失精过多，或因房事较频耗竭肾精者，其治疗更应从肾入手。此举，既可旺盛精血化源，增加精子数量，又可增强精子活力，提高精子质量。在填充真阴，补肾生精之时，亦应注意适当温阳，一则"阴得阳助，则生化无穷"，有助于生精，二则精液生成后得阳温煦，可提高活力，有助于受孕。补肾填精常用熟地、山萸肉、枸杞子、肉苁蓉、制何首乌、怀山药、菟丝子、补骨脂等；温阳药以温润之品为佳，可酌选紫河车、鹿角胶、鹿茸、鱼鳔胶、蚕蛾等，慎用大辛大热（如附子、细辛等）。

验案2　李某某，男，28岁，洛阳市拖车厂工人，1985年3月19日初诊。患者婚已3年，其间其妻曾多次受孕，但均遭流产。其妻检查子宫发育正常，月经如期，遂怀疑男方精液质量有问题，化验检查：精子数0.75亿/mL，死精占16%，弱精46%，畸形18%。自诉婚前有长期手淫史，就诊时腰膝酸软，头晕耳鸣，神疲健忘，舌淡红，苔白多津，脉沉弱。证属"肾虚精亏，精失温煦"，治宜补肾生精，温煦活精：生黄芪、淫羊藿、巴戟天、菟丝子、补骨脂、五味子、山茱萸各15g，当归13g，熟地10g，茯苓、旱莲草各30g，紫河车3g，肉桂0.5g，此方为宗，间或加鹿茸、冬虫夏草等。续服35剂，自觉身力大增，精力充沛，继服月余，精液复查：精子数1.24亿/mL，死精3%，弱精12%，活率90%，又服月余其妻孕，来年生一男婴。

三、注重祛邪，辨寒热痰湿瘀，改善精液环境

男子不育症的基本病机可概括为"本虚标实"，其本虚如前文所言，责之气虚、血虚、脾虚、肾虚。而其标实，则以"寒滞精宫""湿热困扰""痰湿阻络"等多见。寒滞精宫者，或与生活条件，如居住严寒地带；或暴受风寒、冒雨涉水，致寒邪侵袭，凝滞精室所致。此应仔细探询，方可得知。其治疗应在益气补肾的同时，重加温阳散寒之品，如附子、细辛、吴茱萸、肉桂等；湿热下阻者，多见于合并前列腺炎的患者，症见尿后带白，小便淋漓不畅，小腹坠胀，腰部酸困，下肢沉重等，精液检查或迟缓液化，或活率低下，或死精过多，其治应以清热化湿为主，慎用补剂，切忌温燥，待湿热之邪除尽再议补益；痰湿阻络者，多因嗜食肥甘营养过剩，好逸恶劳，贪吃贪睡，或嗜酒成瘾，致形体过于肥胖，内生痰湿，困扰精宫，阻塞精道所致。其治应以化痰除湿为主，同时力劝病人养成良好生活习惯，适当加大运动量，减肥瘦身亦至关重要。

验案3 章某某，男，32岁，河南省渑池县农民，1984年10月9日诊。患者25岁结婚，至今一直未育。精液检查：精子数0.28亿/mL，活率43%，死精4%，畸形6%，弱精26%。先予益气养血、补肾生精法治疗2个月余，进展不大，又以清热利湿法治疗2个月，各项指标反而下降。经以上曲折反复，不得不重新思改。仔细询问得知，患者平素畏寒肢冷，常觉少腹及睾丸发凉，结合其居住环境，地处豫西丘陵严寒地带，冬季漫长，异常寒冷，加之改革开放前生活贫寒，不得温饱，故诊为寒滞精宫。遂另辟蹊径，从寒论治。处方：制附子、菟丝子、补骨脂、韭菜子、淫羊

藿各15g，熟地、山茱萸、吴茱萸、川芎、山药各10g，土狗肾1条，紫河车3g，炙甘草6g，上方为宗，间或加生黄芪、当归、肉桂、桂枝等续服50余剂，精子数提高到1.3亿/mL，活率82%，1986年8月生一女婴。

验案4　余某某，男，32岁，中山市南头镇农民，1999年3月2日初诊。患者婚后曾育一胎，按当地政策可再生一胎，但因精液异常，连续领受指标3年，却迟迟未育。精检：精液液化迟缓（>35分钟）、精子数0.36亿/mL，活率52%。自觉小便淋漓频数，少腹坠胀，后腰酸困。前列腺液化验白细胞++，脓球+++，舌红，苔黄厚，脉滑数。证属湿热下阻，困扰精室。治宜清热化湿为主，方用自拟"清化助育汤"：知母、黄柏、生地、蒲公英、丹参、当归各10g，薏苡仁、石菖蒲、泽泻、野菊花各15g，间或加川草薢、茯苓、穿山甲等，续服38剂，自觉症状渐失，前列腺液验，白细胞减至+，脓球消失。遂融五子衍宗丸化裁，又服20余剂其妻孕。

验案5　郭某某，男，28岁，洛阳市炼油厂工人，1996年9月5日诊，患者婚已2年未育，就诊时见其形体特肥，大腹便便，体重达166kg，询其生活史，知其自20岁始即嗜饮啤酒，每日必饮，每饮2—4瓶方休；自觉乏力、神疲、性欲淡漠、玉茎勃而无力，射精较少，亦无快感；精检：精液量1.2mL，精子数0.38亿/mL，活率52%。证属痰湿内蕴，困遏精室所致。治宜化痰除湿为主，兼以温阳化气、益肾生精：陈皮、白术、半夏各10g，茯苓、猪苓、淫羊藿、旱莲草各30g，决明子、车前子、女贞子、制何首乌、肉苁蓉各15g，水蛭9g，桂枝5g，每日1剂水煎服。同时嘱其坚决戒酒，加强运动。2个月后，体重减4.2kg，自觉精神大振，性欲增强。精液复查：精液量2.8mL，精子数1.34亿/mL，活率78%，1997年4月其妻孕，来年生一男婴。

四、理气活瘀，适宜射精障碍，疏浚精子通道

男性不育因射精障碍所致者，其原因多与精道梗阻或精神因素有关，中医责之于"肝郁""气滞""血瘀阻络"。因肝主疏泄，调畅气机。肝的疏泄功能正常，则气机调畅，各脏腑功能活动正常，经脉疏利，精道畅通，精、血、津、汗可正常运行、布散及排泄。若肝失疏泄，气机郁滞，在血则流行不畅，在精则精道闭塞，以至于该排泄时不能正常排泄，女子表现为经闭，男子表现为射精不能。气滞日久，必致血瘀，血瘀一旦形成，可从器质方面形成或加重精道的梗阻，使排精更加不能。故治疗此症，重在疏肝理气，活瘀通络，方用自拟"疏通排精汤"：柴胡、丹皮、水蛭、桃仁、路路通各9g，当归、川芎、菖蒲、郁金、丹参各10g，赤芍、穿山甲、王不留行各15g，蜈蚣2条，通草0.5g。

验案6 郭某某，男，27岁，孟津县农民，1986年10月5日初诊，患者24岁结婚，至今未育。询其房事情况，勃起正常但无精液射出，询其既往，10年前曾患过淋巴结核，经治已愈。自觉症状除脾气暴躁、睡眠欠佳外无其他不适。查舌质暗红有紫斑，舌苔薄黄；脉沉细涩。证属"肝郁气滞、瘀阻精道"。予"疏通排精汤"原方，服药32剂，渐有精液排出，间或加入肉苁蓉、巴戟天、鹿角胶等又服20余剂，精液可喷薄而出，1987年元月，其妻孕。来年生一男婴。

乔氏前列舒治疗慢性前列腺炎 136例疗效观察

乔振纲

慢性前列腺炎是男子生殖系统的常见病之一。因前列腺自身对药物的"屏障"作用，多数药物难于渗入其内，治疗颇为棘手。近年来，笔者应用家父（乔保钧老中医）自拟经验方"前列舒"治疗本病136例，效果满意。现总结报道如下：

一、临床资料

1.一般资料：

本组病例中年龄最大者51岁，最小者23岁，其中51岁以上者1例，40—50岁者22例，30—39岁者49例，20—29岁者54例，平均年龄为34.7岁。病程最长者31年，最短者半年，平均病程4.3年。临床症状：会阴部坠胀不适者112例，占82.4%；尿前或尿后带白浊者92例，占67.6%；腰骶酸困疼痛者58例，占42.6%；伴性功能减退者72例，占52.9%；有手淫习惯者104例，占76.5%；婚后不育者13例，占9.6%。

2.诊断标准：

（1）**临床症状**：会阴部坠胀不适，尿前或尿后带白浊，伴腰痛，下肢酸困或性机能减退者。

（2）**实验室检查**：直肠指诊，触及前列腺肿大、疼痛者；前列腺液化验发现红、白细胞或脓细胞者。

二、治疗方法

（1）**前列舒方药组成**：丹参15g，粉丹皮9g，黄柏、赤芍、泽兰各10g，泽泻、川草薢各15g，青皮、王不留行各9g，蒲公英15g，穿山甲（细微粉剂）3g（冲服），桃仁、乌药各7g，败酱草30g。每日一剂水煎服，早晚各服1次；药渣煎水坐浴，每晚1次。1个月为1疗程。

（2）**辅助疗法及注意事项**：会阴部揉搓按摩，每晨1次；忌食刺激性食物和酒类，限制性生活。

三、疗效观察

（1）**疗效判定标准**：痊愈：自觉症状消失，前列腺液化验正常，追访3个月以上未见复发者；显效：自觉症状消失或明显改善，前列腺液化验明显好转者；有效：自觉症状部分改善或全部改善，但不巩固，前列腺液化验时好时坏者；无效：自觉症状无一改善，前列腺液化验无明显变化者。

（2）**治疗结果**：痊愈31例，占22.8%；显效43例，占31.6%；有效51例，占37.5%；无效11例，占8.1%；总有效率为91.8%。

（3）**疗效相关因素分析**：

疗效与年龄的关系（见表1）。

表1　疗效与年龄的关系

年龄	痊愈 （31例）		显效 （43例）		有效 （51例）		总有效 （125例）	
	例	%	例	%	例	%	全	%
51岁以上	0	0	0	0	0	0	0	0
40—50岁	11	35.5	8	18.6	13	25.5	32	25.6
30—39岁	16	51.6	10	23.2	17	33.3	43	34.4
20—29岁	4	12.9	25	58.2	21	41.2	50	40

从表中可看出，青年患者虽有效率较高，但治愈率偏低，而中年患者，虽有效率较低，治愈率却最高，全面比较，以中年患者疗效较佳。

疗效与病程的关系（见表2）。

表2　疗效与病程的关系

病程	痊愈 (31例)		显效 (43例)		有效 (51例)		总有效 (125例)	
	例	%	例	%	例	%	全	%
10年以上	0	0	3	7	15	29.4	18	14.4
5—10年	7	22.6	9	20.9	13	25.6	29	23.2
3—4年	12	38.7	15	34.9	17	33.3	44	35.2
1—2年	6	19.4	8	18.6	5	9.8	19	15.2
1年以下	6	19.4	8	18.6	1	1.9	15	12

从表中看出，病程1年以下者疗效较差，这可能与病程短者多系青年患者有关。

疗效与疗程的关系（见表3）。

表3　疗效与疗程的关系

疗程	痊愈 (31例)		显效 (43例)		有效 (51例)		总有效 (125例)	
	例	%	例	%	例	%	例	%
1—3疗程	5	16.1	7	16.3	14	27.4	26	20.8
4—6疗程	22	71	30	69.7	24	47	76	60.8
6疗程以上	4	12.9	6	14	13	25.6	23	18.4

表3说明，本病的治疗不能一蹴而就，必须守法缓图，耐心坚持，方能获效。但有些病例，由于病情深痼，病程过长，思想包

袄沉重，或生活调理不当，即使有足够疗程，疗效亦欠满意。

附：验案举例

张某某，男，26岁，工人。1988年8月13日诊。

3年来常会阴部不适，经直肠指诊检查及前列腺液化验，确诊为慢性前列腺炎。屡服知柏地黄丸、复方新诺明等中西药疗效欠佳，近年来病情加重，且性机能逐渐减退。刻诊：后腰困痛，腰骶及会阴部酸胀，尿后时常带白浊，性欲强但阳物难举，勃而不坚，触阴即泄；舌暗淡红、苔根黄腻；脉沉弦无力；直肠指诊检查：触及前列腺肿大、疼痛；前列腺液化验：红细胞（＋），白细胞（＋），脓细胞少量。证为本虚标实。其虚在肾，其实责之气滞血瘀，湿热下注，当以治标为主，先宜清热利湿，疏肝理气，化瘀软坚。处方：丹参15g，粉丹皮9g，赤芍药10g，黄柏10g，泽泻15g，川草藓15g，王不留行9g，桃仁7g，泽兰10g，青皮9g，穿山甲10g，蒲公英15g，败酱草30g。每日一剂，每剂煎三次，前两次喝（上、下午各一次），第三次煎汤坐浴，每晚一次。

复诊：上方加减续服40余剂，尿后白浊消失，腰骶酸胀减轻，仍性机能低下，伴乏力、神疲，不耐劳作，口和，食可，二便调，舌质红苔白，脉沉无力。标证既减，兼治其本，法宜清热利湿、理气化瘀，兼以益气补肾。处方：生黄芪15g，当归15g，牡丹皮9g，黄柏10g，泽泻15g，赤芍10g，桃仁7g，穿山甲10g，山药15g，巴戟天15g，淫羊藿15g，蒲公英15g，败酱草30g。每日一剂水煎服。

三诊：上方稍事出入，续服30余剂，体力大增，尿后白浊及腰骶酸胀俱无，阳痿、早泄明显好转，前列腺液中红、白细胞及脓细胞皆除。标症既除，转以治本为主，法宜益气补肾，兼以清热化湿活瘀。处方：生黄芪30g，当归15g，牡丹皮9g，泽泻15g，山药15g，山茱萸10g，生、熟地各10g，巴戟天15g，淫羊藿15g，赤芍10g，川萆薢15g，鹿角胶10g（烊化冲服），黄柏10g，败酱草30g。

上方续服40余剂，诸症悉愈，性机能亦基本复常，追访4个月，未见反复。

四、讨论

（1）慢性前列腺炎虽属本虚标实之症，而以标实为急，当以治标为先。其标实责之肝经湿热，气滞瘀阻。前列舒方中：黄柏、蒲公英、生地、泽泻、川萆薢、败酱草清热利湿；青皮、乌药疏肝理气；丹参、牡丹皮、赤芍、桃仁、泽兰活血化瘀；妙在加穿山甲、王不留行化瘀通络，使其起"引流"作用，促使"炎性分泌物"排泄，以利于"炎性病灶"消散。全方旨在清热利湿，理气化瘀。待标症（会阴坠胀疼痛，腰骶酸困、尿前后带白浊）消失，再补肾固本。

（2）本病以中青年患病者较多见（本组20—39岁患者共103例，占75.7%），可能与中青年性欲旺盛，易频繁发生性冲动或无节制的手淫及房事过度等因素直接有关。据表2统计年龄偏大者治愈率和显效率反而较高，年龄较小者疗效反较差，这一情况亦说明，旺盛的性欲和频繁的性活动对本病的治疗有不利影响。因此，治疗本病切勿重用补剂，不宜过早补肾，更忌温补肾阳，否则，使肾气亢盛，引动相火，治疗更加不易。

（3）本病治疗期间，性生活既不能过频，亦不可限制过严。房事过度可使本病加重；适当而规律的性生活，使炎性分泌物随前列腺液和精液得以正常排泄，反可减轻症状，有利于病情恢复。

（4）除内服药物外，药液坐浴，会阴部按摩，作为辅助治疗手段，可明显增强疗效，有利于病体康复，这也是不容忽视的。

乔振纲治疗泌尿系结石的经验

乔振纲

肾石症（或称泌尿系结石）是临床上的常见病和多发病。西医的手术疗法见效快，疗效确切，但花费较高，且有创伤，痛苦大，术后复发问题难以解决，使该疗法的实际运用受到一定限制，故选择保守疗法仍不失为上策。数年来，笔者运用中药辨证施治，治愈者颇多（有案可稽者达近百例），从中悟出点滴经验，摸索出一些用药规律，现总结于后。

一、补肾治本，促使气化

肾石症即是泌尿系病变，其症除以腰腹疼痛为主外，常兼泌尿异常，或小便时突然中断，或小便频数淋漓，或小便混浊不堪。而小便的异常，中医责之于与肾和膀胱有关。肾气亏虚之人，气化功能减弱，水津不能正常升腾、排泄而潴留，蓄积日久，液中之浊物日渐沉积形成结石。从临床实际看，肾石证患者都有不同程度的肾虚症状，甚至贯穿于病程始终。可见，肾气亏虚和气化无力，乃为形成本病的根本原因。治疗应重视补肾求本，温阳化气，特拟"气化排石汤"：生黄芪、猪苓、茯苓各30g，山茱萸、熟地、丹皮各10g，泽泻、石韦、王不留行、车前子、白芍各15g，桂枝、滑石各7g，金钱草45g。本方实由黄芪五苓散合金匮肾气丸化裁而成，方中重用黄芪为君，强调益气，取"气能行水""气能化津"之意，臣以桂枝，使其与气药相配，取"温阳化气"之功；其熟地、山萸肉等补益肾气，肾气旺则蒸腾有力，水液代谢复常，可从根本上阻断结石成因；配以它药利湿通淋，促使结石外排，实乃标本兼治之剂。如治刘某某，男，56岁，1997年5月19日初诊。患者9天前始觉少腹及后腰酸痛，伴恶心和血尿，某医院B超检查提示输尿管末端结石，经服"结石通"一周疼痛缓解，恶心亦除，但B超复查发现结石仍在。刻诊：腰部酸困，乏力，小便频数，量少不畅，大便略干。证因肾虚，气化无力，湿邪停蓄，受热煎熬而成石。治宜益气补肾，促使气化，清热利湿，通淋排石。方用"气化排石饮"加穿山甲、黄柏、大黄各10g，石韦、扁蓄各15g，生地13g。上药取10剂，仅服4剂结石即排出，如黄豆大小，各种症状遂而消失。

二、活瘀排石，重用牛膝

结石一旦形成，在尿路中长期停留，可导致气滞血瘀，故肾石证多有瘀血见症，如腰部及少腹刺痛或钝痛，甚者绞痛难忍，小便带血，舌质紫暗或有瘀点等。若结石与肾或尿道组织形成嵌顿则瘀血更为突出。对于术后复发者不管有无腰腹绞痛及尿血，亦应考虑瘀血的存在。其治疗，应以活血化瘀为主。特拟"活瘀排石汤"：丹参、红花、丹皮、枳壳、大黄、三七、王不留行各10g，穿山甲、琥珀各3g、桃仁7g，川牛膝30g，石韦15g，金钱草45g。疼痛明显者加白芍45g，甘草6g；尿血明显者加蒲黄、大、小蓟各9g，白茅根30g。本方针对结石长时间刺激输尿管壁等所造成的局部充血、水肿、炎症及粘连，化瘀通络，使尿路通畅，有利于结石下行，其机制在于改善微循环，降低毛细血管通透性，促使炎症消散吸收，更主要的是使输尿管蠕动的频率和幅度增大，随着蠕动的增强而推动、排挤结石向下移动、排出。其中之川牛膝既有补肝肾之功，又有散瘀活血之能，安徽中医学院附属医院药理及动物实验证实其对输尿管蠕动有增强作用，用于此，可谓寓活于补，标本兼治。据实践经验，此药不仅必用，而且要重用（可用至30—50g），用之得当、及时，每获桴鼓之效。如治王某某，男，30岁，工人，1997年8月18日初诊。患者2年前患左肾结石，经某医院手术治疗，一度痊愈，两天前突然腰及少腹绞痛难忍，伴以血尿，B超检查发现右肾盂内有一结石（约0.8cm×0.5cm大小）当地中医予"清热通淋"法服药40余剂，症状一度缓解，但结石仍在。诊前腰部绞痛难忍，经用哌替啶疼痛缓解，继转中医诊治。刻诊：腰部酸困疼痛，乏力，小便淋涩不畅，尿色发红，尿常规检查见红细胞++，大便正常，舌质紫暗，舌苔薄白，脉沉无力。证因肾虚，气化无力，水湿久蓄成石，结石内阻，加之手术创伤，必有瘀血内蓄。治宜益气补肾，促使气化，兼活瘀排石。处方：生黄芪、白芍各30g，山茱萸、生地、丹皮、穿山甲、王不留行、蒲黄、大蓟、小蓟、三七各10g，川牛膝、石韦各15g，金钱草、白茅根各45g。上方加减服21剂，尿血渐止，排尿转畅，精神好转，腰腹疼痛由持续性变为阵发性，时呈绞痛，舌仍紫暗，脉沉弦。肾虚得补，虚像渐除，再治应以活瘀治标为主，尤应加大牛膝用量至30g，以促使排石。方用"活血排石汤"。服完5剂，9月15日上午排尿时突觉尿道刺痛，遂遵医嘱留心观察。在尿中检出黄豆大小结石一粒，尿完后疼痛豁然而失，次日B超复查，证实结石已排出。

三、清热利湿，通淋排石

关于结石形成的病机，《高注金匮要略》云："三焦亢热……且阴阳之液两伤于邪火……而久煎癃闭之膀胱，此煎水成碱，煮水成盐之象而成砂，石淋者是也。"《诸病源候论》亦云："若饮食不节，喜怒不时，虚实不调，则脏腑不和，致肾虚膀胱热也……肾虚小便数，膀胱热则水下涩，数而且涩，则淋沥不宣，故谓之淋。"可见，"湿邪停蓄"和"热邪煎熬"是形成结石的主要病机。尤其是泌尿系结石合并急性尿路感染者，湿热下注的临床表现更为突出。症见起病较急（突然腰痛），伴少腹拘急或疼痛、尿频、尿急、尿痛、小便混浊，有时伴发冷发烧，舌苔黄腻，脉滑数。治宜清热利湿，通淋排石，常以导赤散、石韦散合八正散化裁，组成"通淋排石汤"：生地、木通、滑石、黄柏、海金沙各10g，车前子、川草薢各30g，大黄、泽泻、石韦、扁蓄各15g，金钱草45g。方中之生地、大黄、黄柏等清热药能促进炎症吸收，消除结石周围炎症粘连，缓解输尿管痉挛，利于结石松动下移；其金钱草、车前子、泽泻、木通等药，经药理研究证实有明显利尿作用，由于尿量增加，可增水行舟，冲移结石下行，又可稀释尿液中的盐类，减少和防止结石的形成，从而发挥"溶"石作用。如治卢某，女，19岁，学生，1988年3月19日诊。患者7天前突然腰腹拘急疼痛，伴发烧，尿频尿急，尿道灼热，某医院B超检查发现输尿管结石（约0.8cm×0.5cm大小），尿常规检查见红细胞、白细胞、草酸钙结晶，经肌注青霉素，口服呋喃坦叮等，发烧已退，但它症不减，少腹拘急不舒，小便频数，量少不畅，时有中断情况，舌苔黄腻，脉沉滑数。证因湿热结聚成石，阻滞下焦气机。治宜清热利湿，通淋排石，兼以调气导滞。用"通淋排石汤"加减。服至第5剂时排出结石一枚，如绿豆大小，继之诸症渐失，6月中旬B超复查泌尿系未见异常光团。

四、行气排石，必用茴香

尿石症的基本病机是"肾虚而膀胱热"。因肾虚，下焦之清气不能蒸腾升达，浊气不能正常下降，清浊不分，壅塞下焦而形成气滞；湿热蕴结，膀胱气化受阻亦可形成气滞。故尿石症不论何种分型，都有不同程度的"气滞"。气滞既是形成结石的基本因素之一，又是结石形成后的一种病理变化。因结石羁留，排尿不畅，必使下焦气机阻滞，而气机失疏，反过来致使水道壅塞，结石因而沉积增大，如此形成恶性循环，故行气导滞乃为治疗尿石症的基本法则之一，至于伴有少腹坠胀疼痛、小便淋涩不畅之气机郁结型，尤宜使用本法。故特拟"行气排石汤"：柴胡、当归、枳壳、乌药、香附、大白、青皮、滑石各10g，赤白芍、石韦各15g，沉香、小茴香各5g（均后下），金钱草45g。药理研究证实，乌药、沉香、枳壳、青皮等行气药对内脏平滑肌有促进节律增强之作用，同时行气药又可解痉止痛，从而畅通结石下行之道。其中之小茴香，香味浓烈，辛散温通，且善入下焦，"补水脏，治肾气"，尤适用于尿石症而兼气滞之症，用之得当、适时，可促使结石排出，药虽价廉，功效不凡。如治靳某某，男，47岁，1986年6月27日初诊。患者半年前曾腰腹绞痛，伴以血尿，B超及X线拍片检查，发现在肾盂内有一结石（约1.1cm×0.7cm），经中医药治疗症状消失，但结石仍在。今晨5点，突然腰部剧痛，好不容易支持到8点抱腹来诊。现腰痛如绞，放射少腹及会阴，阵发性加剧，伴恶心、纳呆，小便点滴不畅，大便干结，舌质略紫，苔薄黄，脉沉滞。我院B超查示：①肾盂内重度积水；②输尿管下端结石。证因结石内阻日久，气滞血瘀，胃失和降所致。治宜理气活瘀，和胃降逆，兼以利湿通淋排石。处方：丹参、红花、元胡、三七、穿山甲、陈皮、半夏、藿香、竹茹、大黄、滑石各10g，川牛膝13g，车前子、猪苓各30g，金钱草45g。上方加减续服14剂，诸症基本消失，唯觉乏力，小便频数，大便稀溏，遂投"气化排石饮"原方，服20余剂，乏力好转，精神转佳，但继之少腹坠胀不适，伴后腰酸痛，小便淋涩不畅。治宜疏肝理气导滞，利湿通淋排石。方用"行气排石汤"。服至第4剂，排出结石一枚，如花生米大小，自此诸症亦随之渐失。

五、分期施治，急缓有异

尿石症患病过程中，有病情"发作期"和"相对静止期"两种不同情况。发作期时，自觉症状明显，病人痛苦较大，患者或腰腹疼痛或少腹坠胀，或排尿不畅，或小便带血，治疗应遵"急则治其标"之训，或活血化瘀，或行气导滞，或清热通淋或清热凉血。症状缓解后，若结石仍在（此时可视为相对静止期），可转而治本，应益气补肾，温阳利水排石。再者，若结石停留于肾或膀胱者，其治当以补肾温阳，促使气化为主，兼以活血化瘀，利水排石；结石停留于输尿管内者，其治当以利水通淋，行气导滞为主，兼以益气补肾，活瘀排石。本病初期，多实证、热证，治宜清热通淋为主，宜甘寒，远苦寒，慎补法；后期多虚实夹杂，或起病即有虚像者，治宜攻补兼施，切忌大利大下，临证要根据病情之轻重，体质之强弱，正邪之盛衰，脏腑之虚实，全面权衡用药。

尿石症的成因不是单一的，而是复杂的，多方面的，寒、湿、热、气、瘀等多种因素常相兼出现，结合为病。据临床所见，那种单纯湿热，或单纯气滞、血瘀，单纯属实、属虚者并不多见，往往是各型交叉，虚实夹杂，故临证用药，必须在审证求因的前提下，本着"以通为用"的原则，根据具体病情，灵活运用清热通淋、活血化瘀、行气导滞、补肾温阳等多种治法，既有所侧重，又相互融合，区分标本，急缓有异，全面权衡，分期施治，才能确保良好效果。

清利温阳法治疗泌尿系结石98例

乔振纲

一、临床资料

本组男67例，女21例；年龄最大78岁，年龄最小19岁，19—39岁者36例，40—78岁者62例；病程最长12年，最短7天；疗程最长6个月，最短12天；98例中，单纯输尿管结石27例，肾盂结石34例，膀胱结石28例，肾盂合并输尿管结石9例，伴肾盂积水者33例，其中重度积水12例，中度积水15例，轻度积水6例。B超及X线显示最大结石2.5cm×1.3cm，最小结石0.3cm。

二、治疗方法

基本方：猪苓、车前子各30g，赤、白芍各30g，鸡内金、石韦、扁蓄各15g，泽泻25g，酒炒大黄7g，附子（或桂枝）、王不留行各9g，炙甘草6g，肉桂3g，核桃5个（生食）。随症加减：血尿明显者，去附子（或桂枝）酌加生地10g、牡丹皮9g、仙鹤草30g、田三七3g、白茅根30g；尿道灼热疼痛者，酌去附子或桂枝，加生地、黄柏各10g，元胡15g，生甘草梢5g；肾盂重度积水者，加大猪苓用量至45—50g，炒二丑9g，盐炒小茴香6g。

三、疗效标准

痊愈：症状消失，排出结石，X线造影或B超检查证实结石确已排尽者；有效：症状明显减轻，排出少许结石，X线造影或B超复查证实结石变小或位置下移者；无效：症状变化不大，亦无结石排出，X线造影或B超复查，未见结石有明显变化者。

四、治疗结果

痊愈31例，其中肾盂结石9例，输尿管结石15例，膀胱结石4例，肾盂合并输尿管结石4例；有效53例，其中输尿管结石21例，肾盂结石24例，肾盂结石合并输尿管结石6例，膀胱结石2例；无效9例，总有效率为91.8%

五、典型病例

张某某，男，46岁，宜阳县化肥工人，2004年6月19日初诊。患者10天前突然少腹部阵发性疼痛，甚则绞疼难忍，县医院B超提示：输尿管结石合并右肾积水，经用止痛剂处理，暂时得到缓解，为求根治，特转我科求诊。现乏力、神疲、少腹部坠胀疼痛，累及后腰，小便淋漓不畅，大便略干。舌质暗红，有紫斑和瘀血点，苔黄厚腻；脉滑数。证属湿热内蓄，日久成石，结石下阻，气滞血瘀，损伤正气，影响气化。治宜清热化湿，益气行水，理气活瘀，通淋排石。处方：生黄芪、猪苓、车前子、石韦各30g，滑石、瞿麦、乌药各9g，川牛膝、海金沙各15g，鸡内金、大黄各13g，地龙10g，三七粉6g（冲服），金钱草45g，小茴香7g。每天一剂水煎服。

2004年7月2日言：连服上药10剂，少腹坠痛及腰痛明显好转，小便较前通畅，大便稍溏泻；舌质仍暗红，有紫斑和瘀血点，舌苔黄略腻；脉滑略数。治宗上方，加丹参15g，桂枝9g，冬葵子13g。10剂，每日一剂水煎服。

2004年7月8日患者电话报喜，称上方服至5剂，7日晨起排尿时，突觉尿道刺疼，遂留意观察排尿情况，发现伴随着血尿，有一粒结石从尿道排出，捡起视之，如黑豆大小，表面有许多小刺，尿后，疼痛霍然而失。根据所言，判断结石已经排出，嘱其把余药服尽，再做B超复查。

2014年7月14日我院B超复查证实：肾及输尿管均未发现结石及积水。

六、讨论

泌尿系结石病，多属中医"淋证"范畴。其病理机制由于肾虚，气化无力，水液代谢失常，水湿停留，日久化热，尿液受煎，其杂质日渐沉积形成结石。可见肾虚乃结石形成之本。我们认为，泌尿系结石一病，应属本虚标实之证。标实，在于石阻气机，本虚在于肾气虚衰，阳不化气。因此，对本病的治疗，一方面用大剂量清利之品，旨在利尿排石，治病之标；另一方面，必须适当注意温阳使命火旺盛，蒸腾有力，水液代谢自可复常。由于肾气充实，气化有力，这就从根本上提高了治疗效果，同时亦可避免久服清利苦寒之品，损阳伤正之弊。

在治疗本病的过程中，除重用清利之品外，同时嘱患者大量饮用茶水，充分憋尿，尿前跳跃，排尿时憋气用力，以加大尿速促使结石排出。

乔氏气化消白饮为主治疗
蛋白尿的临床经验

乔 俭

气化消白汤是乔氏祖传经验方。多年来，我在家父（乔振纲教授）的直接指导下，以该方为主，辨证加减，治疗各类型慢性肾病引起的蛋白尿疗效颇佳，现将基本经验初步总结如下：

一、中医对蛋白尿的病机分析—乔氏气化消白饮组方的理论根据

蛋白尿是各种慢性肾病（如急慢性肾盂肾炎，慢性肾小球肾炎，慢性肾病综合征，膜性肾病及高血压、糖尿病肾病）的主要症状。慢性肾病的发病机理，西医认为可能与自体免疫因素有关。该病病程冗长，且颇多变异，治疗起来颇为棘手。西医常用激素和免疫抑制剂治疗，有的可获得明显的阶段性或一时性效果，但容易反弹，难于彻底治愈，长期大量应用激素，易致不良后果。

中医学中无"蛋白"这个名词。其蛋白应属中医之"精"微物质。"精"微物质为什么从尿中异常出现并排出，其中医机制在于：就整体而言，与气虚及气化功能虚弱有关；究其内在脏器来讲，与脾、肾、肺关系密切。

1.气虚及气化功能虚弱。盖气乃人体生命活动的主宰，是各脏器功能运作的动力，气能"生血""化精"，亦能"摄血""固精"。所谓气化，是指在气的推动下，各脏腑的功能活动，精、气、血、津液等不同物质之间的相互化生，以及物质与功能之间的相互转化，包括了各种精微物质的运输、布散及利用，甚至主司体内各种物质的新陈代谢。今气化无力，各种精微物质不能正常转化、布散和利用，堆积血中，又因气虚失去对精微物质的固摄，加之脏腑功能（尤其是脾肾）整体衰弱，封藏失职，故堆积于血中的精微（即蛋白，甚至红细胞）即被代谢排出。

2.与脾、肾、肺密切相关。

（1）与脾有关。盖脾主运化、升清。其"清"的概念，有两个含义，一指清阳之气，二指经消化后的水谷精微物质，（毫无疑问，所谓蛋白应包括其中）。其"升"与"运化"结合起来理解，有三个含义，一是升达，二是布散，三是精微物质的转化和利用，若脾土虚弱，运化、升清失职，使水谷之精微得不能正常转运和布散，得不到充分转化和利用，即可成为"垃圾""废物"，随气血运行转送至肾，废弃于尿中，加之肾虚封藏失职，故而随尿排出。

（2）与肾有关。盖"肾主封藏"，藏精气而不泻，若肾气亏虚，封藏失职，精微得不到封藏，势必随尿漏泄。另肾"主司气化"，肾气强盛，则气化有力，各种精微物质得以正常转化、布散和利用，加之其封藏功能强大，各种精微物质得以固藏于肾，不至于漏泄。

（3）**与肺有关**：盖肺为气之"主"和"枢"，又主卫外，与肾是母子相生，上下呼应，相召相及的关系。若肺气虚嫩，卫外失职，易遭外邪侵袭。热毒犯于咽喉（肺之门户），致其红肿疼痛，若持续时日或反复发作，使肺金受伐，日久母病及子，损及于肾，影响气化和封藏，则水肿、尿白诸症作矣！这就是许多慢性肾病往往继发于感冒和扁桃腺炎的原因。

从整体观念再深入分析，整体气虚，可导致脏腑（这里主要是脾、肾）功能的衰减，而脾的纳化功能，是气及气化的物质基础；肺为气之主，又主卫外；肾乃气化之"主司"，脏腑功能受损或异常衰退，反过来又导致和加剧了气虚，直接影响和削弱了气化功能，如此相互作用，恶性循环，使本病病程冗长，缠绵难愈。要想打破这一恶性循环，唯有立足整体，着眼气化，通过强力补气，肺、脾、肾同调，方可扭转乾坤，获得痊愈。

二、乔氏气化消白饮方药组成及其解读

生黄芪30—50g，白术10g，茯苓30g，猪苓30g，车前子20g（另包），制附子7—13g（久煎），肉桂3g，熟地15g，山茱萸10g，补骨脂15g，金樱子15g，芡实15g，鹿角胶6—10g（炖服或打粉冲服），女贞子9g，旱莲草15g。

方中黄芪甘温，入脾、肺经，为补气益阳之要药，脾得补则运化强健，升清有力，肺得补则卫表固密，抗力充盛，抵御外邪，

防止感冒；白术甘温，入脾、胃经，健脾和胃，益气升清，化湿利水；茯苓，性味甘、淡，入心、脾、肺、肾经，甘则能补，淡则能渗，故既能补脾益心，又能利水渗湿；猪苓，性味甘、淡、平，入肾、膀胱经，功专渗湿利尿；车前子，味甘淡，性稍寒，入肾、肺经，善清利下焦湿热，利水道而分清浊；补骨脂辛温，补肾壮阳；制附子、干姜，皆辛热之品，与补骨脂配合，补火温阳，此用含"阳能化气"之意，以促使气化；熟地，味甘厚，性微温，鹿角胶，甘咸性温，二者皆主入肾精，共用于此，取"精不足者，补之以味"之理，专以滋肾暖肾，补督生精；山茱萸酸、涩、甘、温，既可滋阴又可补阳入肾经，其涩敛之性，功专涩精、固精；金樱子，味酸涩，芡实味甘涩，均入肾经，二者相携助山茱萸涩精、固精；女贞子配以旱莲草，取"至阴丸"滋补肾阴之功，力保整体的阴阳平衡。

综观全方，重用黄芪，位居首位，用以为君，开宗明义的昭示本方重视补气，促使气化的良苦用心；接着"五苓散"（仲景用以促使气化的名方）紧随其后。前者，旨在通过强力补气健脾，促使气化，针对整体上的病机之本；又融入（经加减之）右归丸、金锁固精丸，补肾温阳，涩精固精。如是，元气充盛，精微得化得摄，气化有力，脾肾功强健，精微得以正常转化和封藏，蛋白漏泄可止。

三、辨症加减

1. 视肾病之不同类型加减：病属肾盂肾炎者，主方去附子、肉桂、鹿角胶等酌加金银花、连翘、泽泻、赤小豆等；病属高血压肾病者，主方去附子、肉桂、鹿角胶，酌加白芍、川牛膝、决明子、绞股蓝等；病属糖尿病肾病者，方中慎用附子、肉桂，酌加元参、百合、知母、桑叶，易熟地为生地。

2.视病程之不同阶段加减：1.病之初期，应抓住人体正气尚旺之机，补益药物用量不宜过大，以免招致"气有余便为火"之弊端：治标祛邪药，如清热、解表、祛湿等应重用，重拳出击，截断扭转，以便迅速扭转局面，改善病情。2.患病2—5年者，正气日损，脾胃渐弱，要更加重视和加大益气扶正药物的用量，时时顾护脾胃，大苦大寒之品应慎之又慎。3.患病5年以上，证见元气衰弱者，补气不但用黄芪，而且要增用人参（或西洋参）；久病必瘀，方中要适时加入丹参、三七、水蛭等活血化瘀之品，在疏通全身气血运行的同时，重在改善肾脏的微循环；阳虚症状明显者酌加附子、桂枝、肉桂等温阳药物用量。总之，治疗始终都要注意和把握阴阳的互生和协调平衡，力求"阴平阳秘"，体乃康健。

3.视病情的不同症状加减：若水肿严重者，重用猪苓、酌加桑白皮、生姜皮、炒薏苡仁等；属风水者，酌加防风、荆芥、麻黄等；若伴恶心、呕吐者，酌加陈皮、藿香、砂仁、石斛等；若伴血尿者，酌加三七粉、瞿麦、栀子、大小蓟、黑生地、白茅根等；若舌苔厚腻，湿气偏重者，酌加薏苡仁、杏仁、苍术、佩兰等；若内热偏重者，主方去附子、肉桂，酌加蒲公英、黄柏、生地、白花蛇舌草、鱼腥草等；若大便秘结者，酌加枳实、大黄、肉苁蓉、火麻仁、杏仁等。

近10年来，笔者先后以此方为主，结合辨证施治，治疗各类型肾病的尿蛋白患者共83例（其中被确诊为肾盂肾炎者9例，慢性肾小球肾者20例，肾病综合征者16例，膜性肾病者13例，高血压肾病者14例，糖尿病肾病者11例），临床治愈者19例，占23%；显效21例，占25%；有效35例占42%；无效者共8例，占10.%。以上总有效者共75例，总有效率达90%。临床实践证实，本方对各类慢性肾病均有确凿疗效。

附：

慢性肾病疗效判定标准表

检测项	临床治愈	显效	有效	无效
水肿等症状、体征	完全消失	大部分消失	好转	无好转
尿蛋白	持续阴性	明显减少	持续减1个+	无改善
24小时尿蛋白定量检测	小于0.2	持续减少50%	持续减少15%	无明显改善
高倍镜下红细胞检测	消失	不超过3个	不超过5个	变化不大
尿沉渣计数	正常	基本正常	有时正常	不正常
肾功能检测	正常	有所改善	正常或改善	无改善
症候积分值变化情况	降≥90%	下降<60%—90%	下降<30%	下降<20%

四、验案例举

验案1 李某某，男，16岁，济源市学生，2012年4月17日初诊。患者2010年10月出现水肿，尿常规化验发现蛋白++—++++之间，经北京某大医院肾穿刺病理检查，确诊为肾小球微小病变，经激素治疗1年，浮肿有所减轻，但蛋白仍波动在++—++++之间，近因劳累过度病情加重，特转求中医诊治。刻诊：乏力、神疲，腰疼，面部及眼睑虚肿，足踝部肿甚，小便较频、多沫，大便略干，舌质暗红、舌苔薄黄，脉沉无力、略数。尿常规检查：蛋白+++，潜血++。病机总属本虚标实，其本虚，责之元气受损，气化无力；脾肾两虚，运化失常，封藏失职。标实责之精微漏泄，热邪内蕴，水湿泛溢。治宜补元气，强气化，健脾气，助运化，补肾气，固封藏，清内热，利水湿。方用乔氏气化饮加减化裁：生黄芪30g，太子参13g，白术10g，茯苓30g，猪苓30g，车前子20g（另包），制附子7—13g（久煎），生、熟地各15g，山茱萸10g，补骨脂15g，金樱子15g，芡实15g，三七粉5g（冲服），栀子9g，女贞子9g，旱莲草15g，白茅根30g。每日一剂水煎服。

2012年5月3日诊：服上方14剂，精神好转，面部虚肿及足踝部浮肿稍减，尿检潜血消失，蛋白仍++，大便转调。再治仍方宗上化裁：生黄芪50g，白术15g，茯苓30g，车前子30g，泽泻30g，猪苓30g，川草薢30g，芡实25g，山药15g，山茱萸15g，生、熟地各15g，鸡内金13g，补骨脂15g，覆盆子9g，蝉衣13g，水蛭7g（研粉冲服），鹿角胶粉7g（冲服），制附子7g（先煎），益母草30g，白花蛇舌草30g，白茅根30g。每日一剂水煎服。

2012年8月7日诊：上方为宗，间或加肉桂、砂仁、焦三仙，连续服3月余，面及足踝浮肿完全消退，蛋白降至"＋"，精神振奋，能以正常工作。再治仍宗前方，生熟地加至各25g，另加肉桂2g，继服。

2013年7月3日诊：上方出入，连续服用200余剂，诸症皆除，尿检多次蛋白、潜血均消失。遂嘱其常服金匮肾气丸调理巩固。追访至2017年无恙。

验案2 周某某，女，33岁，2009年10月7日诊。患者2年前曾咽痛发烧，继而出现蛋白尿，西医诊为慢性肾小球肾炎，经用激素等治疗半年余，病情一度好转，但未能根治，近因感冒复发加重。刻诊：自觉乏力身疲，咽痛灼热疼痛，腰困痛，膝酸软，小便频；面部及眼睑浮肿明显，脉沉而弱，舌质暗红，舌苔黄、根部厚腻；尿常规化验：蛋白＋＋＋，红细胞＋＋，管形少量。病机分析，气虚，卫外不固，外邪侵袭，肺经蕴热，循经上炎，故咽喉肿痛；脾虚，运化失常，水湿潴留，故脸面、眼睑浮肿；肾虚，封藏失职，精微漏泄，故尿蛋白长期不消。治宜补元气，固卫气，清肺气，健脾气，滋肾气，固精气，利水气。方用乔氏气化消白饮加减化裁：生黄芪25g，太子参13g，白术15g，白芍25g，防风15g，桔梗9g，山茱萸12g，菟丝子10g，益智仁12g，补骨脂15g，生地15g，三七粉6g（冲服），猪苓30g，金银花15g，连翘15g，全蝎7g（小火焙干研粉冲服），水蛭6g（焙干研粉冲服），赤小豆15g，炙麻黄6g，白花蛇舌草15g，白茅根30g。每日一剂水煎服。

2009年11月3日诊：上方加减连服二十余剂，咽痛失音，面及眼睑浮肿渐消，腰困膝软显减；尿常规检验结果有所改善（尿蛋白++，红细胞+，管形少量）。治仍宗上方，去金银花、连翘、麻黄、防风，加鹿角胶粉5g（冲服），制附子7g（先煎），肉桂3g，每日一剂水煎服。

2010年4月9日诊：上方加减续服160余剂，抵抗力明显增强，很少感冒，诸症消失，尿常规化验结果显著改善：尿蛋白+，红细胞少量，管形消失。治宗乔氏气化消白饮原方，加鸡内金、焦三仙各10克。每日一剂水煎服。

2010年7月12日诊：上方连服90余剂诸恙皆除，尿常规化验各项均转正常。嘱服金匮肾气丸善后巩固。连续追访至2017年一直未复发。

五、治疗过程中的注意事项

1.**预防感冒很重要**。慢性肾炎多继发于感冒（上呼吸道感染，尤其是扁桃腺炎）之后。感冒也是慢性肾炎复发、加重的重要诱因。因此，在治疗中，不能只是盯住"肾"灶那个"炎"，而应立足整体，提高整体的免疫力、抵抗力。治疗中要重视益气扶正，补肺固卫，方中可适时融入玉屏风散（生黄芪、白术、白芍、防风），使"正气存内，邪不可干"。只有使抗力增强，杜绝感冒，才能根除慢性肾炎复发、加重的诱因。在此同时补肾固精，求本论治，使肾的封藏之职逐渐恢复，顽疾才能最终获愈。因此，在积极治疗的同时，要特别注意预防感冒，要保持室内空气流通，增加室外活动，适当体育锻炼，注意衣服增减。

2.**饮食调理有讲究**。肾病患者的饮食首先要低盐，限制钠离子的摄入；豆类不宜多食，为弥补蛋白的丢失，每天吃一个鸡蛋，可适量餐食廋肉，多喝骨头汤、鲫鱼汤，多吃泥鳅、黄鳝等；多吃新鲜蔬菜和水果，注意补充维生素。

3.**化学药物莫乱用**。化学药物大多都有肾损害的副作用，特别是降压药和降糖药，其肾损害的程度尤为严重，因此欲使肾病尽快和彻底地治愈，千万不要乱用化学药物，必须用时亦应慎用，尽可能地减量或小量，不可盲目久用。

4.**足够疗程是保证**。慢性肾病中的多数，如慢性肾小球肾炎、肾病综合征、膜性肾病等均可视为免疫性疾病，此类疾病，即便用激素治疗，疗程也需一两年，甚至数年以上，足见其病情缠绵，治疗之难度。一定要给患者讲明从长计议的道理，鼓励患者树立信心，坚持足够疗程才能彻底战而胜之。

乔振纲论眩晕辨证施治

乔振纲

眩晕致病原因复杂，证型表现多端，目前尚无特效药物，前贤见仁见智，各有家言。多年来，笔者坚持辨证施治基本原则，对本病倾心研究，留意观察，治愈者颇多。现从理论与实践相结合的角度，将点滴经验整理于后。

一、责肝，当分肝热、肝火与肝阳

肝为风木之脏，体阴而用阳，其性刚劲，主动主升，肝的生理特性决定，眩晕多属肝的病变，正如《素问·至真要大论》所云："诸风掉眩晕皆属于肝。"

1. 肝热移胃，升降失常：

若情志不遂，肝失疏泄，气郁化热，热邪随肝气横逆犯胃，影响中焦升降，清气不能上达，浊气难以下降，清气不养，浊气干扰，故发眩晕。此型眩晕，多有胁肋胀痛、纳呆、腹胀、呃逆、口苦等兼证，其治在疏肝理气的同时，当兼清热和胃，辛开苦降，使气顺热清，中焦升降复常，则眩晕可宁。常用小柴胡合温胆汤化裁治之。

验案1 宋某，女，50岁，商店营业员，1986年10月17初诊。患者15年来经常头晕，甚则旋转欲仆，先后求治于各大医院均未查明原因，屡用谷维素、地巴唑等，可取效于一时，但不能根除，近因情志不遂复发加重。刻诊：头晕目眩，睡眠欠佳，耳鸣、呃逆、纳呆、口苦、胁肋胀满，二便通调；舌质暗红边缘不齐，舌苔薄黄；脉沉弦数。据口苦、胁肋胀满及舌脉可知肝经郁热、疏泄失常。肝经郁热日久，阳亢风扬则头晕目眩；热邪上扰心神则睡眠欠佳，下劫肾阴，肾窍失荣则耳鸣，热邪随肝气横逆犯胃，中焦升降失常，则纳呆、口苦、呃逆；因胃失和降，清气不升，反过来又可加重眩晕，总属肝胃郁热、升降失常所致。治当清肝胃之郁热，平肝阳之亢逆，复中焦之升降。处方：柴胡9g，黄芩10g，半夏9g，陈皮9g，枳实9g，竹茹9g，沉香3g（后下），白芍20g，钩藤30g（后下），天麻10g，泽泻15g，夏枯草15g，珍珠母15g（先煎）。水煎服，每日一剂，早晚各服。

1986年11月17日二诊：服上药18剂，头晕明显减轻，呃逆亦止，睡眠转佳。刻诊：乏力，心慌，耳鸣时作；舌质暗红、舌苔薄黄；脉沉弦数。证属气阴两虚，肝阳上亢，治当益气养阴，平抑肝阳。处方：太子参13g，麦冬15g，五味子9g，川芎9g，炒酸枣仁20g，茯苓30g，远志10g，白芍20g，天麻10g，钩藤30g（后下），泽泻13g，珍珠母15g（后下），炙甘草5g。五剂，每日一剂，水煎服，早晚各服一次。上方加减出入，续服15剂，诸症皆除，追访1年未犯。

2.情志过极，肝火上冲

性情暴躁之人，卒然恼怒，气郁化火，火邪内炽，耗伤阴液，阴愈虚，而火愈旺，火邪冲上，犯扰清宫，可致眩晕。此眩晕者多伴头胀头痛，耳鸣，口苦，情绪亢奋，眠差梦多，大便秘结等证。治宜平肝潜阳，滋阴降火，方选——贯煎合龙胆泻肝汤化裁。

验案2　马某某，男，43岁，铁路工人，1990年6月10日初诊。患者平素性情暴躁，半月前因邻里不和，暴怒不休，大动肝火，继则头晕失眠，经服镇静剂无显效，刻诊：头晕耳鸣，头胀且痛，心烦急躁，坐卧不宁，眠差梦多，口苦口干，小便黄，大便干；脉弦洪数有力，舌质红，舌苔黄。证属暴怒伤肝，气郁化火，火邪冲上，犯扰清宫。治宜平肝抑木，滋阴降火，兼以清心安神。处方：白芍30g，钩藤30g（后下），北沙参13g，麦冬10g，生地10g，当归9g，川芎9g，栀子9g，淡豆豉9g，炒酸枣仁20g，黄芩9g，川牛膝13g，生龙齿15g（后下），龙胆草10g。五剂，每日一剂水煎服。

1990年6月17日诊：上药后头胀头痛消失，头晕明显减轻，睡眠好转，饮食增进，惟心烦不除，口干欲饮，大便转调；舌质红，舌苔薄黄，脉沉弦。证乃肝火已降，气机得疏，但心经余热未除，治宜滋阴柔肝，清心安神。处方：北沙参13g，麦冬15g，生地10g，当归13g，白芍30g，天麻10g，栀子9g，胆南星9g，淡豆豉9g，菊花9g，杞果15g，茯苓30g，炒酸枣仁30g，生甘草5g，淡竹叶3g。每日一剂水煎服，早晚各服。

上药又进5剂，诸症皆除。

3. 肝肾阴虚，阳邪上亢

若年老肾衰，天癸竭绝，或房劳过度，暗耗肾阴，致肾阴枯竭。而肾阴乃一身阴液之根本，肝木得肾水滋养则阴平阳静，疏泄正常。肾精亏虚，肝木失涵，肝阳亢旺，上犯清宫，故而眩晕。此属本虚标实之证，肝阳亢旺为标，肾水不足为本。此型多有腰膝酸软，口干咽燥，失眠健忘，耳鸣，神疲，脉弦细或沉细，或尺脉弱等兼证。治宜滋肾养阴，平肝潜阳，方用地黄汤类合天麻钩藤饮化裁。

验案3 张某某，男，57岁，洛阳第四设计院干部，1988年元月7日初诊。患者1977年始患高血压，自此常年头晕，平素靠复方降压片、安定等控制，两周来因工作紧张致病情加重，拖厂医院诊为高血压并脑A硬化，经西药治疗多时未获显效。刻诊：头晕目眩，甚则天旋地转，伴腰膝酸软，恶心、纳呆，口干咽燥，睡眠欠佳，小便频多，大便略干，舌质红，舌苔薄黄；脉沉弦，两尺弱；BP：25.3kpa、14kpa。证属肝肾阴虚，阳邪亢扰。肾水不足为本，肝阳上亢为标。治当滋水涵木，标本兼顾。处方：菊花9g，枸杞子30g，制何首乌15g，怀山药30g，生杜仲15g，炒酸枣仁30g，决明子15g，生石决明15g，生甘草6g。五剂，每日一剂水煎服。

1988年元月13日二诊：上药尽剂，头晕恶心均减，周身顿觉清爽，血压降至19.3kpa、12kpa。现乏力，目昏，脉沉弦，舌质红，舌苔薄黄，治仍宗上方化裁：制何首乌15g，枸杞子13g，菊花9g，白芍20g，钩丁30g，天麻15g，当归15g，杜仲15g，山茱萸15g，炒酸枣仁20g，罗布麻30g。每日一剂水煎服。

1989年2月4日三诊：上方稍事出入续服15剂，头晕已失，血压复常。刻诊：目眶胀，腿筋痛，睡眠差，口干，舌质红、舌苔薄黄，脉弦细略数。再治以滋肾水，养肝阴为主兼宁心安神。处方：北沙参13g，麦冬15g，生地10g，当归15g，白芍20g，枸杞子13g，菊花9g，山药15g，山茱萸15g，泽泻15g，钩藤20g，炒酸枣仁20g，夜交藤30g。五剂，每日一剂水煎服。

上药尽剂，诸症皆失，追访3月未犯

二、消痰，当重健脾化湿与宣肺

自丹溪力倡无痰不作眩说之后，历代医家都强调"痰"对眩晕的致病作用，治疗眩晕无不重视消痰。

"脾为生痰之源，肺为贮痰之器"。痰的形成与脾、肺密切相关。若饮食不节，肥甘厚味太过，损伤脾胃，或忧思劳倦伤脾，以致脾阳不振，健运失职，水湿内停，积聚成痰；或肺气不足，宣降失司，水津不得通调输布，津液留聚而生痰。痰饮内停，困遏脾阳或痰阻经络，清阳不升，清窍失去荣养，故发眩晕。此型眩晕，多有肢重倦怠，头重如蒙，形肥体胖，胸脘满闷，呕吐痰涩，少食多寐，舌体胖大，舌苔厚浊而腻等兼证。治当健脾燥湿，宣肺化饮，常以半夏白术天麻汤为基础合二陈汤，重加泽泻化裁治之。

验案4 张某某，男，19岁，孟津县居民，1984年2月24日初诊。患者月前感冒致头晕，伴以咳嗽，近3日复因受凉使诸症加重。刻诊：头晕且胀，两目发黑，咳嗽痰鸣，胸闷憋气，腹胀纳呆，口苦，大便色黄质稀挟带泡沫，舌质红，舌苔微黄厚腻。证因风寒内袭，困遏脾阳，水湿不运，聚而生痰，痰湿中阻，清气不能升发，故头晕目眩，纳呆、腹胀；痰湿蓄肺，宣肃失常，故咳嗽痰鸣，胸闷压气；口苦，小便黄，苔微黄，说明外感寒邪日久，有入里化热之势。治当化痰除湿，健脾升清，兼清热宣肺。处方：柴胡9g，黄芩10g，半夏9g，陈皮9g，枳壳9g，茯苓30g，竹茹9g，杏仁9g，桔梗9g，白术10g，炙款冬花10g，葛根30g，天麻15g，炙甘草9g。

药用5剂，头晕头胀即愈，咳嗽，痰鸣、胸闷憋气诸症悉除。

三、治虚，当辨何脏之虚与阴阳

眩晕多属本虚标实之证，单纯属虚者亦不少见，所以古人前贤有所谓"无虚不作眩"之说，历代医家治疗眩晕，都非常强调和重视"补虚"这一环节。

具体实施补虚时，应明辨心、肝、脾、肾，何脏之虚，和气、血、阴、阳孰盛孰衰，针对目标，有的放矢，方能达到预期疗效。

1. 心气虚弱, 供血不足:

心主血, 为血液运行的原动力。若心气虚弱, 无力推动血液运行, 势必影响其他脏器的血液供应。比如影响到肝, 致肝血不足, 则血不上达, 脑失荣养, 同时加之肝阳上扰, 遂作眩晕。治以益气养心为主, 兼以平抑肝阳。

验案5 张某某, 女, 66岁, 军人家属, 1988年4月7日初诊。患者素有冠心病史, 近六天因家务受累, 突然头晕, 稍动即甚, 甚则天旋地转, 经静脉推注葡萄糖无效。现头晕目眩, 不敢转身扭头, 伴心慌、气短, 畏光, 多汗, 大便稀溏; 心电图查示: 心肌供血不足, 血压150/80mmHg, 舌质暗红, 舌苔薄黄, 脉沉无力。证属心气虚弱, 供血不足, 脑失荣养, 加之肝阳上亢, 扰及清府, 遂作眩晕。治以益气养心为主, 兼以平肝潜阳。处方: 党参13g, 麦冬15g, 五味子9g, 川芎9g, 白芍20g, 枸杞子13g, 当归15g, 生龟板30g, 珍珠母15g (均先煎), 天麻15g, 茯苓30g, 炒酸枣仁20g, 炙甘草15g。三剂, 每日一剂水煎服。

1988年4月11日诊: 上方服一剂, 头晕即明显减轻, 三剂服尽已恢复正常活动, 惟虚汗仍多, 夜晚尤甚, 治宗上方化裁: 太子参13g, 麦冬15g, 五味子9g, 白芍20g, 钩藤30g (后下), 天麻15g, 炙百合15g, 生龟板30g, 生龙、牡各10g (均先煎), 泽泻15g, 茯苓30g, 枸杞子10g, 炙甘草30g。继服三剂, 诸症皆除。

2.脾虚血亏，化源不足：

脾胃为后天之本，气血生化之源。如忧思劳倦或饮食失节，损伤脾胃，或先天禀赋不足，或年老阳气虚衰，而致脾胃虚弱，不能运化水谷，气血化源不足。气虚则清阳不升，血虚则脑腑失养，故而发生眩晕。因于脾虚者，多伴纳呆、腹胀，乏力、神疲，大便稀溏等兼证，治以健脾生血为主，方用归脾汤合中益气汤等化裁。

验案6 张某某，男，56岁，军人，1984年10月29日初诊。2年来经常头晕，测血压偏低，80—90/45—55mmHg，每发作时，静注葡萄糖可缓解。近5日因工作繁忙劳累头晕加重，稍动即晕，视物旋转，甚则只能静卧，不敢活动，伴恶心、纳呆，乏力、气短，畏寒肢冷，大便稀溏。证属脾虚血亏，清阳不升，脑失荣养。治宜健脾养血，补气升清，处方：生黄芪30g，白术10g，茯苓30g，当归身15g，制何首乌15g，枸杞子13g，山茱萸15g，升麻6g，陈皮10g，龙眼肉10g，桔梗9g，木香9g，白芍20g，炙甘草5g。每日一剂，水煎服。

1984年11月11日二诊：上药续服十剂，饮食增加，头晕渐失，刻诊：胃脘怕凉，咯吐少量白痰，测血压107/70mmHg，脉较前有力，舌质红，边不齐，舌苔白。治宗上方，酌加辛温助阳之品，处方：生黄芪30g，当归身15g，炒白术10g，茯苓15g，制何首乌16g，枸杞子13g，山茱萸15g，陈皮10g，桔梗9g，炙麻黄5g，杏仁15g，白芍15g，黄精10g，肉桂1g，炙甘草5g。上药尽剂，血压升至140/80mmHg，眩晕诸症俱失。

3. 肾精衰少，脑海失充：

肾为先天之本，主藏精生髓，而脑为髓海，髓海有余则思维敏捷，轻劲有力，髓海不足则脑转耳鸣，胫酸眩冒。若年老肾衰，精血亏乏，或房事不节，手淫过度，阴精耗损过甚；或阴虚火旺，扰动精室，遗精频作；或肾气亏虚，精关不固，滑泄无度，均可导致肾精亏虚，髓海失充，而致眩晕。此型眩晕必兼见精神萎靡，腰膝酸软，或遗精滑泄、耳鸣、发脱、颧红、咽干、五心烦热、头昏、健忘等证。治宜益肾填精，兼以养阴潜阳，方用金匮肾气丸或地黄汤类合金锁固精丸化裁。

验案7 藏某某，男，20岁，洛阳工学院学生，1988年4月22日初诊。2年来经常头晕，屡服脑灵素，谷维素、天麻片等未获显效，近3个月头晕加重。每天头重足轻，视物旋转，下蹲起立时眼冒金花，思维迟钝，记忆力下降，腰膝酸软，遗精频繁（或为梦遗，或见色即遗），精神萎靡，倦怠乏力；舌质淡红，少苔，脉沉细无力，尺脉弱不可及。证属肾精亏虚，脑海失充。治宜泻相火，固涩止遗，补肾精，充养脑髓，处方：山药15g，山茱萸10g，丹皮9g，泽泻13g，茯苓30g，熟地10g，知母10g，黄柏13g，金樱子15g，芡实15g，莲须9g，刺猬皮5g，覆盆子15g，生龙、牡各15g（先煎），鹿角胶10g（另包烊化）。七剂，每日一剂水煎服。

1988年4月30日二诊：服上药遗精次数明显减少，头晕略减，但不明显，此治说明，有形精血难以速生，遂改汤药为丸药，嘱其长期服用金锁固精丸和金匮肾气丸，以冀缓图。

续服3个月，肾气得复，身力大增，眩晕渐愈。

4. 阳虚水泛，上犯清窍

脾主运化水湿，肾主水液排泄。若脾肾阳虚，水液不能正常运行和排泄，一方面水湿泛溢，上犯清窍，另一方面水湿停聚，阻碍三焦气化，清阳不能升达，脑失所养，遂而引起眩晕。此型眩晕，必有周身浮肿，纳呆、腹胀，小便不利等兼证。治宜健脾益肾，温阳利水，方用五苓散合真武汤、泽泻汤等化裁。

验案8 景某某，女，49岁，工人，1993年2月17日初诊。2年来经常颜面浮肿，伴以头晕，冬季尤甚，心电图及小便检查未见异常。每病情严重时，经用西药利尿剂可暂缓一时，近周来因利尿过度，不但水肿不减，且头晕加重。刻诊：持续头晕，甚则振振欲擗地，伴呕恶、纳呆、腹胀、便溏、腰痛、小便不利，舌质淡红，舌苔薄白，脉濡弱。证属脾肾阳虚，水湿内停，阻遏清阳升达。治宜健脾益肾，温阳利水，处方：生黄芪15g，制附子5g，桂枝5g，猪苓30g，泽泻15g，车前子20g（包煎），山药10g，山茱萸10g，白芍20g，桑寄生15g，杜仲15g，生姜皮3g，大腹皮15g。五剂，每日一剂水煎服。

1993年2月23日二诊：服上药小便量增，浮肿消退，头晕、腰痛、纳呆、腹胀随之而减。药证既符，不大更改，遂以上方加天麻，续服10余剂病愈。

四、结语

眩晕病症，病因、病机、证治繁杂多变，绝非以上内容所能概括。但不管多少类型，以虚实而论，无非气虚、血虚、阴虚、阳虚，多由内伤所致。在脏则与心、肝、脾、肾关系密切，或一脏独虚，或两脏以上并虚，特别是肝与肾，由于精血互生"乙癸同源"关系，常相兼为患，盛则同盛，虚则同虚，故临床上以肝肾阴虚型较为多见。属实者或肝郁化热，气郁化火，阳亢风扬；或痰湿中阻，浊气上逆，多由情志过极，感受外邪，饮食失调所致。至于虚实夹杂之类，情况更为复杂，临证需仔细分辨。总之，对眩晕的治疗，必需分虚实而明脏腑，辨病机而调阴阳，谨察病机，辨证施治，方能获效卓然。

乔振纲论高脂血症辨证施治

乔振纲

祖国医学无"高脂血症"的病名记载。笔者认为，本病乃本虚标实之证，脾肾虚损为本，痰蕴、血瘀为标。其治应视虚实情况之不同，辨证施治，谨守病机，守方缓图。临证辨治，归为五法，兹浅述于后：

一、健脾利湿化痰降脂

高脂血症多见于形体肥胖之人。此类患者大都经济丰裕，营养过剩。因恣食肥甘内酿湿热，湿热困脾，健运失职，津液代谢障碍，加之热邪煎熬，湿热凝聚为痰，累积皮下则肥胖臃肿，渗润血中则血液黏稠；痰湿蕴结，阻中碍脾，升清失常，故见身重乏力，胸闷气短，头晕健忘诸症。治宜健脾化痰，淡渗利湿，方用自拟化痰降脂饮：泽泻、猪苓各30g，姜半夏9g，橘红13g，山药、白术、生山楂各10g，薏苡仁、生何首乌、车前草各15g。头晕明显者加天麻15g；视物昏糊者加菊花9g，枸杞子13g；腻苔难化者加藿香、佩兰各9g。

验案1 管某某，男，63岁。1991年11月12日初诊。1年来常觉胸闷、气短，活动后减轻。某医院血脂检查，各项均显著增多，脑血流图查示：动脉硬化三度。诊为高脂血症。经服用烟酸机醇脂及心脉宁3个月，胸闷气短有减，但血脂变化不大。刻诊：形体肥胖，体重83kg；自觉胸闷气短，身重乏力，有时头晕，大便黏腻不爽。查血脂：总胆固醇16.58mmol/L，甘油三酯7.6mmol/L，β脂蛋白7.2g/L，血压16.7/12.7kPa，舌质淡红，舌苔白腻，脉濡缓。证属痰湿内蕴，气化受阻。治宜健脾化痰，淡渗利湿。予自拟"化痰降脂饮"去橘红，加天麻15g，佩兰9g，桂枝7g。服药19剂，身轻志爽，体重下降3.2kg，续服30余剂，体重下降5.7kg，与前判若两人，继以泽泻、车前草、生何首乌各15g，生山楂、枸杞子各13g，煎汤代茶，每天频饮，坚持3个月，诸症皆除，复查血脂正常。

二、温阳化气补肾降脂

高脂血症以50岁以上中老年人居多。经曰：男子"七八肝气衰，天癸竭……肾脏衰"，女子"七七任脉虚……天癸竭……地道不通"。说明本症的形成与肾气亏虚有着密切关系。肾藏命火，主一身阳气，为气化之源，强壮之本。若肾气亏虚，气化无力，可致水湿停蓄，日久凝为痰浊，或命火失温，健运失职，内生痰湿。痰浊（痰湿）随血流窜，轻则壅塞经络，阻碍气血而致肢体麻木、活动不灵，重则困遏脾阳，阻塞清窍，致头晕、头昏、失眠、健忘、耳鸣、耳聋、纳呆、便溏等症。治宜补肾温阳，促使气化，兼以化痰降浊。方用自拟补肾降脂饮，由五苓散合金匮肾气丸化裁而成：桂枝、丹皮各9g，茯苓、猪苓、泽泻各30g，熟地、山药、旱莲草、山茱萸、山楂、制何首乌各15g，枸杞子13g。肢体麻木较重者加当归、秦艽、川牛膝、全蝎；性欲淡漠或伴阳痿者加巴戟天、淫羊藿、肉苁蓉、鹿角胶；畏寒肢冷者加制附子。

验案2 吴某某，男，61岁。1987年11月16日初诊。10年来经常头晕，但血压不高，当地医院血脂检查各项均高于正常，诊为高脂血症。屡用减肥茶、烟酸机醇脂等治疗不效。刻诊：头晕阵作，动则加剧，甚则步态不稳，失眠健忘，耳鸣如蝉，四肢麻木，小便频多，大便略溏。血脂检查：总胆固醇10.7mmol/L，甘油三酯2.17mmol/L，β脂蛋白5.78g/L，舌质暗红，舌苔薄黄，脉沉无力。血压17/12kpa。证为肾气亏虚，气化无力，痰浊内蕴。治宜补肾温阳，化痰升清。方用补肾降脂饮加减出入，连服50余剂，头晕耳鸣消失，睡眠转佳，肢麻明显减轻。复查血脂：总胆固醇5.15mmol/L，甘油三酯1.40mmol/L，β-脂蛋白3.8g/L。

三、通腑导下泻浊降脂

年轻壮实之人患本症者亦不少见。此类患者大都具有食欲旺盛，大便秘结或数日不便之特点。由于摄入过多，又排便不畅，体内浊气不能及时排出体外，致使能量过度蓄积，浊气滞留体内，久而影响气化，出现乏力、神疲、口干、口臭、恶心、嗳腐等症。

治宜轻清导下，通腑泻浊。方用自拟泻浊降脂汤：生大黄、枳实、厚朴各9g，当归、生何首乌、泽泻、玄参各15g，生地、生山楂各10g，麦冬13g。

验案3　张某，男，42岁，1989年11月23日初诊。平素食欲旺盛，嗜食肥甘，体重逐日迅增（半年增加9.2kg），月前体检发现血脂各项均高，总胆固醇14.2mmol/L，甘油三酯6.8mmol/L，β-脂蛋白6.4g/L。眼底检查提示：动脉硬化。刻诊：形壮体肥，面色红润，口干口臭，乏力神疲，恶心、嗳腐，大便秘结，舌质红，舌苔黄，脉弦滑有力。证属阳明蕴热，浊气滞留。治宜轻清导下，通腑泻浊：予自拟"泻浊降脂汤"去当归、泽泻，加陈皮、半夏、竹茹各9g。服15剂，恶心、嗳腐渐除，大便转调。又以何首乌15g、生大黄9g，开水浸泡代茶，每日频饮，坚持3个多月，体重下降9.8kg，血脂复查，各项均接近正常。

四、疏通脉络活瘀降脂

10余年来的研究表明，所谓高脂血症及血液的高凝状态，与中医"痰浊"密切相关。痰浊乃有形阴质，随血流蹿，无处不到，其黏滞之性，既可滞着于脉管壁（形成粥样硬化斑块），阻塞管腔，又可使血液稠着凝滞，进而产生瘀血。瘀血痹阻胸阳，心气不宣，可致胸闷、心短、心悸、怔忡、心前区疼痛；痹阻清宫，清阳不升，可致头痛、头晕。瘀血必兼气滞，气郁日久化热，炼津为痰，痰瘀相兼，互为因果，形成恶性循环。因此，欲化其痰，必重活瘀，欲祛其瘀，必先化痰。方用自拟"活瘀降脂饮"：丹参、丹皮、赤芍、川芎各9g，田三七（研末冲服）3g，水蛭（研末冲服）5g，猪苓、泽泻各30g，生山楂13g。

验案4 陈某某，男，53岁。1985年10月4日初诊。3年来经常头痛、头晕，血压正常，血脂检查各项均显著增高，屡用菊花降脂饮、强力天麻片等，疗效欠佳，近因工作繁忙，头痛加重。刻诊：形体偏胖，满头跳痛，每紧张或用脑过度时加剧，甚至头痛如刺，伴头晕，胸闷，气短，口干。舌质暗红，舌边尖发紫，脉沉弦涩。心电图查示：心肌缺血，脑血流图查示：脑动脉硬化三度。证属痰蕴血瘀，痹阻清宫。治宜化痰活瘀，升清荣脑。予自拟"活瘀降脂饮"去猪苓，加钩藤、葛根各30g、生何首乌、天麻各15g，夏枯草15g。加减续服30余剂，头痛头晕渐愈，又服30余剂，血脂复查，总胆固醇6.9mmol/L，甘油三酯2.1mmol/L，各项均接近正常。

五、疏肝平肝育阴降脂

高脂血症的形成，与肝有密切关系。肝藏血，主疏泄。若肝失疏泄，气机逆乱犯脾，健运失职，可内生痰浊；或肾水不足，水不涵木，肝阳常亢，日久必炼津为痰，均可形成高脂证。前者多见于长期精神抑郁，情志不遂的患者，治重疏肝调肝，方用自拟逍遥降脂饮：柴胡、丹皮、白术各9g，当归、佛手各15g，白芍20g，茯苓、泽泻各30g，薄荷5g，生山楂13g，甘草6g；后者多伴高血压兼证，注重平肝柔肝，育阴潜阳，方用自拟育阴降脂饮：北沙参、枸杞子、川牛膝、麦冬各13g，生地10g，白芍、钩藤各

30g，莱菔子、菊花各9g，决明子、当归、泽泻、地龙、夏枯草各15g。若头痛较剧者，加天麻15g，葛根30g，丹参10g；头晕较重者，加生龟板30g（先煎），制何首乌15g；腰膝酸软者，加杜仲、桑寄生各15g，山茱萸10g；血压持续不降者，加罗布麻30g，羚羊角粉1g（冲服），磁石5g（先煎）。

验案5　张某某，男，57岁。1988年1月7日初诊。自1973年始患高血压和高脂血症，屡经中西药治疗，病情反复不愈。近2周因用脑过度致病情加重。刻诊：头晕眼花，甚则欲仆，伴呕恶眠差，腰膝酸软，口干，便干。舌质红，苔薄黄，脉沉弦。脑血流图提示：脑动脉硬化；血脂检查：总胆固醇17.32mmol/L，甘油三酯6.9mmol/L，β-脂蛋白5.8g/L，血压26/14.7kPa。证属水不涵木，肝阳上亢，痰阻清窍。治宜滋水涵木，平肝潜阳，化痰清头。方用"育阴降脂饮"去麦冬、生地、夏枯草，加生龟板、罗布麻各30g，何首乌、杜仲各15g。服60余剂后头痛、头晕明显减轻，血压降至19.3—21.3/12.7—14.kpa. 继以菊花9g，枸杞子、泽泻、决明子、生山楂、罗布麻各15g，煎汤代茶，每日频饮，坚持3月久，诸症基本消失，血脂各项均明显降低：总胆固12.6mmol/L，甘油三酯4.8mmol/L，β-脂蛋白4.2g/L。

乔振纲论调和营卫法及其临床应用

乔振纲

营气、卫气理论是中医基础理论的重要内容。调和营卫法是指导临床治疗的常用法则之一。然而，什么是调和营卫法？应怎样深入理解和怎样具体运用？现根据对《内经》及《伤寒论》有关内容的学习心得，结合临床实践的应用经验，谈谈粗浅体会。

"卫在脉外"，主卫外而属阳。其主要生理功能有：一、护卫体表，防御外邪；二、熏肤充身，温养皮毛；三、控制腠理开合，主司汗液排泄。如《灵枢·本藏》所说："卫气者所以温分肉，充皮肤，肥腠理，司开合者也"，又"卫气和，则分肉解利，皮肤润柔，腠理致密矣。"卫气的生理特性及功能决定卫气宜"固"，宜"温"。

"营在脉中"，主内守而属阴。其生理功能主要为：一、营养作用，如《素问·痹论》说"营者，水谷之精气也，和调于五脏，洒陈于六腑"；二、化生血液，如《灵枢·邪客》说"荣气者，泌其津液，注之于脉，化以为血。"营气的生理特性及功能决定，营气宜"养",宜"敛"。

"营""卫"二气虽各具阴阳的不同性质但又互恋互依,以相对位置言,二者相邻为伴,卫在最外层,乃人身之"蕃篱",而卫之后为营,是和卫近邻的较深层次。如果说"卫"属人体的第一道防线,那么营则属第二道防线。就功能而言,卫主温煦、卫外,是能量的表现,营主内守而富有营养,是物质的存在形式。卫气欲发挥其"卫外""温煦"功能,所耗散的物质基础即是营阴。而营阴必须以卫气作为屏障,才能不受外邪干扰,静谧内守,不致外泄。二者既矛盾对立,又相互为用,和谐共存,保持一定的平衡协调关系,如此才能维持正常的腠理开合,正常的体温及正常的防御外邪的功能,诚如《素问·阴阳应象大论》所云:"阴在内,阳之守也,阳在外,阴之使也。"

营、卫之间的生理关系既密切,病理上也就互相影响,一方受病必累及另一方而相兼为患。若外感风邪,卫气趋表抗邪,可致"卫强营弱";或卫气素虚,易受邪内袭,必越卫扰营;或营阴内伤或营阴素虚,不能内敛内守,必越卫外泄,同时,因营弱不能助卫,使卫气随之而弱。凡此皆可形成营卫失和,如《伤寒论》所云:"太阳病,发热汗出者,此为营弱卫强""病常自汗出者,此为营气和,营气和者外不谐,以卫气不共营气谐和故尔","病人脏无他病"故发热自汗出而自愈者,此卫气不和也。以上指出了营卫失和的主证是发热汗出,其治"宜桂枝汤"。

针对"营""卫"二气在病理上常相兼为患的发病特点,治疗营卫失和证,应在区分营、卫受病谁主谁次的前提下,注意双方兼顾,即固卫必兼养营,养营必先固卫。这种营卫并调而使卫固、营充，最终达到营卫和谐的治疗方法，即所谓调和营卫法。桂枝汤乃调和营卫的代表方。但我们在具体应用该法时，常以桂枝汤与玉屏风散合而化裁，名之曰："玉屏桂枝汤"。方中黄芪益气充卫以固表，白术健脾和中以养营，防风辛温达表以御寒；桂枝宣通卫阳，芍药敛阴和营，生姜辛温宣散，佐桂枝、防风以增强解肌祛风之功；炙甘草、大枣益气和中，助白术以实脾，助芍药以和营，有安内攘外之意。诸药共奏益气固卫，健脾养营，解肌祛风，调和营卫之功，尤具散中寓补，补中兼疏，营卫兼顾，调和阴阳之妙。"玉屏桂枝扬"作为桂枝汤的一个延展，可以说更全面，更集中，更典型地体现了调和营卫法的治疗宗旨，较之单纯应用桂枝汤，不仅疗效更加可靠，治疗适用范围亦大为拓宽。

调和营卫法的应用绝不仅限于太阳中风证，据临床所见，许多外感、内伤及皮肤疾患，甚至一些疑难杂症，在其发展演变的某一阶段，（尤其是初始阶段），都可能出现营卫失和的病机，而只要出现营卫失和病机，就都可应用调和营卫法进行治疗。如曾治孙某某，感冒2个月余，经服速效伤风胶囊、感冒灵、抗感灵片等不效而求诊于余。刻诊：咳嗽阵作，昼轻夜重，鼻塞不通，清涕长流，动辄汗出，周身疼痛，微恶风寒，大便稀溏，舌质淡红、苔白，脉浮缓无力，证属营虚卫弱，寒邪袭肺。治以养营固卫为主，兼以温肺散寒。予玉屏桂枝汤化裁：生黄芪30g，桂枝7g，白芍20g，白术10g，防风15g，制附子5g，羌活9g，细辛3g，辛夷7g，杏仁9g，炙甘草6g，生姜2片，大枣3枚，三剂水煎服。服药一剂咳嗽即明显减轻，尽剂汗止，咳消鼻爽，惟身疲乏力，又予玉屏桂枝汤合四君子汤化裁三剂而愈。

又如：多汗不止案。王某某，女，51岁，1990年3月19日初诊。患者周身汗出月余，不分昼夜如沐如淋，湿透衣被，某中医院治以"养阴敛汗"法，服中药十余剂不效而求诊于余。刻诊：周身汗出，如泉之涌，畏风恶寒，乏力神疲，纳呆便溏，舌质淡红，苔白，脉沉无力。证属脾虚气弱，腠理疏松，卫外不固，营阴外泄。治宜益气健脾，充腠实卫，养营敛阴，涩汗止汗。予玉屏桂枝扬加减：生黄芪30g、白术10g、防风15g、桂枝5g、白芍30g、山茱萸10g、五味子9g、麦冬10g、陈皮10g、焦三仙各10g、山药15g、煅龙、牡各15g（先煎）、麻黄根9g、当归15g、炙甘草15g、生姜2片、大枣3枚。服药三剂出汗即止，随访1个月未复发。

再如，冷水、冷空气"过敏"案：付某某，女，41岁，1989年12月18日初诊。1月前因气温骤降，患者始觉周身疼痒，继之，每外出遇冷即周身发痒，尤其手触冷水后，周身疼痒不堪，抓搔后起红色疹团，伴全身麻木肿胀，乏力，气短。平素多汗，易感冒。查见舌质淡红，舌苔薄白，脉沉无力。证属营虚卫弱，阳不煦表，风邪淫于肌肤所致。治宜养营固卫，温经通阳，兼活血除风。予玉屏桂枝汤加减：生黄芪30g、桂枝7g、白芍20g、白术10g、防风15g、细辛3g、当归身15g、秦艽15g、全蝎9g、麻黄7g、制附子5g、甘草5g、生姜1片、大枣1枚。服药五剂病愈。次年秋后病又复发，诸症如前。因病机未变，治同前法，原方续服10余剂复愈，3个月后追访，虽经严冬未再复发。

再如每受凉则感冒，腹泻案：闫某某，女，56岁，1990年9月11日初诊。患者7年前因牙痛服过量生石膏损及中阳，继此，每受凉或触及冷水则感冒、腹泻，屡经中西药治疗无效，10天前因洗澡受凉致病情复发。刻诊：鼻塞不通，恶风怕冷，纳呆腹胀，右少腹不断有凉气往上冲，至胃则呃逆，大便稀溏，每日2—3次，舌质淡红，苔白略腻，脉沉缓弱。证属中阳不振，脾胃虚弱，卫外不固。治宜温中散寒，健脾养营，益气固卫。予玉屏桂枝汤加减：生黄芪30g，桂枝12g，白芍30g，白术10g，炒防风20g，制附子7g，干姜3g，吴茱萸5g，姜半夏9g，茯苓30g，砂仁9g，厚朴9g，木香9g，炙甘草5g，生姜1片，大枣2枚。服药三剂腹凉腹胀减轻，感冒亦愈，又五剂大便转调，呃逆亦失，原方续进十剂，康复如常。

更如，乳癌化疗致白细胞显著减少案：吴某某，女，38岁，1991年元月19日初诊。患者1年前发现乳腺癌，1990年10月行乳房切除术，术后持续化疗致白细胞显著减少，中西药治疗多时不效。刻诊：乏力，神疲，微恶风寒，稍动易汗，容易感冒，纳呆，便溏；舌质淡红，舌苔薄白，脉沉无力。证属中气不足，营虚卫弱。治宜补中益气，养营固卫。予玉屏桂枝汤合补中益气汤化裁：生黄芪30g，桂枝5g，白芍20g，白术10g，防风15g，升麻5g，陈皮9g，柴胡9g，当归15g，山药15g，薏苡仁15g，炙甘草5g，生姜1片，大枣2枚。上方为宗，随证出入，间或加鱼腥草、白花蛇舌草、猪苓、黄精、半枝莲、鸡血藤等，连服四十余剂，神疲乏力明显好转，感冒次数明显减少，白细胞显著升高，虽然坚持化疗，白细胞亦维持在3500—4200/mm^{3}之间。

由上不难看出，临床运用调营和卫法，必须牢记以下三点：一、卫气宜固宜温，营气宜敛宜养；二、固卫必兼养营，养营必先固卫，即营卫兼顾，双方并调；三、营卫二气皆水谷精气所化，故调和营卫时应注意健脾补中，以旺生化之源。此三者，亦为"玉屏桂枝汤"的组方原则。对此，若能深刻领会，"存乎一心"，就抓住了调和营卫法的应用要领。

乔振纲论汗证辨证治疗

乔振纲

汗证的临床表现不尽相同，病因病机各有差异，治疗不能拘泥于"盗汗属阴虚，自汗属阳虚"之论，应细辨内伤或是外感，并分析其兼证特点，权衡阴阳虚实，同中求异，辨证论治。

一、脾虚气弱卫外不固

脾气虚弱，卫气不振，易致自汗不止。临床常兼有神疲乏力，纳呆便溏，畏风恶寒，舌淡苔白，脉沉弱无力等症。治宜健脾益气，固表止汗，方用玉屏风散加减。宜重用黄芪益气固表，同时配以敛阴和营之品。如治王某某，女，51岁，1990年3月19日初诊。近月来周身汗出，不分昼夜，经用养阴敛汗法治疗10余天不效而转诊于余。症见遍身汗出，湿透衣衫，畏风恶寒，神疲乏力，纳呆便溏。舌质红、苔白，脉沉无力。证属脾虚气弱，腠理不固，营阴外泄。治宜健脾益气，固卫敛营。予玉屏风散合桂枝汤加减化裁：生黄芪、白芍各30g，白术、麦冬、山茱萸、浮小麦各10g，防风、山药、煅龙骨、煅牡蛎各15g，五味子9g，麻黄根7g，桂枝、炙甘草各5g。3剂，水煎服。二诊：出汗明显减少，仍有纳呆便溏，上方去麦冬、山萸肉、浮小麦，五味子，加鸡内金、陈皮、砂仁、升麻，3剂。药后汗出即止。随访1个月，未见复发。

二、命火衰微阳不敛阴

元阳不足，阳不敛阴，常见凉汗淋漓，伴有身冷便溏，精神疲乏，心慌不安，舌质淡红、苔白，脉沉无力等症。宜温补脾肾阳气为主，药用附、桂等辛热助阳之品。曾治潘某某，女，61岁，1991年12月6日诊。3年来，每身冷时头项汗出，冬季尤甚，近月来气候寒冷，整日身冷头项汗出不止，汗凉且黏，伴心慌神疲，便溏乏力，晨起即泻。舌质淡红、舌苔薄白，脉沉无力。证属命火衰微，阳失固摄，阴不敛藏。治宜温阳敛阴，兼以健脾宁心。方用制附子、五倍子各7g，桂枝5g，白芍、茯苓各30g，白术、防风、山茱萸各10g，生黄芪、补骨脂、炙百合、炙甘草各15g，麦冬13g，五味子9g，炒酸枣仁20g。前后服药20余剂病愈。

三、热病伤阴热蒸潮汗

素体阴虚之人，又患热性病，易致热邪伤阴，热移大肠，燥热蒸腾，迫津外泄，而见汗出如涌，常伴五心潮热，恶心口苦，纳呆便秘，舌质红苔少，脉弦滑数等症。治宜泄热润燥、敛阴止汗，可用沙参麦门冬汤化裁治疗。曾治马某某，女，85岁。1989年12月15日初诊。1月前患重感冒，经退热消炎治疗后，咳止热退。继见每日中午12时左右大汗淋漓，伴五心烦热，纳呆恶心，口苦便秘。舌质红、苔少，脉弦滑数。证属热病伤阴，肠燥热蒸，迫津外泄。治宜清热润燥，滋阴敛汗。方用沙参麦门冬汤化裁：北沙参、麦冬、石斛各15g，五味子、陈皮、半夏、藿香、春砂仁（后下）、麻黄根、浮小麦各9g，大生地、天花粉、知母、煅龙骨、煅牡蛎各10g，霜桑叶3g。3剂后汗出明显减轻，又2剂诸症悉除，病遂告瘥。

四、心肾阴虚烘热汗出

心肾阴虚，虚热内生，营阴被扰，遂致周身烘热汗出，常伴头晕心慌，口苦便干，不寐等症。治宜滋肾水，充营血，清虚热而止汗。曾治张某某，女，47岁。1990年6月13日初诊。1年来常自汗出，出汗时周身烘热，屡服谷维素、更年康等不效，近月来因持续失眠致诸证加重。症见周身烘热汗出，每日发作数次，甚时湿透衣衫，伴头晕心慌，口苦便干，月经数月一行。舌质红、苔薄黄，脉弦细数。证乃心肾阴虚，虚热内蒸，迫津外泄。治当滋肾清热，养心敛汗，方用北沙参、枸杞子、麦冬、当归、煅龙骨、煅牡蛎各15g，北五味子、川芎各9g，生地、知母、山茱萸各10g，白芍、炒酸枣仁各20g，茯苓、夜交藤各30g，淡竹叶3g。5剂，每日一剂水煎服。二诊：药后诸症均减，上方去五味子、白芍、茯苓、淡竹叶，加栀子、丹皮、淡豆豉各9g，石斛15g，续进5剂。三诊：头晕及周身烘热均失，自汗明显减少，睡眠好转，时有心烦，伴心慌，口干欲饮，小便色黄。舌质红，苔薄黄，脉沉弦。证属心阴不足，热郁不解。治宜清心安神、养阴敛汗。初诊方去北沙参、麦冬、五味子、山茱萸、白芍，加栀子、胆南星、淡豆豉、石菖蒲。前后加减用药达15剂，病告痊愈。

五、心阳不足阴液妄泄

心阳不足，夜半阴盛阳衰，阳不敛阴，心液妄泄，而发盗汗。治当以扶阳敛汗为主，使阳气振奋，能固摄阴津，则盗汗自止。若误从阴虚论治，往往使病情迁延难愈。曾治赵某某，男，44岁。1991年12月6日初诊。7年来经常盗汗，伴乏力倦怠，腰酸便溏，失眠。舌质淡红，苔薄白，脉沉细无力。前医以盗汗属阴虚，从肾阴论治，方用六味地黄汤加味，先后用药达20余剂，不见好转，盗汗益甚。乃细询病情，详加辨证，发现其盗汗仅见于心窝部，汗出后即醒，醒即心慌，后背冷楚，且平素畏寒肢冷，不独阴虚，阳亦虚也。治宜益心养营，温阳敛阴。方用制附子、桂枝各5g，白芍、炒酸枣仁、茯苓各30g，当归15g，生地、熟地、炙甘草各10g，五味子、浮小麦各9g，五倍子、龙眼肉各7g，生姜3片，大枣5枚。药用10剂后，盗汗渐止。又以《金匮》肾气丸为主，调理月余，疗效得以巩固。

六、惊而夺精汗出于心

《素问·经脉别论》指出："惊而夺精，汗出于心"。惊恐不解，阴精暗耗，虚火内炽，气不固津，发为盗汗。心液外泄，神失所养，则伴有心烦意乱，惊恐不安，噩梦纷扰，及口干欲饮，大便干结，舌红少苔，脉沉细数等症。治宜补肾滋阴、宁心安神，方用知柏地黄汤加安神固摄之品。曾治李某某，男，20岁。1988年10月15日初诊。1个月前惨遭不法分子毒打，难忍之下跳楼而逃，此后每夜盗汗不止，如处水中，伴噩梦纷扰，心烦意乱，惊恐不安，口干欲饮，大便干燥。舌质红、苔少，脉沉细数。此乃惊汗之症，治宜滋阴降火、宁心敛汗。方用知母、黄柏、山茱萸、石菖蒲各10g，山药、泽泻、煅龙牡、生地各15g，丹皮、胆南星、玄参、麻黄根各9g，茯苓、夜交藤各30g，炒酸枣仁20g，黄连7g，肉桂3g。连服7剂，半个月后随访，得知尽剂诸症悉除。

乔氏牵正饮熏服结合治疗外感型面瘫

乔振纲

牵正饮系乔氏家传秘方。组方偏于温散,用药力主疏风,强调熏蒸发汗,用于治疗外感型面瘫(即周围性面神经麻痹)效果卓著,现将资料完整的35例治疗情况总结报告如下:

一、临床资料

本组35例中男16例,女19例;最大年龄69岁,最小年龄17岁,其中35岁以下者11例,36—45岁者9例,46—55岁者7例,56岁以上者8例,平均年龄43岁;病程小于10天者9例,大于10天,小于1个月者8例;大于1个月,小于3个月者5例;大于半年,小于3年者7例;大于3年者6例。最长病程9年,最短病程3天。

二、治疗方法

1. 方药组成：生黄芪20g，当归15g，川芎9g，麻黄7g，白附子9g，白芷9g，防风15g，白僵蚕10g，全蝎10g，赤芍10g，羌活9g，荆芥9g，鸡血藤30g。

2. 加减法：表虚自汗者去麻黄、荆芥、羌活，加桂枝7g、白术10g、白芍药15g；病程较长者加穿山甲3—7g（研粉冲服），牡丹皮10g，蜈蚣3条活血通经；合并面肌痉挛者去麻黄，加天麻、地龙、白芍、丹参等平肝熄风，和血舒筋。

3. 用法：本方应用诀窍在于先熏后服，即在煎药时嘱患者（患侧）面对药锅，浴巾蒙之，让药蒸气直熏其面，畅汗之后，滤药内服。

三、治疗结果

痊愈（两目对称，闭合自如，口歪得到矫正，知觉完全恢复者）12例，占34.3%，其中病程10天以内者6例，1—3个月以内者3例，3—6个月以内者2例，6个月以上者1例。

有效（口眼歪斜明显好转，但未完全恢复者）20例，占57.1%，其中病程小于半年，大于3个月者11例；小于1年，大于半年者6例；小于3年大于1年者3例。

无效（症状毫无改善者）3例，占8.6%，其病程均在3年以上。

总有效率91.4%。以上结果说明，病程越短，治愈率及有效率越高，病程越长，疗效越低。

四、讨论

外感型面瘫多因营虚卫弱，风邪入中经络所致，治疗理应养营固卫，疏风散邪，通经活络。牵正饮以生黄芪、当归尾益气固卫，养营扶正；川芎既引药上行，直达面部病灶，又配当归、赤芍、鸡血藤行气活血，以遵"治风先活血，血行风自灭"之训；白附子、白僵蚕善驱头面之风，白芷散阳明之风，防风为"风药之润剂"，走筋脉而祛肝经之风，全蝎祛风且能解痉，外感型口眼歪斜总以风邪为主，故集诸疏风药于一炉，力主疏风散邪；用麻黄、羌活、荆芥等辛温发汗，宣通脉络，加以热气熏蒸，使毛窍启闭，脉络畅通。

本法对病程较短（未超过1个月）者疗效显著，其机理在于病程既短，邪在卫分，病邪尚浅，依"在皮者，汗而发之"，"在卫者，汗之可也"之理，用辛温发汗，宣通脉络之剂，而且强调熏蒸，旨在发汗透邪，使麻黄、白附子、白芷诸药的辛散之性，当归、川芎、赤芍药等味的活血之能，借热力直达病所，既可开通毛窍，祛风出门，又可加速血液流通，面机得以荣养，则面瘫可愈。

熏蒸时间不宜过久，以防煤气中毒。

治癌莫拘癌细胞　扶正固本是正途

——乔振纲论癌症治疗的中医思路

乔振纲

近半个世纪以来，癌症已成为世界范围内的常见病和多发病，成为危害人民健康的凶恶病魔。而且随着生态环境的严重破坏和日益恶化，癌症恶魔有区域性集中爆发和全球性蔓延之趋势。我国作为最大的发展中国家，癌症呈高发态势，据权威部门统计，我国每年新发生的癌症患者约250万—312万人，每年患癌总数660万人，每年死于癌症的患者约150万—270万人。从近几年来我个人亲身所见所闻中，更是真真切切地感觉到癌症可能随时对任何人构成威胁，我亲近的人、我周边的人、我熟悉的人、我的同事、我的同学、我的朋友、很多死于癌症。癌症的发病形势如此严峻，令人触目惊心！我经常应邀到全国各地会诊，邀请者90%以上都是癌症，全国范围内，每天平均有60多位的癌症患者在喝我开的中药，接受我的中医治疗。20多年来，我先后治疗癌症患者1676例，近10年就多达706例，去年1年就有206例，在与癌魔斗争的临床实践中，我对癌症的认识逐步深化，治疗癌症的经验日益丰富，今天借此机会就癌症专题，谈谈中医治疗癌瘤的思路和对策。

一、从癌症发病的内在原因，谈中医治癌的思路——一味抗癌不可取，扶正固本是正途

现代医学的研究认为，癌症发生的病原学原因，在于人体内部存在的癌症基因。也就是说，我们人的机体内，都存在着癌症基因。正常情况下由于机体的强大的抵抗力和免疫力，尤其是在强大的免疫监视功能的监视下，癌症基因处于被抑制或被"封闭"的"静止"（或"睡眠"）状态，体内气血运行正常，细胞代谢及发育、增殖正常，体内一切相安无事。一旦机体受到邪恶因素的侵袭和骚扰，破坏了机体内环境的平衡，打击和损伤了机体的抵抗力、免疫力，特别是导致免疫监视功能的紊乱和低下，癌症基因被不良因子激活，在失去管制的情况下发生"基因突变"，拼命增殖，无序疯长，迅即形成癌瘤。

祖国医学认为，任何疾病的形成首先责之人体本身正气的不足。正如两千多年的《内经》就明确指出"正气存内，邪不可干，邪之所凑，其气必虚"。中医学所谓的正气，指的就是人体对外界的适应力，对外邪的抵抗力，对疾病的免疫力，患病后的内在修复力和生命力。马克思主义哲学认为："内因是变化的根据，外因是变化的条件。"根据以上观点，癌瘤形成的根本原因，在于我们机体本身，责于我们机体本身的抵抗力和免疫力，尤其是免疫监

视功能的受损和低下，懂得了这个，应从哪些方面入手，从哪方面着力，采取哪些措施对癌症进行治疗和预防呢？毫无疑问，我们中医治疗的正确思路，应该是针对机体，扶正固本。

癌症属慢性消耗性疾病。本病轻则耗气伤津，重则脏腑功能受损，甚则脏腑衰败，真元枯竭，迅即出现恶病质，终因阴阳离决而丧命。可见正气亏虚，不但是癌症发病的重要内因，而且是贯穿癌症病程始终的主要矛盾。因此，治疗癌症的全程都应特别强调扶正固本。反对两眼只盯着癌细胞，不顾胃气强弱，气血盛衰，体质虚实，而只知大量选用所谓解毒抗癌药或大量罗列堆砌抗癌药物。那种只知单纯抗癌，一味抗癌的思路，无异于西医的化疗抗癌法。西药抗癌疗法，临床实践已经证明，不但疗效不尽如人意，而且毒副作用明显，对机体损伤太大，甚至有许多患者，并非死于癌症病情，而是过度化疗致死。这个惨痛的教训，难道不应当引起我们的反思？不应当寻求其他的治疗途径和方法吗？

癌症疗程中的扶正固本应着重以下方面：

1. 重益气

临床实践证明，癌症患者要么本来就有气虚的病理基础（正气先虚，抗力低下，癌毒乘虚作乱，如《内经》所云："邪之所凑，其气必虚"；要么病情发展过程中由于邪毒亢盛，损伤正气，很快导致气虚，症见乏力、神疲等症状。经化疗的病人气虚症状尤为突出。因此，治疗癌症强调扶正，而扶正之举尤以补气为最要。气足，脏腑功能才能强盛。气充，血液才能畅行。气旺，抗力才能增强。补气之药首选长白山人参、西洋参、黄芪、黄精等，尤以人参为佳，宜早用、重用、巧用。

2. 重健脾

脾胃为气血生化之源，是供应机体营养的重要保障。癌症患者，由于邪毒内蕴，痰瘀结聚，气滞湿阻等原因常可影响脾胃功能，或因治疗中，过用清热解毒类苦寒药物，或长期化疗，直接损伤脾胃功能，导致运化失职，消化不良，出现腹胀、纳呆、浮肿、消瘦、便溏等一系列症状，进而累及其他脏腑功能，加剧全局性的气虚，甚至加速"恶病质"的进程。因此，癌症治疗过程中，要特别注重健脾，时时顾护胃气，脾胃强健，化源才能充沛，气血才能旺盛，抗力才能增强，生命才能延续。从某种意义上讲，留得一分胃气，便留得一分生机。

3. 重补肾

癌症的发生与年龄有一定关系，一般以五十岁以上年老人较多见，如《灵枢·百病始生》所云："壮人无积，虚则有之。"五六十岁，男子年过"七八"，"天癸竭"，"精少"，"肾脏衰"；女子年过"七七"，"任脉虚"，"天癸竭"，"地道不通"，均进入肾气亏虚，真元虚衰的阶段。说明肾虚亦为癌症发生的根本内因。其治疗，应重视补肾固本。实践证明，通过补肾，填补真元，可提高机体抗癌能力，抑制癌灶发展，促使机体恢复。特别对于应用化疗的患者，通过补肾，可加强肾的排泄功能，及时清除体内毒素，减轻毒副作用对机体的危害，保护骨髓造血功能，进而从根本上增强体质，延长存活时间。补肾药物可酌选山茱萸，巴戟天、淫羊藿、菟丝子、补骨脂、熟地等。

二、从"整体观念"的基本理念，谈中医治癌的思路——癌瘤病灶牵全身整体调理把全局

"整体观念"是中医理论的精髓，是有别于其他医学体系的最具特征性的科学理念，是指导中医临床得以获得可靠疗效的基本法则。癌症的治疗更要恪守和遵循这一法则。癌瘤虽为局部病变，但视其生长部位不同，都与一定的脏腑密切相关。而脏腑经络相连，气血相通。故局部病变可累及他脏，导致整体的气血阴阳失调。因此，治疗中不能局限于局部癌灶，"一叶障目不见泰山"，忘记或忽视整体观念，不能拘泥一方，更不能不顾体质虚实，一味堆砌解毒抗癌药物。而应立足全局，进行整体调理，才能获得可靠疗效。区分癌瘤不同部位和病程的不同阶段，结合全身脏腑、气、血、阴、阳状况，辨证用药，整体调理，才能获得可靠疗效。甚至有许多患者，并非死于癌症病情，而是过度化疗致死。这个惨痛的教训，理应引起我们的反思，激发我们寻求其他更为稳妥的治疗途径和方法。

三、从"标本辨证"观谈癌症治疗的中医思路——癌瘤属标人为本，上工治人不治病

明辨标本关系是中医辨证体系的重要组成部分。标本辨证观认为：任何疾病相对于人体而言，所患疾病为标，患病的人体为本。中医强调治病必求其本，那就是说，中医在面对各种疾病时，首先要正视的是患病者的"机体"，在认真研究病情、仔细进行辨证后，分析、判断人体内在脏腑功能盛衰状态及病况下的相互影响情况；气血、阴阳虚实及失调情况等，然后针对人体，拟定整体的调理方案，而不是置体质于不顾，只是针对病状，进行所谓的"头痛医头""脚痛医脚"；见了癌症，走遍全国，只知化疗，遇见炎症，不分男女、老幼，一概抗菌消炎，难道医生就这么好当？治病就这么简单？！

所谓"上工治人，不治病"，不是真正的不治，而是把单纯治病的思维，换成了针对人体进行综合调理的思路，通过调理，不治病而病自消。认可、坚持、实践这一论点，才是名副其实的中医。什么是"中医"，从字面上讲，中医指的是源于、流行于中国的传统医学（traditional Chinese medicine），这个解释是非常肤浅的。所谓之"中"，不上不下，不左不右，不偏不倚，不冷不热谓之中，中就是中庸，中就是平衡，中就是和谐。所谓中医，就是通过药物、针灸、推拿等手段，对人体进行整体的调理，通过调理，达到内在脏腑之间功能的协调，达到气血津液之间的和谐，最终达到阴阳之间的平衡。"阴平阳密，精神乃治"，此为中医治疗的终极目标，是中医调理所要追求的最高境界！

四、从"用药如用兵"之兵法角度，谈癌症治疗的中医思路——避其锋芒调整体战略上的持久战

癌症是世所公认的疑难顽疾，是人类健康最凶恶的敌人，同癌魔的斗争，就是对敌斗争；治癌的过程，就是一场特殊的战争。既然是战争，就要讲兵法。兵法认为：当来敌气势凶猛，敌强我弱之时，就要"避其锋芒""绕圈子""大迂回"，或"围而不打"，"寻机歼敌"，"出奇制胜"；或通过"麻雀战"、"游击战"、"持久战"，把敌拖垮。根据以上兵法的原则，中医治疗癌症所谓"见癌不治癌"的思维，就是避癌之锋芒，不与癌灶正面交锋，治法、用药不拘于癌细胞，而是着眼于机体之全局，进行稳妥的、全面的、较长时期的整体调理。通过体内正气全面参与的长期"持久战"，挫邪毒之锐气，使"敌"疲惫，抑制癌细胞的活性，减缓其增殖力、复发力，减轻症状和痛苦，提高生活质量；通过扶正固本的整体调理，可改善脏腑的功能，增强病人体质，可激发细胞的活力，提高机体对外邪的抵抗力、对疾病的免疫力、机体受损后的修复力，最终增强生命力，力争战胜癌瘤，至少带瘤生存，延长生命，创出奇迹！

能不能创出奇迹，创没创过奇迹，仅举四个案例：

1. 三门峡市渑池县男性患者韩某，今年74岁。2013年6月发现肾癌，当即赴河南某省级医院做微创手术，术后1年内，间断复查两次，均发现癌灶复发长大，先后又手术两次，2015年5月复查时发现癌灶仍继续增大，随转求中医诊治。2015年5月，接受我的中医治疗，通过"扶正固本为主，祛邪治标为辅"的持续整体调

理3年之久，至今不仅健在，而且生活尚能自理。

2.广东省中山市男性肝癌患者，58岁，2001年11月18日初诊，患者2个月前曾经广东省肿瘤医院确诊为巨大型肝癌（晚期），主诊医师告诉其家属，"生命期限难于突破4个月，建议手术并化疗，患者拒之，遂转诊于余。经上述思路和策略，并结合不同阶段、不同病情进行辨证施治，整体调理5年之久，病情不仅一直稳定，一度还能从事船运工作，2007年10月某日因感冒发烧住院，治疗中出现消化道大出血而亡。

3.洛阳铁路分局男性，肺癌患者。患者2002年9月发现肺部肿瘤：经化疗5个月，病灶如故，体质明显下降，白细胞亦急剧减少至3000以下，不得不停止化疗，又经中西医保守治疗1年，白细胞逐渐升至1万左右，但肺部症状不减，肿瘤病灶明显增大，所住医院多次下达病危通知，判断生命预期难于活过半年。2004年5月18日转诊于余。经上述思路，辨证施治调理9年之久，其间病情稳定，能以自理，至2013年2月某日因发烧住院，经治疗烧退后，院方予鸦胆子油企图用作癌瘤的辅助治疗，用至第三天，呼吸困难，心肺症状陡然加剧，遂逝于呼吸衰竭和心搏骤停，至此患者带瘤生存时间长达11年之久。

4.广州市居民，关某，55岁，卵巢癌患者。患者2002年3月发现卵巢癌，5月在广东省某医院行手术治疗。术后化疗3个月，至第4个月，出现明显毒副反应，且白细胞急剧下降，不得不停止化疗。2003年12月19日复查时，盆腔内发现两个癌灶，经病理切片检查证实黏膜组织中见鳞状细胞癌浸润。原手术医院主刀医师诊断为卵巢癌术后复发并盆腔转移。因盆腔严重积液，难以施行手术，明确告诉家属：患者病情重笃，预计其生命最长3个月。患者惧怕化疗，遂于2004年元月15日求诊于余。经上述思路和策略，结合辨证施治，整体调理至2011年患者感觉一切良好，2011年2月到原手术医院经CT复查：盆腔内复发之癌瘤较前明显缩小，亦未见盆腔积液。患者自我感觉良好。鉴于盆腔积液已完全消退，癌毒邪气之锐气严重受挫、衰减，复发之癌瘤较前明显缩小，建议不失时机地将其手术切除。2011年5月19日诊：患者接受余之建议，于2011年5月3日到广东省某医院再次手术，术后经短暂化疗，出现严重毒副反应，遂终止化疗，远程电话求诊于余。刻诊：乏力、神疲、口干、纳呆、恶心、腹胀、少腹疼痛，大便不畅。遂予益气养阴，健脾和胃，活血化瘀，通降腑气之剂。此方加减续服40余剂，诸恙皆失。追访至2016年1月，仍健在无恙。

五、从中医的五个基本素质，谈癌症治疗的中医　思路——医者使命很神圣，关爱患者善为魂

我常说，一个称职的、高明的中医，必须具备以下诸方面的素质：即要有佛家的善心、医家的功底、哲学家的思维、科学家的头脑、军事家的胆识。后四个方面，在上述论述中或直接，或间接地均有所涉及和体现，同时其重要性也已得到充分证明。高尚的医德和佛家的善心，是医者必备和首要的素养，对于癌瘤病患者，要求医者给予特别的关爱，赐予更多的善心。癌症是世所公认的疑难顽疾，其病势凶险，发展迅速，变化多端，预后不良。一旦罹患此病，多数患者面临巨大精神压力，紧张、恐惧、茶饭

不香、日夜不宁，有的甚至精神崩溃。鉴于此，对接诊的癌瘤患者，为医者，首先要有怜悯之心，要想病人所想，急病人所急，痛病人所痛。要从态度和言语各方面施予更多的关爱，释放真诚的善心，更要特别注意和患者充分进行思想和感情的交流，一个慈善的微笑，一句沁人心田的话语，一个电话的问候，一次登门的随访，都可能给病人带来无限的温暖、莫大的宽慰、巨大的激励，千方百计减轻病人的精神压力，使其树立战胜疾病的信心和耐心，使其能很好地配合治疗，坚持用药，坚持就是胜利！

由于疗程过长，连续用药，要随时把握邪正关系，力求做到祛邪莫伤正，扶正莫助邪，注意固先天，时时顾胃气，使"扶正顾本"贯穿治疗始终。反对不顾病人体质情况孟浪祛邪，滥用、过用攻毒祛邪之品，反对不明病机，不分虚实，一味拼凑，大量堆砌应用抗癌解毒药物。更要注意守法守方，切忌朝寒暮热大起大落。

临床实践充分证明，中医治疗癌症，不仅具有科学的思维、理念，正确的策略、方法，而且具有可靠、显著的疗效，中医治疗癌症所取得的显著突破和创下的一个个奇迹，雄辩地证明，祖国医学不仅是伟大的生命科学，而且是一个伟大的医学宝库，具有强大的生命力，祖国医学将与日月同辉，将与天地共存，伟大的祖国医学万岁！

乔振纲老中医治疗癌瘤经验浅探

乔　俭

家父近10年来对癌瘤顽疾潜心研究，刻意攻关，认为癌瘤的基本病机为"正虚邪实"。临床治疗着眼整体调理，重视扶正固本，区分癌瘤不同部位和病程的不同阶段，辨证用药。强调不能囿于癌灶，不能拘泥一方，更不能不顾体质虚实，一味堆砌解毒抗癌药物。主张轻剂缓图，不能孟浪从事。临床治愈者不胜枚举，现将宝贵经验略探于后。

一、谨守基本病机，不能拘泥一方

各种癌瘤虽生长部位不同，但其发病的基本病机均为"正虚邪实"。其正虚，以气虚为主，和一定程度、一定阶段上的阴虚、血虚、阳虚或气阴双虚，或阴阳俱虚。就脏腑情况而言，多表现为脾虚、肺虚、肾虚；其邪实，主要责之"毒邪内蕴""痰湿结聚""热邪内郁""气滞瘀阻"。因此扶正固本，祛邪治标（所谓祛邪就是解毒、散毒、排毒、驱毒和化痰除湿，理气活瘀、清热解郁、软坚散结）就成为治疗癌瘤的基本原则。

基于以上认识，父在继承祖传经验的基础上曾创拟治癌基本方（名："固本抗癌消瘤汤"）：人参、玄参、浙贝、生牡蛎、鳖甲、猪苓、郁金、赤芍、白术、山楂、全蝎、蜈蚣、草河车、半枝莲、白花蛇舌草。方中人参，大补元气，使真元充沛，一则增强抗力，二则旺盛脏腑机能，从根本上增强体质；元参咸寒，善清热泻火解毒；浙贝母性寒味苦，清热化痰；生牡蛎咸寒，与玄参、浙贝配伍协力，共奏"消瘰丸"之软坚散结之功；郁金性寒味辛，入血分善活血化瘀，入气分能行气解郁；鳖甲咸寒，既清热滋阴，又活血软坚，散结消癥。药理实验及临床实践证明，该药大量应用，能抑制癌细胞生长，使各种癌瘤明显软缩；猪苓色黑，根块表面凹凸不平，形似癌瘤瘤体，与癌瘤似有"亲和"作用，癌瘤病灶都有一定的水肿，而猪苓味甘性寒，淡渗利湿，可减轻或消除癌瘤水肿，所含猪苓多糖经药理实验有较强抗癌作用；草河车，半枝莲均苦寒，为清热解毒消肿之要药，善治恶疮癌肿；白花蛇舌草，性凉味甘，既清热解毒，又消痈排脓，临床上以善治各种癌瘤著称；全蝎、蜈蚣均有开瘀解毒之功，善开气血之凝滞，能消脏腑之癥积；生甘草，既泻火解表，又调和诸药。纵观全方，具益气扶正固本，清热解毒抗癌，化痰活瘀散结之功能，故用作治癌基本方。

但癌症因瘤体生长部位不同，病程中兼证复杂，变化多端，故临床应用中应据具体情况，灵活加减，不可拘泥一方，呆板套用。

1.视癌瘤不同部位加减：

肺癌者酌加羚羊角、蜂房、陈皮、半夏、天南星、鱼腥草；食道癌者，酌加桔梗、壁虎、僵蚕、黄药子；肝癌者酌加三七粉、佛手、山慈菇；乳癌者酌加柴胡、天花粉、龙胆草；子宫癌者酌加薏苡仁、莪术、海藻、败酱草；肠癌者酌加生槐花、黑地榆；胃癌者酌加枳实、山楂、蒲黄、五灵脂、丁香、砂仁等等。

2.依不同兼证加减：

兼纳呆腹胀者酌加白术、砂仁、山楂、厚朴、莱菔子、鸡内金、槟榔等；兼舌苔厚腻者，酌加杏仁、藿香、苍术、佩兰；兼痰多者，酌加陈皮、半夏、茯苓、川贝、南星、竹茹等；兼呃逆者，酌加丁香、旋覆花、代赭石；兼大便溏者，酌加山药、茯苓、白术、车前子、乌梅、大枣等；兼大便秘结属实秘者，酌加大黄、枳实、番泻叶，属虚秘者酌加生黄芪、当归、麻仁、杏仁、肉苁蓉；兼阳虚者，酌加附子、肉桂；兼阴虚者酌加麦冬、石斛；出血症状明显者，酌加阿胶、生地炭、黑蒲黄、黑地榆、黑荆芥、白及粉、三七粉等；疼痛明显者酌加元胡、蒲黄、五灵脂、乳香、没药、芍药、甘草等，不一一而举。

3.分不同阶段加减：

癌症初期正盛邪实，此时应抓住正气旺盛，抗力不衰的有利时机，药量宜重，昼夜频服，保持强大攻势，全力祛邪，以达"截断扭转"，阻止癌瘤生长，防止癌瘤转移之目的。癌瘤日久，正气损耗，胃气衰败，应强调扶正为主，祛邪为次，且药量宜轻，时时顾护胃气，轻剂缓图。

二、立足整体调理，不能囿于癌灶

癌瘤虽为局部病变，但视其生长部位不同，都与一定的脏腑密切相关。而脏腑经络相连，气血相通。故局部病变可累及它脏，导致整体的气血阴阳失调。因此，治疗中不能局限于局部癌灶，"一叶障目不见泰山"，忘记了整体观念。而应立足全局，进行整体调理，才能获得可靠疗效。

如肺癌患者，由于肺主一身之气，故肺癌患者常有气虚、气郁、气滞，气滞日久而至血瘀，从而出现气短、乏力、胸闷、胸痛等症。气郁化热，热伤络脉可见咯血；肺主布津，肺津不布，加之气郁化热，热邪内蕴，炼津为痰，可见痰多；痰邪阻肺，宣肃失常而引起咳嗽；肺与大肠相表里，肺癌日久，肃降失常，影响大肠腑气的通降，可致大便秘结或排便不畅；由于腑气不降，浊气不排，清气不升，加之脾土与肺气的母子相生关系，肺金患病日久必累及其母，（子盗母气），导致脾虚，出现腹胀，纳呆症状；肺与肾水又为母子相生关系，肺病日久，母病及子，进一步导致肾虚，出现一系列肾虚症状……因此，对肺癌的治疗绝不能把思路仅仅局限于肺，更不能两眼只盯着癌灶，而应着眼整体，把握全局，在补气固本，化痰除湿，宣利肺气，软坚散结的同时，还应根据具体情况，或清热解毒，或养阴润燥，或凉血止血，益气摄血，或健脾和胃，培土生金，或补肾填精，固本复元。

三、强调扶正固本，不能一味抗癌

见前文《治癌莫拘癌细胞　扶正固本是正途》中相关内容。

总而言之，扶正固本疗法，可增强病人体质，增强病人抵抗力、免疫力，减轻症状和痛苦，提高生活质量，即使癌症不能完全消除，亦能大大延长存活期。

四、轻剂缓图为计，不能猛浪从事

癌症是世所公认的疑难顽疾，其病势凶险，发展迅速，变化多端，预后不良，治疗棘手，获效不易，目前，全世界尚无对付癌症的特效药物。因此，对付癌症，只能是"战略上的持久战"，必须高度重视，全面认真地分析病情，科学合理地制订方案，精心谨慎地选择方药，稳扎稳打，从长计议，轻剂缓图，稳中求效，反对急于求成，孟浪从事。治疗一开始，要特别注意和病人充分交流思想，减轻患者心理负担，使病人树立战胜疾病的信心和耐心。向病人讲明"疗程是量变，疗效是质变，量变到一定程度方可引起质变"的道理，使病人配合治疗，坚持用药，坚持就是胜利。

由于疗程过长，连续用药，要随时把握邪正关系，力求做到祛邪莫伤正，扶正莫助邪，注意固先天，时时顾胃气，使"扶正顾本"贯穿治疗始终。反对不顾病人体质情况孟浪祛邪，滥用过用攻毒祛邪之品，更反对不明病机，不分虚实，一味拼凑，大量堆砌应用抗癌解毒药物。更注意守法守方，切忌朝寒暮热大起大落。

乔振纲从元气、阳气、胃气、肝气治疗急危重症的经验

乔 俭

乔振纲教授系全国第五批各老中医药专家学术经验继承工作指导老师，其秉承祖传，医技不凡，擅治疑难杂病和危、急、重症。在40多年的行医经历中遇到过大量危重病例，每次他都能尊法传统，灵活辨证，选方用药，最大限度地发挥出中医药的优势，为无数病人赢得生机并降低治疗费用。笔者有幸师从乔师，多次目睹其妙手回生，挽救沉疴于瞬间，逐渐领悟乔师对于危重急症的辨证施治宗旨，即时刻把握住"元气""阳气""胃气""肝气"，谨以此四气为选方用药的立足点，最终可得云开雾散，使病人带病延年。

一、面对急危重症，中医辨证要谨察阴阳，明辨虚实

乔师认为，临床上面对急危重症，运用中医药治疗并非不能

急速见效，只要辨证得法，用药合理，完全可以起到西药所不能达到的效果。而要达到此一目的，务必要明晰所面对急危重症的病理机制，以及所涉脏腑，明白病是在心还是在肝，在肺还是在肾，"知犯何逆"，病情又如何演绎，用中医思维概括的话，就是要："谨察阴阳，明辨虚实"。

乔师言道，临床所见内科急危重症，不外乎心、脑、肺、肝、肾等脏腑的机能失调，阴阳几欲离绝。概如肝肾综合征、肺性脑病、肝性脑病、肿瘤恶病质、心衰、肺水肿、急性心肌梗死、各类休克等，皆属于此。此类病患在求治于中医之前，机体已经过大量西药的狂轰滥炸，每每多见电解质紊乱，心肺肝肾功能不全，甚而濒临脏腑功能衰竭，生命奄奄一息，输入各种液体已不见明显效果。此时即便用中药治疗，也犹如九死一生，临渴掘井一般，治不得法，很可能还会加速病人的死亡，而重中之重，辨证施治，守得住人体四气才是延寿之道。

二、为什么要重视元气、阳气、胃气、肝气

1. 乔师认为，四气之中，应首重"元气"，因为元气是生命活动的原动力。

元气存，则生命存；元气散，则生命消。元气是以先天之精为基础，又赖后天之精的培育，它由肾中精气所化生。元气发源于肾（包括名门），藏于脐下丹田，借三焦通路敷布全身，推动脏腑等一切组织器官的活动，可以体会为人体生化动力的源泉；元

气具有推动和温煦功能，能促进人体的生长和发育，激发组织器官的生机。元气还是维持生命活动的最基本物质，故称它为"生命之根"。"此中一线未绝，则生气一线未亡。"（徐大椿《医学源流论·元气存亡论》）

2. 乔师说，在元气之外看重阳气，是因为急危重症患者，大多命悬一丝、阳气欲脱。

面对生命垂危之人，往往无论如何输入液体，都无济于事，这就跟面对一辆熄火的汽车，任你如何添加汽油，如果化油器不工作，仍旧不会启动一样。垂死之人，呼吸微弱，二便失调，饮水食物即刻便吐，眼神游离，表情淡漠，意识模糊，寻衣摸床，此时此景，阴阳脱离，状如一潭死水，如何撬动人体生机？唯有兴起人体阳气才为上策！乔师又说道，死亡，留下的是形体，是阴性物质；离人体而去的，是活力，是精气神，是机能、是阳气！阳气存，则生命存。只有面对奄奄一息之人，你才会明白何谓阴，何谓阳，何谓阴阳离决！只有充分理解气的功能，才能正确理解阳气的重要性，进而才会在临床中时刻注意阳气的培补。

乔师常以参附汤为例，举证在救治危急重症患者之时，顾护培育人体元气、阳气的重要性。他言道，人参一药，大概就是为着拯救人体元气所生。一味人参，即成独参汤，可见医家对于人参的偏爱。而附子一药，辛温，通行十二经，是回阳救逆之圣药，此药适用于冷汗淋漓、四肢厥逆，脉微欲绝，阳气将要亡失的危症。参附配合，协同作用，妙成一方，对于元气的复苏、阳气的振奋，有着其他药物所不具备的功效。盖凡阴阳离决之人，立投此剂，往往应手而效。

在谈到火神派理论适应证的时候，乔师言道，临床上用姜附麻细萸桂（即干姜、附子、麻黄、细辛、吴茱萸、肉桂等）补阳，决不能率性而为，一定要立足于辨证，阴中求阳，以阳化阴，有是证用是药，始终立足于达成机体的阴平阳秘，以便最大限度地延长病人存活的时间。

3. 危急重症的逆转，若得胃气鼓动，则生机自然持久。

乔师认为，急危重症经过急速的回阳救逆治疗，元气渐有生机之后，应当留意胃气的复苏，而不能单纯依赖元气、阳气暂时对于机体生机的扶持，即必须从整体统一的角度去促成机体各脏器功能的协调配合，使之在五行运动的大框架内保持五行生克的融合统一，故而，考量脾胃之气的恢复，当是一个重点。经言，"有胃气则生，无胃气则死"，"先天之气赖后天之气滋养"。临床上对此话的理解，不能拘泥于相对狭隘的时空，而要拓展到一个相对长的时空环境内。乔师说，乍看上述经文，似乎是对慢性病调理而言的，对于急危重症并不适宜。然而，临床上的各种急危重症，除去特定的病理机制、症状表现、诊断指标之外，尚具有一定的时空范畴。可以这样认为，许多急危重症某种程度上又蕴含有长期病症的特质，譬如肾病尿毒症、糖尿病酮症酸中毒、肝腹水并发肝性脑病等疾患，稳定时属于慢性病，危急时，则属于急诊重症。基于此，我们要有把危急重症转化为慢性病的思路，以持久战的观点来处理急危重症。这样一来，胃气的复苏便是实现上述目标所必须首要解决的。那种益气回阳、壮阳补肾的治疗虽能呈强于一时，但终非长久之策。

乔师临证中复胃气常选用砂仁、鸡内金、焦三仙、莱菔子、山药、茯苓、陈皮之属。在着眼回阳救逆之际，察看舌苔，有厚腻黄厚之症的，或者伴有腹胀纳呆者，俱可以选加上述药物。处方选药，人参、黄芪、白术、附子、肉桂、熟地、麦冬等药物之外，加入助养胃气之品，使之补而不腻，助阳而不热。危急重症的逆转，若得胃气鼓动，则生机自然持久。

4. 对肝气的重视，意在鼓舞患者求生之欲望、生存之斗志。

久病或者生命垂危之人，往往精神不振，情绪郁闷，这容易导致气血瘀滞，对于疾病的康复极为不利。这种低落悲观的精神状态，对于药物产生效果也是一种阻碍。如果说上述三气是单纯把病人当作生物体来看待，把治疗的主体全面赋予医生的话，那么，在治疗中结合对于肝气的扶持，则是把病人看作社会人，当作最终治疗的主体来考虑的——事实上，也只有把病人当成治疗的主体，才能达到治疗的至高境界。乔师言道，处理急危重症，即便再忙，也千万不能忽视对病人心理、精神的鼓励。譬如肿瘤病人，到了最后关头，病人是否有强烈的抗争精神，对于生存时间的延长有着显著影响。许多急危重症患者，身体状况虽然糟糕，但是神智却并不糊涂，如果给予良性的精神鼓励，心理疏导，对于病人抵抗机体的虚弱自然是一种帮助。

疏理肝气，可以是语言，可以是药物，甚或二者兼顾。由于疏肝理气的药物多有耗气破气之弊，必须把握好节点，甚至考虑选用那些既能健胃又有疏肝理气之效的药物，譬如砂仁可以用白蔻仁替代，莱菔子可以用佛手替代等。在顾护正气生机的前提下，斟酌选用疏肝理气之品。

三、病案举隅

　　1. 患者文某，六十余岁，男性，广东梅县人，因急性心衰合并肺水肿入住深圳某医院救治20余日，效果不甚明显，病危通知书已下达给病人家属，在久治不愈之际，患者家属担心患者会亡故在深圳，于是家人经过与院方协商，带文某悬挂液体乘坐汽车回归老家梅县，只待料理后事。适逢乔教授出诊广东为文某的一位亲属诊治疾病，经其亲属介绍，乔教授连夜从广州坐汽车赶到梅县，为文某诊断治疗。刻下症见：呼吸急促，胸闷心慌，房颤，双下肢浮肿，小便不利，颜面㿠白，脉微欲绝。乔教授辨证为心阳欲脱，肾气衰败。急予参附汤合桂枝茯苓汤三剂，意在回阳救逆，大补元气。药选附子、干姜、红参、麦冬、五味子、桂枝、茯苓、猪苓、白术、炙甘草等（兼顾元气、阳气）。处方毕，由于时间问题，乔教授还要离开广东，留下电话便于和患者家属沟通，3日后，患者家属电话称服用中药后，患者下肢浮肿消失大半，气力明显恢复，问原方是否继用。乔教授回复电话说，在上方中加入砂仁、山楂、鸡内金三味药，继用三副（其意在于生机复苏之后，鼓动胃气，以利持久）。并反复叮咛患者，要树立战胜疾病的信心。后1年，笔者随乔教授出诊广东，见到了该患者，与其攀谈，谈起当年治疗经过，其言语中格外感激乔教授。

2.患者刘某，七十余岁，女性，肺癌胃转移，胸腹水弥漫，整体呈现恶病质，求治于中医治疗之前，已经过多家医院治疗，并曾因为抽腹水出现过休克，被多次下达病危通知。乔教授面对此病人，并不急于抗癌治疗，而是先给予大剂扶正固本之品，药选附子、肉桂、山茱萸、红参、麦冬、五味子、蛤蚧、沉香、麻黄、薏苡仁、白术、炙甘草等（兼顾元气、阳气）。两周之后，眼见病人生机稍有复苏，旋即在上方中加入砂仁、焦三仙、佛手、山慈菇、八月札等健胃抗癌之品，意在边守边攻。并于复诊之时，告诫病人树立生存的信心，让其在体力可支撑的情况下，适当修炼气功（条达肝气）。在此状况之下，该病人又存活2年有余。

乔氏中医临床经验概括、聚焦：对急性病，主张抓住时机，针对主要痛苦，重剂祛邪、治标为主、标而本之、截断扭转，力求速战速决；对慢性病，主张从长计议、扶正为主、和风细雨、轻剂缓图、稳中求效；对疑难顽疾，强调全面、认真了解病情、明辨标本关系、精准分析病机、善抓主要矛盾，而后，或本而标之、或标而本之、或标本兼顾，坚持整体调理。对危急重症强调：养元气、调胃气、固肾气、护阳气。养得一分元气，便延得一分生命；健得一分胃气，便养得一分生命；固得一分肾气，便固得一分生命；护得一分阳气，便强化一分生命。

乔振纲教授治疗危、急、重症验案举隅

乔 俭

乔振纲主任医师系第五批国家级名老中医学术经验指导老师，其秉承祖传，医技不凡，擅治疑难杂病和危、急、重症。其诊治疾病，立足整体调理，强调扶正固本，善于分析病机，精于辨证用药。兹择其验案四则以示其技。

1.喘促、气急（呼吸衰竭危症）案。乔某，男，68岁，2002年4月10日诊。患者23年前因外伤致渗出性胸膜炎，屡经西药治疗未愈，病情时轻时重，咳喘常作。2001年10月以咳喘加重为主诉入某医院治疗。胸部X线片显示：1.两下肺炎症；2.双侧胸膜明显增厚；3.两侧陈旧性胸膜炎。经用氨茶碱及多种抗生素治疗数月，咳喘暂缓。2002年4月7日，病情发生急转，咳喘频作，胸闷气急，呼吸困难，头身不时震颤。医院会诊结论为：肺部感染合并呼吸衰竭。10日上午9时一度昏迷，院方遂下达病危通知。家属急邀乔师前往诊治，刻诊：患者半仰卧位，精神萎靡，面色晦暗，气急喘促，口唇发紫，舌强言謇，头项震颤不已，两手抽动不止，连续两昼夜不能合眼入眠。舌质暗红，苔微黄腻，脉弦滑略数。化验检查：T36.8 ℃，HB182g/L，RBC4.89 × 10^{12}/L，WBC8.4 × 10^9/L，N0.81，L0.19。证为痰湿内蕴，肺失宣降，气机逆乱，引动肝风热扰。治宜宣肺化痰，平肝熄风，清心安神。方用涤痰汤合羚羊钩藤汤化裁：法半夏、桔梗各9g，橘红、石菖蒲、川贝母各10g，羚羊角粉1g（冲服），生龟板、白芍、茯苓、钩藤、夜交藤各30g，天麻、麦冬、生龙骨各15g。3剂，水煎频服。

4月11日家属登门告曰：昨日下午先后服药2次，每次约300mL，晚8点后，喘促渐减，抽搐渐止，晚10点呼呼入睡，翌日方醒，醒后神清气爽，咳喘明显减轻，抽搐完全停止。既获显效，嘱其服尽余药，再作处理。

4月13日二诊，进病室见患者端坐于床，谈话言语清晰，自诉胸闷大减，视物清晰，惟咳喘时作，咯痰不爽；舌质暗红，苔微黄腻，脉弦细略带滑像。肝风既平，治以益气养阴，清肺化痰为主。方用生脉饮合二陈汤化裁：西洋参5g，麦冬13g，五味子、桔梗、陈皮、法半夏、杏仁各9g，生山药、炙百合、川贝母各15g，知母10g，金银花、茯苓、鱼腥草各30g。3剂，水煎服。上方尽剂，诸症悉除。

按：肺主气之宣降，肝主气之升发，二者上下相召，相互为用，共同维持气机的升降出入。患者痰湿内蕴，肺失宣降，气壅于胸，故咳喘、气急、不得平卧；因肺气壅遏而影响肝之疏泄，气机逆乱，引动肝风窜扰经络，故头身震颤，两手抽动；肝风扰及心主，加之痰蒙心窍，故彻夜不眠，舌强言謇；肝风上扰于目，故两目昏糊。其病机显系"痰郁肺壅""肝风内动"所致。故以"化痰宣肺""平肝熄风"为治，方以半夏、橘红、茯苓、川贝母、桔梗、麦冬清宣肺气，化痰平喘；石菖蒲化湿开窍；鱼腥草专清肺热；羚羊角与天麻相配镇肝平肝，白芍敛阴柔肝；龟板、龙骨育阴潜阳，共奏潜镇安神，熄风止痉之功。诸药合用，使痰湿得化，肺气得宣，则咳喘自平；气不壅遏，肝之升发疏泄复常，则气顺风息，抽搐立止；心不受扰，神明自安。

2. 胸痹（心绞痛）案。李某，女，41岁，农民，2003年12月5日初诊。患者10年来常心区疼痛，数家大医院均诊为冠心病，屡经中西医治疗，未得根治，病情时轻时重，近年来，因家务劳累病情加重，心痛频发，甚则绞痛难忍。刻诊：自觉心区持续疼痛，每劳累、生气时加重，疼呈针刺样，或呈刀割样，向肩胛后背放射，伴胸部憋闷，乏力、心慌、气短，眠差梦多，精神萎靡；彩超提示：左心室肥厚，主动脉瓣反流；脉沉结代；舌质紫暗，苔薄白。证属心气虚弱，胸阳不展，心血痹阻。治宜益气强心，宁心安神，温阳宽胸，活瘀宣痹。处方：红参10g，丹参12g，麦冬15g，五味子10g，三七粉7g，生地10g，全瓜蒌9g，薤白13g，玄胡15g，茯苓30g，炒酸枣仁30g，百合10g，远志10g，生龙牡各15g，龙眼肉7g，夜交藤30g，炙甘草15g。2003年12月16日二诊：服上方十剂，睡眠转佳，心悸消失，心区疼痛显减，惟时头晕。宗上方加减：红参10g，丹参12g，沙参10g，麦冬15g，五味子10g，薤白10g，天麻10g，三七粉6g，绛香6g，茯苓30g，百合

10g，龙眼肉7g，细辛3g，远志9g，桂枝9g，炙甘草15g。上方加减续服20余剂，诸症皆除，病告痊愈，连续追访至2012年无恙。

按： 心绞痛属中医"胸痹"范畴。其所谓痹者，闭而不通者是也。发病之因责之操劳过度，心气受损，心血不能畅行；或过食肥甘，内酿痰湿，痰蕴致瘀，心血痹而不行；或因寒邪内袭，胸阳不展，心气不振，影响心血宣布。如此多种因素，造成血脉不能通畅，心血运行受阻，不通则疼。故其治疗，当以益心气、温胸阳、化痰湿、活瘀血、通血脉为基本原则。在此原则指导下，缜密组方，守法守方，坚持用药，定获佳效。

3. 急性黄疸（急重证肝炎）案。 高某，女，37岁，农民，2011年12月27日初诊。患者患慢性乙型肝炎7年余，1个月前出现黄疸，肝功检查：ALT高达134u，TBIL126.2u，白蛋白28.9，球蛋白37.7，白/球0.8。经西药治疗月余，未见好转，病情反而逐渐加重，遂由住院医师推荐乔师诊治。刻诊：全身皮肤及双目巩膜黄染，色泽鲜明，伴乏力、胁疼、纳呆、恶心，大便略干。肝功复查：各项指标大幅升高，ALT升高达468u，B超显示脾大至4.5cm。舌质红，舌苔黄腻；脉沉弦滑数。证属正气虚馁，肝郁脾虚，湿热泛溢，升降失常。治宜益气扶正，疏肝健脾、和胃，清热化湿，复其升降。处方：太子参15g，北沙参13g，茵陈15g，猪苓30g，白术15g，茯苓30g，车前子30g，泽泻15g，鳖甲30g（先煎），栀子9g，赤芍25g，陈皮10g，藿香9g，砂仁9g，焦三仙各13g, 郁金9g, 丹皮9g, 白花蛇舌草30g, 炙甘草12g, 白茅根30g。10剂, 水煎服。

2012年2月12日诊: 上方显效, 精神明显好转, 食欲显增, 黄疸稍退。肝功检查: ALT131u, 再治仍以益气扶正, 养肝健脾为主, 兼以清热化湿, 调和脾胃: 太子参13g, 北沙参10g, 茵陈15g, 白术15g, 猪苓30g, 车前子30g, 赤芍15g, 泽泻15g, 茯苓30g, 栀子9g, 郁金9g, 枸杞子9g, 当归10g, 贯众9g, 鳖甲30g (先煎), 佛手9g, 砂仁9g (后下), 焦三仙各13g, 金钱草15g, 白花蛇舌草30g, 白茅根30g。

2012年5月7日诊: 上方化裁续服百余剂, 各种症状完全消失, 精神转佳, 饮食大增。肝功检查提示其余各项均转正常; e抗原转阴。应患者要求特拟下方续服二十剂, 以巩固疗效: 生黄芪15g, 太子参10g, 北沙参9g, 柴胡9g, 白术12g, 当归10g, 枸杞子10g, 郁金9g, 砂仁7g, 焦三仙各13g, 石斛15g, 赤、白芍各15g, 白花蛇舌草30g, 白茅根30g。

按: 本案初诊时, 无论症状、体征, 还是检验指标都显示病情属乙型肝炎之重症。治疗中丝毫未囿于西医的影响和束缚, 一味选择抗毒药物, 而是坚持中医辨证思维, 以体质为本, 立足整体观念, 据证分析, "有是证便用是药"。据全身皮肤及双目巩膜黄染, 又据乏力、胁疼、纳呆、恶心, 大便略干及舌、脉等症状、体征, 断其病机为: 正气虚馁, 肝郁脾虚, 湿热泛溢, 升降失常。故确立治疗原则: 益气扶正, 疏肝健脾、和胃, 清热化湿, 复其升降。方中以太子参、炙甘草益气扶正；以柴胡、郁金、鳖甲、赤芍等疏肝柔肝；以白术、茯苓、猪苓、车前子、泽泻等，取五苓散健脾利湿之功；在利湿的同时，以北沙参、茵陈、栀子、丹皮、白花蛇舌草等清热退黄；取藿香、砂仁芳化湿浊，配以陈皮、焦三仙等调和胃气。组方紧扣病机，用药尽贴病情。在此基础上，坚守"扶正固本，疏肝、柔肝、养肝，健脾和胃，清热化湿"的基本原则，组方用药随证变化略做调整，终见显效。

4.咳喘（慢性喘息性支气管炎急性发作）案。林某，男，68岁，2009年10月9日初诊。素患慢性喘息性支气管炎10余年，十天前饮酒后出现发烧，继之咳嗽、咳痰、胸闷、喘息，某医院诊为："慢性喘支急性发作；肺气肿。"先后经用多种抗生素及大量激素抗菌消炎，体温有降，但咳喘不减，且口腔中发现真菌孢子，患者惧怕西药副作用，遂要求中医诊治。刻诊：咳喘频作，痰多色黄，烦躁不安，出汗不止，胸疼腹胀，纳差恶心，大便干结。舌质红绛，舌苔黄厚腻，脉弦滑数；胸部CT片提示："双侧支气管慢性炎性改变；肺气肿"；血常规检查：WBC13.5×10⁹/L。脉证合参，其证本虚而标实，肺之气阴两虚为本，痰热蕴阻，气逆不降标。治宜益气润肺固本，清热化痰，宣降气机治标。处方：西洋参、丹参、五味子、麦冬、川贝各10g，沙参13g，桔梗、全瓜蒌、陈皮各9g，茯苓、紫菀、金银花、重楼各15g，羚羊角粉3g，鱼腥草30g。每日一剂水煎服。

服上方一剂，大便通畅，胸闷、咳喘有减，自觉舒适许多，服至2剂，咳止，喘平，精神大振，可下床活动。继投益气扶正，养阴润肺之剂，调理旬日而愈。

　　按：本案西医诊断明确，经用多种抗生素治疗，非但不效，反使症状加剧，究其原因，所用抗生素品种过多，杂乱无序，不能很好发挥作用，且高效抗菌药物，多有较大毒性，其副作用可直接损伤人体正气，使本已虚馁之肺气更加虚衰。中药介入，所以能速获卓效，一是因为患者果断终止西药治疗，切断了招致副作用的根源，二是抓准了病机，用对了药物：以西洋参、北沙参、五味子、茯苓等益气养阴润肺，肺气得固，则气机得宣，肺阴得润，肃降复常，则咳喘可平；又以川贝、桔梗、瓜蒌、紫菀、金银花、重楼、羚羊角、鱼腥草等清热化痰，逐邪肃肺，如此标本兼顾，药切肯綮，故速获显效。本案治疗过程中，当患者咳喘不已，胸疼腹胀日著时，大便亦干结不畅，用药后，随着大便通畅，咳喘渐平，胸疼、腹胀亦失，这一现象，再次验证了"肺与大肠相表里"这一理论的临床指导意义。

从乔振纲教授治愈的案例
再看中医的确切疗效及神奇

乔 俭

乔振纲教授理论功底深厚，临床经验丰富，擅治心脏病、肝病、肿瘤等疑难顽疾，力挽危逆，奇迹频传，加之医风严谨，医德高尚，名扬大江南北。现择其治愈的生动案例再看中医疗效的确切和神奇！

验案1 洛阳一冠心病患者，心绞痛频作，经西医心脏搭桥手术及安支架治疗，花费15万元未获显效，每日疼痛仍40余次，经乔教授中药辨证治疗4个月余，疼痛消失。半年后，因天气骤寒，病情复发，每日疼20余次，复经中药治疗近2个月，再次治愈。追访2年未复发。该患者高兴地到处宣扬："15万元未治好的心绞痛，在乔教授那里，不足1万元就治好了！"

胸痹（冠心病心绞痛）案。陈某某，男，76岁，河南科技大学教授，2006年4月29日初诊。素患高血压、冠心病近30年，常心前区疼痛。1998年曾于北京阜外医院安放支架，2004年又经洛阳市中心医院行搭桥术，两次花费10多万元，病情未根本缓解。现心区闷疼，每日疼痛40余次，稍劳累或稍活动疼痛即作，甚则绞疼难忍，以至于不敢下楼，上下二楼也要歇几歇，伴乏力、胸闷、气短。EKG查示：1. 陈旧性心肌梗死；2. 心肌左侧壁缺血。舌质紫暗，舌苔薄白。脉沉结代。证属心气虚弱，胸阳不展，心血痹阻。治宜益气养心，温阳宽胸，活血宣痹，通络止疼。处方：红参13g，丹参9g，麦冬10g，五味子9g，川芎9g，赤芍15g，郁金9g，全瓜蒌9g，薤白9g，三七粉7g，细辛4g，元胡15g，降香5g，檀香5g，山楂13g，炙甘草15g。七剂水煎服。

5月6日诊：显效，心绞痛次数明显减少，减少到每天二十余次，疼痛程度亦有所减轻。现仍乏力、胸闷、气短。治仍宗上方化裁：西洋参13g，丹参10g，麦冬13g，五味子9g，茯苓30g，炒酸枣仁30g，三七粉7g，全瓜蒌9g，降香5g，檀香5g，细辛4g，桃仁7g，红花9g，巴戟天15g，山茱萸9g，炙甘草15g。

6月3日诊：宗上方，稍加出入，续服20余剂，心绞痛次数及程度均继续减轻，精神明显好转，已能轻松上下二楼，可自行洗浴。近因受凉导致咳嗽，多白痰。治在益气养心，温阳宽胸，活络止疼的基础上，兼以温宣肺气，化痰止嗽：红参10g，丹参9g，北沙参9g，麦冬13g，五味子9g，陈皮13g，半夏9g，茯苓30g，炙款冬花13g，苏子9g，炙麻黄7g，杏仁9g，川贝7g，全瓜蒌9g，薤白9g，细辛4g，降香6g，元胡15g，炙甘草5g。五剂水煎服。

6月9日诊：咳嗽已止，心绞痛续减，治仍宗首方化裁：西洋参9g，红参7g，麦冬13g，五味子9g，川芎9g，郁金9g，全瓜蒌9g，薤白9g，元胡15g，三七粉7g，细辛4g，降香5g，桃仁7g，红花10g，砂仁9g，焦三仙各13g，炙甘草15g。

7月13日诊：上方为宗，随证加减续服30余剂，心痛次数已减止每日3—5次，且程度轻微，瞬间即逝，胸闷、气短均明显减轻。继投上方十剂。

7月25日诊：上药尽剂，心疼完全消失，精神复常，已能独自步行十余里，到郊区观光、垂钓。病既痊愈，为巩固疗效，遂以首方七倍用量，共为细末，装胶囊，每服七粒，每日两次，饭前冲服，续服2个月。嘱其勿过劳，莫生气，饭菜宜清淡，食量勿过饱；并特别叮嘱：心脏病怕寒冷，冬天易发作，秋后转凉时一定提前来诊，复用中药调理，以防患于未然。

2007年3月6日诊：患者来诊时首先道歉，曰："去年7月以后，一直很好，自以为病已完全治愈，所以没听你的话，秋后未来复诊，果不其然，近因天气特别寒冷，病又复发"。刻诊：心区频繁疼痛，每天疼20余次，多为闷疼，时呈绞疼，伴乏力、气短、心悸，食量较少，睡眠欠佳，二便尚可。再治仍以益气养心，温阳宽胸，活血宣痹为主，兼以健脾和胃，宁心安神：西洋参13g，丹参13g，麦冬10g，五味子9g，茯苓30g，炒酸枣仁30g，全瓜蒌10g，薤白13g，桃仁7g，红花10g，三七粉6g，白术10g，枳实3g，砂仁9g，远志9g，焦三仙各13g，合欢皮30g，夜交藤30g，炙甘草15g。

上方为宗，随证加减，又服40余剂诸症皆除，再次治愈。追访2年一直无恙。2010年11月因感冒合并肺炎，住进某大医院，高烧多日不退，继发心衰，经抢救治疗无效而亡。

验案2 深圳一心衰患者，深圳某医院专家看后告诉其家属，病情严重，危在旦夕，劝其住院抢救，但患者系梅州客家农民，怕死在外边，欲回老家料理后事，恰得知乔教授到广州出诊，遂备专车接其到家中诊治。经精心辨证，予"益气强心，温阳利水"之剂，仅服三剂水肿渐消，心率渐平，再三剂，能以平卧，饮食大增。乔教授回洛阳后，通过信息调方，又服10余剂，精神复常，已能四处走动，追访3月一切正常。

心悸、喘促（急性心力衰竭）案：朱某某，男，72岁，深圳市居民，2012年，4月17日诊。患者素有慢性支气管炎合并支气管哮喘15年余，经常咳喘，近半月来心悸频发，伴喘促、呼吸困难，曾求诊于深圳某医院，服药10余日，病情不减，反逐日加重，恰逢余飞赴广州出诊之际，其外甥担心舅舅病情重笃，恐危及生命，特备坐骑邀余前往诊治。刻诊：自觉胸闷、心悸，喘促，端坐呼吸，不能平卧，不时咳嗽，痰黏稠，难以咯出，小便较少，大便不畅。检查：下肢高度浮肿，按之凹陷不起；舌质暗红，舌苔滑腻，脉沉细数，频显间歇。证属心气虚弱，血行受阻，痰饮蓄肺，宣肃失常，气化不利，水湿潴留。治宜益气强心，化痰宣肺，利湿逐饮，宽胸理气。处方：生晒参10g，北沙参13g，丹参12g，陈皮10g，姜半夏9g，制附子9g，茯苓30g，白术15g，猪苓30g，车前子30g，泽泻30g，炙款冬花15g，炙麻黄6g，杏仁9g，苏子9g，全瓜蒌9g，降香5g，佛手9g，炙甘草15g。3剂，每天一剂，上、下午各煎两次，每次水煎至160mL，每服80mL，上、下午各服两次。鉴于病情较重，嘱家属提高警惕，密切观察，限制饮水，预防感冒，并嘱三天后定汇报病情。

4月20日电话告知，经服上药，尿量大增，下肢浮肿消退，随之，咳喘及心悸、胸闷、呼吸困难均明显减轻，已能平卧睡眠。疗效既佳，嘱其原方继服4剂。

4月25日患者孩子发来信息告知："我父亲现在好多了，基本恢复病前的状况，只是偶尔还气喘"，要求继续中药治疗。遂调方如下：红参10g，丹参10g，麦冬13g，五味子9g，茯苓30g，全瓜蒌9g，杏仁9g，苏子9g，郁金9g，降香5g（后下），白术12g，猪苓30g，车前子30g（纱布单包），三七粉6g（冲服），桃仁7g，红花10g，薤白9g，炙款冬花15g，炙甘草15g。10剂水煎服。

验案3 广州一卵巢癌患者，2001年手术治疗，2002年12月复发，又到广东省某肿瘤医院，求原主刀医生诊治。经B超及核磁共振检查，发现盆腔内大量积液，主刀大夫告诉患者家属，无法再行手术，患者生命已到晚期的晚期，最多3个月。患者家属久闻洛阳乔教授大名，遂通过电话向其咨询、求救。问："可不可以中药治疗？"答："可以。"问："把握有多大？"答："我不是卖当的，不能胡吹嘘，肯定有一定效果，但不能包治。可以这么讲，既然西医说只能活3个月，那么通过我的努力和你们的配合，第一步争取突破3个月，3个月后争取半年，半年后争取1年，1年后争取3年，过了3年，就有可能争取5年、10年……"患者家属觉得乔教授可以信赖，遂邀其飞赴广州诊治。经精心施治，突破了3个月，又突破了半年、1年，到了第3年，患者复到原手术的肿瘤医院检查，原主刀大夫见到患者竟然精精神神地活着，惊讶地一时说不出话来，愣了一会儿，问"你们是怎么治疗的？"答"吃中药。"问"哪位中医？"答"洛阳的乔教授。"主刀大夫十分赞叹地说："简直是奇迹，这位乔教授早晚到广州来，一定让我见见！"

该患者直到2015年8月，仍健在！

关某某，女、55岁。2004年元月15日初诊，患者2002年3月发现卵巢癌，5月在广东省某肿瘤医院行手术治疗。术后化疗3个月，至第4个月，出现明显毒副反应，且白细胞急剧下降，不得不停止化疗。2003年10月复查时，盆腔内发现两个癌灶，大者4.6cm×3.7cm、小者3.4cm×2.8cm，经病理切片检查证实黏膜组织中见鳞状细胞癌浸润。原手术医院主刀医师诊断为"卵巢癌术后复发并盆腔转移"。因盆腔严重积液，拒做手术治疗。明确告诉家属：患者病情重笃，预计其生命最多3—5个月，患者惧怕化疗，遂改求中医诊治，刻诊：乏力、恶心、纳呆、腹胀、大便溏而不爽，时少腹疼痛。查：舌质淡红、质紫暗，舌苔黄腻，左脉沉滞，右脉沉而无力，辨证：气虚、脾胃虚弱为本，邪毒内蕴，湿热中阻，气滞血瘀为标。因正气严重受损，加之脾胃虚弱突出。故第一阶段治疗先以益气扶正，健脾和胃固本为主，兼以清热化湿解毒，理气活瘀散结为辅。处方：红参10g，白术10g，茯苓15g，陈皮10g，半夏9g，藿香10g，砂仁10g（后下），山楂15g，薏苡仁10g，猪苓30g，鳖甲30g（先煎），山药15g，浙贝13g，牡蛎15g（先煎），半枝莲15g，白花蛇舌草30g。

上方为宗，加减续服3个月余，精神明显好转，食量大增，腹胀显减，大便转调。白细胞升至8000左右。鉴于正气渐复，下一步治疗在扶正固本同时加大祛邪力度。处方：生黄芪20g，玄参15g，白术10g，猪苓30g，山楂15g，砂仁9g（后下），鳖甲30g（先煎），浙贝15g，莪术7g，薏苡仁10g，全蝎8g（另包），蒲黄6g（布包），五灵脂6g，蜈蚣1条（另包），海藻15g，半枝莲15g，生牡蛎15g（先煎），白花蛇舌草30g。2004年10月17日诊：上方为主加减续服4个月余。少腹痛失，精神完全恢复正常。遂以本方为主，数倍用量，经高速破壁粉碎成极细面，装胶囊，每服6粒，每日3次。连续服药3年。其间若出现明显不适，配以汤剂对症处理。2008年2月到原手术医院经CT复查：盆腔内癌瘤均消失，亦未见盆腔积液，只是肝内发现6.7cm×4.8cm块状阴影。怀疑为卵巢癌术后肝转移。但患者感觉良好，无任何不适，至2008年8月，仍在继续接受中药治疗中。

验案4 广州一晚期宫颈癌患者，因瘤体巨大，加之盆腔积液，广州多家医院均认为已无法施行手术，判定其生命难以维持3个月。患者家属受他人推荐，邀乔教授飞赴广州诊治。初诊时，患者少腹部紧邻左脐下，可见一碗样（直径约10cm）大小的圆形凸起包块，触之坚硬，自觉腹痛、纳呆、乏力、神疲，整体情况非常差。乔教授一方面内服"益气扶正，健脾和胃，化痰散结"之剂进行整体调理，另一方面外用"攻毒、排毒、软坚、化腐"之剂进行阴道灌注和冲洗，使药物直接作用于癌灶，起腐蚀、软化、消散、排出之作用。3个月后，阴道流血增多，伴随着不断有烂肉样东西排出，同时腹疼加重。又3个月，左脐下少腹部可视、可触之凸起包块逐渐缩小、变软。再3月，其包块基本消失，阴道排出物明显减少，少腹疼痛亦随之渐止。1年后，其包块及各种自觉症状完全消失，患者能食、能睡，精神焕发，与初诊时相比，简直判若两人！

验案5 一患者，在乌兹别克斯坦打工期间发烧，当地先后按疟疾、布鲁氏菌病治疗，均不效，2012年7月7日返回国内寻求进一步治疗。先后经求诊于两家大医均排除了疟疾和布鲁氏菌病，其中一家医院怀疑肺结核，又被中心医院排除。曾住进一家大医院，经西药治疗多日，几经折腾花费逾万元，仍无明显效果。遂转求中医诊治。乔教授予"益气养阴、发汗解表、疏卫透营、清解热邪"之剂，药进两剂，体温始降，服至4剂体温复常，中药花费总共不过200元，病即痊愈。

刘某某，男，43岁，2012年7月13日初诊。患者2个月前，在国外乌兹别克斯坦打工期间出现发烧，最初体温在38.5℃左右，最高达39.8℃，当地医疗部门当先后按疟疾、布鲁氏菌病治疗，均不效，2012年7月7日返回国内寻求进一步治疗。先后求诊于洛阳市内两家大医院，通过各种检查，排除了疟疾、布氏杆菌、肺结核等病，又住进某大医院呼吸科，经西药治疗5日，几经折腾花费逾万元，仍无明显效果，遂转求中医诊治。刻诊：每日发烧，下午及夜晚尤甚，最高38.2℃，最低37.5℃，伴乏力，咽部不适，口干舌燥，稍觉恶寒，二便正常。舌质红，舌苔薄黄；脉浮虚数。证属气阴两虚，表邪不解，营卫失和，热邪内蕴。治宜益气养阴，发汗解表，疏卫透营，清解热邪：太子参13g，玄参10g，生地9g，赤芍15g，丹皮9g，青蒿9g，鳖甲15g，知母10g，柴胡13g，葛根30g，麦冬13g，生石膏30g，连翘15g，金银花15g，砂仁9g，生甘草9g。7剂，每日一剂水煎服。

7月20日诊：上药两剂体温即降，4剂体温降至正常，服尽7剂未见反弹，随之精神转佳，饮食增进，惟咽部仍觉不适。再治以养阴利咽为主，兼清解余热善后，以防死灰复燃。处方：太子参13g，玄参10g，麦冬15g，桔梗9g，茯苓30g，鳖甲15g，知母

9g，砂仁7g，佛手9g，木蝴蝶9g，金银花15g，连翘15g，生甘草9g。7剂水煎服。

以上案例真真切切、实实在在，其疗效之确凿不容怀疑，疗效之神奇令人叹服！

社会上极个别对中医怀有偏见，甚至总想否认中医科学性的人，面对这些不容置疑的生动案例，常贬之为"那不过是些个案"，但"实践是检验真理的唯一标准"。正是这不胜枚举的生动个案，无时无刻，证明着中医是经得起实践检验的科学，充分显示着中医存在和发展的强大生命力！正是这不胜枚举，不计其数的生动个案，几千年来维护着中国人民的健康，保证着中华民族的繁衍！

攻击中医论者当休矣！

代后记：耕耘杏林五十春　救死扶伤济世民

——记声振豫粤两地的著名中医、主任医师乔振纲

近来，一个名老中医的名字，在河洛大地的广大患者中被竞相传颂。传颂着他用精湛的医术救死扶伤，力挽危逆的生动案例；传颂着他经常坐着飞机应邀到外地出诊，蜚声大江南北的名气；传颂着他视患者如亲人，对患者极端热忱，全心全意为患者服务的感人事迹……他就是闻名遐迩的主任中医师乔振纲。

出身中医世家　立志献身岐黄

乔振纲的高祖乔春彦是晚清朝廷命官（官至正五品），同时又是一名儒医，任官期间，经常在官府为百姓诊病，颇受百姓拥戴。他的祖父乔作令是陕渑一带的名医，他的父亲乔保钧是全国首批500名老中医专家之一。

乔振纲出身于这样一个中医世家，自幼受到熏陶。小时候，爷爷教他识字，除教识"上、下、左、右、大、小、水、火"外，

还教识了部分中药药名。初中阶段，他父亲利用假期为他讲解《药性赋》，并让他背诵。高中毕业时正赶上"文化大革命"，他借机"逍遥"在家，跟着父亲学中医。父亲给他系统讲授了《伤寒论》及《内经》的有关篇章，让他背会了200多首汤头歌诀，传授了几十种常见疾病的诊断及治疗经验，还教他学会了针灸。其间，耳闻目睹中医治病的奇特疗效，使他神往着迷，从此，他爱上了中医，决心一辈子献身岐黄。

1968年，乔振纲下乡插队，凭着在"文革"期间刻苦学到的一点中医"资本"，当上了赤脚医生。他用"一根针、一把草"为百姓诊病疗疾，方圆几十里的百姓都喜欢找他看病。当时，有一名尿潴留患者，小便点滴难出，少腹憋胀，痛苦不堪。小乔大夫选用三阴交、关元两个穴位为其针灸，还用沉香、芒硝和甘遂研粉敷其肚脐，加上用手不断地轻轻按揉患者的气海穴。不到一小时，患者的尿路大开，尿液哗哗而出，解除了患者的痛苦。

类似这样的案例一个个传开，小乔大夫也渐渐有了小名气。后来，公社举办赤脚医生培训班，小乔大夫是以"双重"身份参加的，他既是学生，又是老师，培训班让他为学员们讲授中医基础课和针灸课。

高考恢复以后，1978年乔振纲以优异成绩考上了河南中医学院。大学5年间，他深入、系统地学习了中医各科的基础理论和经典著作，为他以后成为一位名中医奠定了坚实的理论基础。

医术精益求精声震豫粤两地

　　1983年大学毕业后，乔振纲被分配到洛阳市第二中医院。经过5年的本科深造，他的医技如虎添翼，有了质的飞跃，刚一走上临床就出手不凡。洛阳建材专科学校赵某患肠结核10多年，经常腹泻，时停时止，就诊前两天，因受凉腹泻次数骤然猛增，甚则水泻，神疲乏力，难以支持。乔大夫认真询问病史，还到厕所亲眼观察患者大便的形状，仔细察看舌苔，进行腹部触诊。遵从父亲"久泄多虚寒"的经验，予益气健脾、温肾暖中、收涩固肠之剂，仅服药两剂泻止。第三天，一封充满感激的表扬信就贴到了医院的门诊大厅。

　　1984年，洛阳拖一中学生李某患慢性肾炎3年余，到处求医未愈。乔大夫根据病情，予益气温阳、活淤通络、补肾涩精之剂，加减服药2个月，患者即甩掉了激素。又继服4个月，彻底治愈。现在，该患者北京航空航天大学博士研究生毕业多年，已成为航天科技的栋梁之材。

　　继此，求乔振纲诊病的患者接踵而来。他父亲作为中医老前辈，对儿子的成绩和进步，看在眼里，高兴在心里，予以鼓励和肯定，同时对他提出了更高的要求：一个好的医生，不仅要善于治常见病、一般病，而且要敢于治大病、勇于克顽症，要在疑难病上下功夫。他遵照父亲的嘱托，废寝忘食，更加刻苦地钻研诸如冠心病、脑卒中、肝硬化、癌瘤等疑难病的治疗方法，除抓住时机向父亲讨教外，还利用参加各种学术会的机会，虚心向各路名家请教，博采众方。他牺牲节假日时间，翻阅古典医籍，先后写读书笔记10万余字。苦苦钻研5年，初步探索出并掌握了治疗以上疑难病的绝招和规律。

1991年，洛阳第一高中老教师李某患冠心病已数年，经常心前区憋闷，严重时有窒息感，早搏频繁，甚至出现两联律、三联律。乔大夫拟气阴双补、养心通脉的原则，用参脉饮合炙甘草汤加减，服药200多剂，痊愈，至今无恙。

1995年前后，洛阳市直门诊部一名主任也患冠心病，经常心绞痛，稍劳即发作，不能坚持正常工作。乔大夫予益气温阳、宽胸理气、活血通脉之法。服药百余剂，彻底治愈。追访至今，仍身健如常。

乔振纲不但重视临床实践，而且善于总结经验，不断有论文在省以上刊物上发表，在中医学术界有了一定声望。广东省中山市一家医院从网上了解到他的成就及名气，真诚邀他到广东发展。1998年底，乔振纲调到了广东。到广东不久，他便凭着精湛的医术，很快打开了局面。3个月后，日门诊量就达到30多人。1年左右，他的患者已经遍及中山各镇区及广州、佛山、顺德、深圳、珠海等地，香港、澳门也有不少患者慕名前来就诊。

顺德林老先生患肺炎，因过用高效抗生素致真菌感染，患者高烧、烦躁、呼吸困难，住院后经西医治疗几天不见效果。老人自行拔掉针管，拒绝西医治疗。此时，患者的儿子和院长共同找到乔大夫说："老人的生命就看你的了。"经乔大夫辨证用药三剂，即烧退，喘平，出院后在家中继续用中药调理10余日，痊愈。

中山市黄某患急性重型肝炎，周身黄疸，高度腹水，腹胀难忍，靠透析维持生命，住院月余耗资7万多元。在生命垂危之际，乔大夫精心辨证，拟疏肝养肝、清热解毒、活淤祛湿、通府泻浊之剂，服药20余剂，黄疸及腹水明显消退，肝功能显著好转，使患者转危为安。

中山市黄圃镇冯某1999年确诊为原发性肝癌，右胁下可触及拳头大小的癌瘤病灶。乔大夫根据病情，拟定了以益气健脾、扶正固本为主，兼以解毒驱邪、软坚散结的原则，轻剂缓图，从长计议。在长期服药中时时顾护正气，调理脾胃，养肝保肾，大大延长了患者的存活时间。按照医学常规，肝癌晚期患者存活时间一般难以超过半年，但这位患者经乔大夫治疗，竟然活了7年！可以说创下了肝癌治疗史上的奇迹！（7年后该患者因感冒发烧住院，治疗中因药物刺激胃肠道致消化道出血而亡。）

东莞港商黄某的儿子，一岁多开始背部大面积糜烂渗血，久治不愈。曾经广州某大学多名西医专家教授会诊，结论是西医无特效办法，转中医诊治。针对病情，乔大夫采取了以下措施：第一，选用益气养血、补肺固表，兼以凉血止血的药物内服；第二，用三黄汤加白芷、冰片清洗疮面；第三，清洗疮面之后，选用凉血止血、燥湿收敛、化腐生机的药物共为细末，经油煎成油剂外涂疮面。治疗月余，患者痊愈。该案例在东莞一带曾轰动一时。

2002年底，因家庭原因，乔振纲调回洛阳市第一人民医院工作。该院位于经济较落后的旧城区，贫穷包围着这所医院，开展工作的难度较大。但是，乔振纲凭着昔日的威望与名声，凭着他全心全意为患者的高尚医德，凭着他精益求精的医术，在较短时间内，业务就开展得红红火火。患者从洛阳市9县（市）6区、省内各地乃至省外的广东、广西、江西、山西、北京、上海等地，源源不断地前来就诊。

2003年初，广州市关女士卵巢癌术后复发，找到原主刀医生复诊时，发现盆腔严重积液。原主刀医生认为已失去再次手术机会，明确告诉患者的丈夫："预后严重不良，其生命难过3个月。"病人家属在几乎绝望的情况下，求已调回洛阳的乔大夫前去诊治。当患者家属询问把握有多大时，乔大夫这样回答："主刀专家说，患者只有3个月生命，我们治疗的第一个目标是突破3个月。3个月过后，争取半年，半年过后，争取1年，1年过后，争取3年，3年无恙，警报解除。"从此患者坚持服用乔大夫的中药，时过10余年，至今无恙。该患者及家属对乔大夫的神奇医术钦佩不已，不断介绍癌症患者求乔大夫诊治。近几年，乔大夫先后数十次乘飞机往返于豫粤及全国各地为癌症及其他疑难病患者服务，治愈者不胜枚举。

河南科技大学教授陈某患冠心病10余年，2006年病情加重，每天心绞痛40余次，稍劳即发。经北京某大医院做了心脏搭桥手术、安了支架，花费15万元，病情如故。乔大夫根据病情，结合病史，制定了平肝潜阳、清头降火、养心安神、宽胸理气、活血化瘀、活络止痛的治疗原则，轻剂缓图，稳步推进，用药百余剂，每天疼痛减至20余次。服药至半年，疼痛减至每天10余次。服药近10个月，疼痛基本消失。又巩固2个月，完全治愈。刚获痊愈之际，乔大夫曾嘱咐：心脏病怕冬天，立秋后一定再来吃一段中药，防止冬天复发。可陈教授觉得症状完全消失，对医嘱未予重视。来年春节前后，冰雪成灾，气候异常寒冷。其病果然复发，每天疼痛20多次，复经乔大夫4个多月的调理，再次治愈。

陈教授逢人便讲："花15万多元没治好的病，乔大夫仅1万多元就治好了。他的医术真是名不虚传。"

像这样生动的案例，不胜枚举，每一个案例都充满了戏剧性和故事性。故事在广大患者中传颂，一传十，十传百，传遍了中原，传遍了珠江三角洲地区……

崇尚医德至上深受患者赞誉

凡接触过乔大夫的患者都有共同的感受。那就是：乔大夫不仅医术精湛，而且医德高尚。乔大夫只要见到病人，总是面带微笑、和蔼可亲、语言温和、彬彬有礼；对患者有问必答，有求必应；切脉、察舌、触诊，检查仔细而全面；问诊详尽有序，且突出重点；用药紧扣病情，着眼疗效，力求简廉，从不乱开检查单，尽量减轻病人负担。

乔振纲时刻把病人放在心上。只要病人需要，它不惜牺牲休息时间为病人服务。1985年，洛阳市孙旗屯乡苗湾村一位李姓老太太患脑出血。经市某大医院开颅手术抢救，虽保住了生命，但仍昏不识人，语言不清，瘫痪在床，两便失禁。乔大夫予涤痰活淤、通府泻热、清心宣窍之剂，10余日后情绪安定，二便可控。同时，乔大夫每天蹬着自行车往返奔波10公里，到患者家中免费为其针灸，风雨无阻，坚持3个多月，终于使患者神志转清，语言恢复，能够下床活动。患者及家属感激不已，通过洛阳电台对乔大夫盛加赞扬。

2002年底春节的前夕，天津某医院一名女大夫的父亲患肺癌，晚期，医院多次下达病危通知，生命危在旦夕。这位女大夫从网上获悉乔振纲治疗癌症有一定特长，几经打听，辗转20多个电话，终于找到乔大夫，恳请他到天津出诊。女大夫动情地说："我们的要求不高，在你的精心治疗下，哪怕让老人家再延长几天，能让他过个春节，作为儿女也就遂愿了。"患者家属的要求如此迫切，如此真诚，容不得乔大夫有丝毫犹豫，当晚，他连夜出发，年二十八中午赶到天津。仔细检查，精心开方，交代医嘱，处理完病人之后，拖着疲惫不堪的身子匆匆返回，回到洛阳已是大年二十九夜晚十点钟。女儿看到父亲一路劳顿，心疼地问："爸，你累不累？"答曰："我累不累并不重要，我担心的是那位病人的生命有无希望。"二十天后，天津打来电话："我父亲用了你的药，总算度过了春节，我代表全家感谢你。"

乔振纲调回洛阳后，广东乃至全国各地许许多多信赖他的患者经常通过电话、信息求他诊病。对此，乔大夫有求必应，总是通过电话、信息仔细了解患者病情，然后通过手机信息把药方发给对方，供参考应用。10多年来，至少有上万条药方信息发往各地，这些都是免费的呀！广东一位患者曾经这样说过："我们自从结识了乔大夫，早晚身体不舒服，打个电话，发条信息，就搞定了，他可是我们的健康保护神啊。"

乔振纲行医数十年，医术上刻苦钻研，精益求精；医德上真情待患，全心全意；学术上硕果累累，建树颇多，先后撰写论文七十余篇，主编出版专著两部，论著中的许多观点、案例、经验、警句，不断被其他杂志引用、转载。部分乔氏方剂被许多医籍奉为经典名方而加以收录。但他总感到不足。他常说，与中医先贤比起来，自己显得那么渺小；距离人民健康的要求，自己的成绩显得那样的微不足道。在他行医40年办理退休手续之际，他即兴写了一首诗："耕耘杏林四十春，救死扶伤济世人。不慕官品甘郎中，谁说一生碌无为。"这首诗是否是对他医学生涯的最好总结呢？

《洛阳日报》记者张亚武

2022年春